健康ライブラリー
スペシャル

完全図解

アスペルガー症候群

ASPERGER SYNDROME

◆総監修
佐々木正美
川崎医療福祉大学特任教授

◆監修
梅永 雄二
宇都宮大学教育学部特別支援教育専攻教授

講談社

まえがき

自閉症スペクトラムのなかの一群ともいうべきアスペルガー症候群の人々は、知的機能や言語ばかりでなく、多様な領域にすぐれた能力をもっています。そのために一芸に秀でる人や、特別な領域や分野ですぐれた業績をあげている人も、けっして少なくないのです。

しかし「自閉症」としての特性の弱点ばかりが、周囲からは「障害」として問題にされやすく、せっかくもっている高機能の特性を適切に理解や評価をされなくて、学校や職場や社会で、不幸な状態におかれてしまっている子どもや人々がいます。

本書は、そういう人々の職場開拓や就労支援に、わが国で先駆的な役割を継続してこられた梅永雄二氏が、編集部のスタッフとの長い期間にわたる協調の末、自身の経験のほかに各所での入念な調査や取材をくり返して制作したものです。

アスペルガー症候群の子どもや人々は、周囲の人たちの正しい理解のなかでなければ、その豊かな機能や能力を発揮していくことが、非常に困難です。その反対に、周囲の適切な理解と支援があれば、必ずといってよいほどすぐれて大きな能力を開花し、自身の生き方ばかりでなく、社会の多様な問題に対して、豊かな役割を果たしてくれることになるのです。

彼らは、自身の弱点や欠点を治そうとされたり修正されようとしても、それに応じることができません。怠惰でもわがままでもなく、できないのです。それが「病気」ではなくアスペルガー「障害」ということなのです。無理やり治療教育的に治そうとされると、彼らは苦しむばかりで、すぐれたところが開花しないばかりか、もともともっていなかった二次的な「情緒障害」の苦しみに追いこまれてしまいます。

一般の文化や世界のなかで、彼らがその豊かな機能や才能を発揮してくれるように、いま私たちにできることを、できるやり方で、できるだけ図解して提言しているのが本書です。多くのアスペルガー症候群の子どもや人々のために活用されることを願っています。

川崎医療福祉大学特任教授

佐々木正美

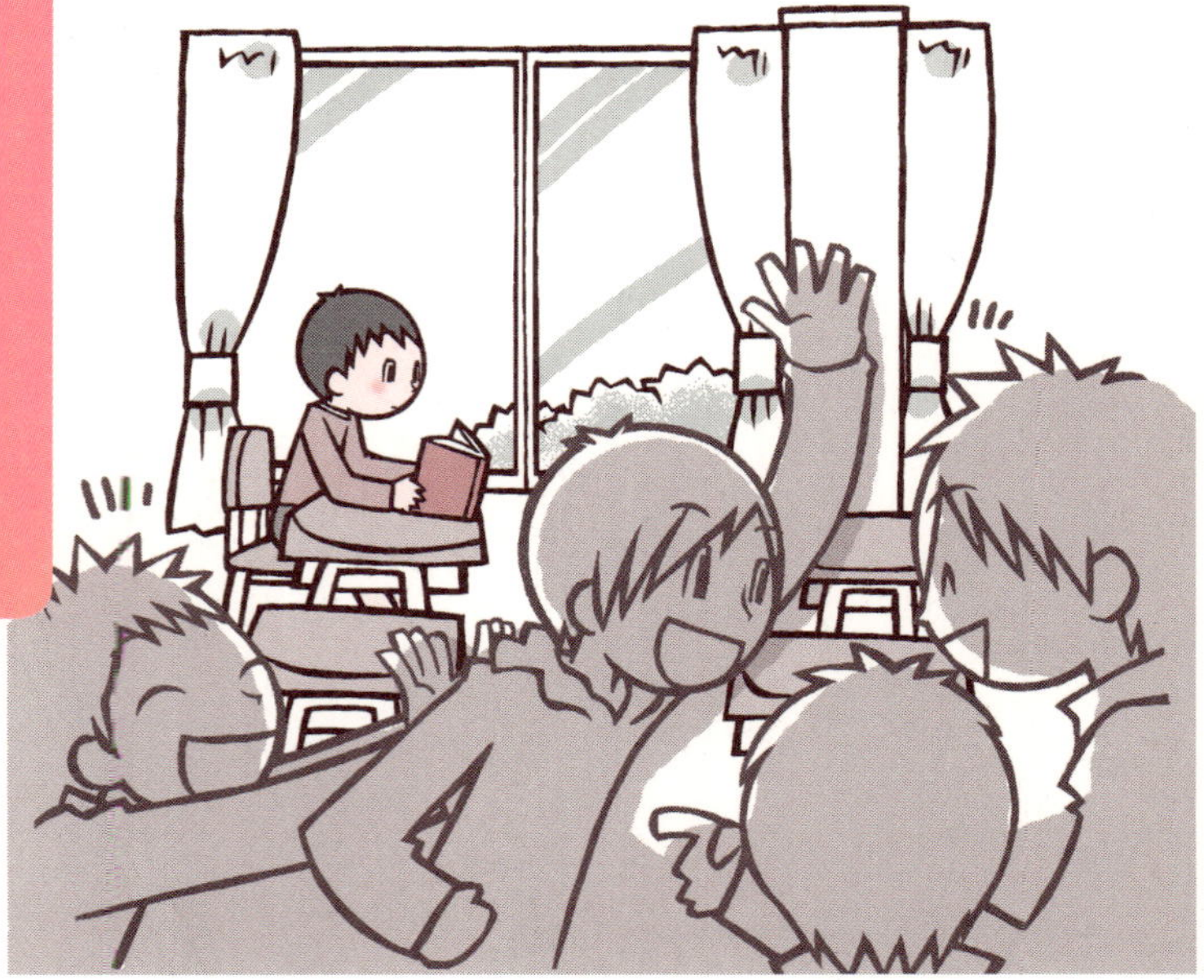

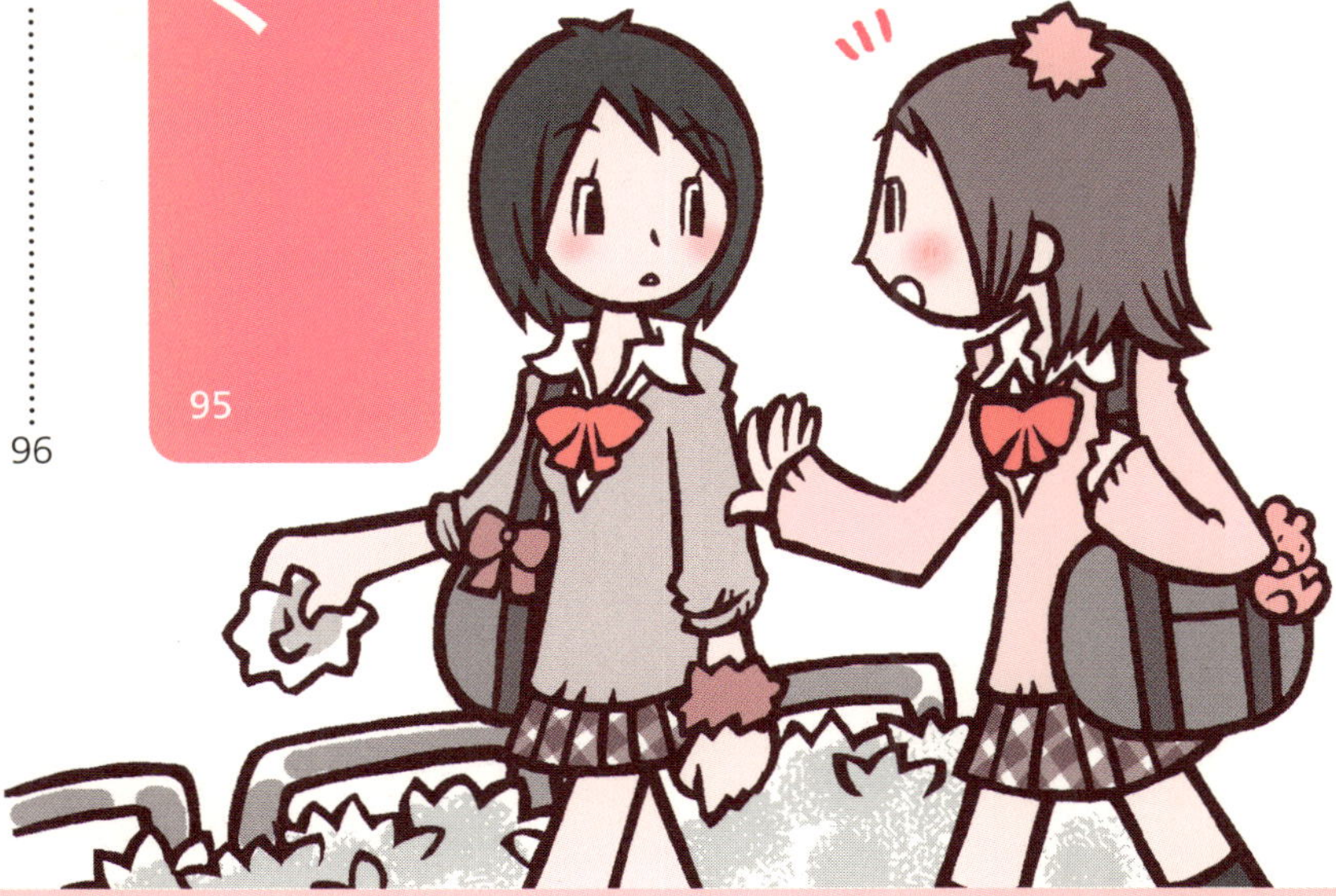

5 学童期　特別支援教育のなかで学ぶ

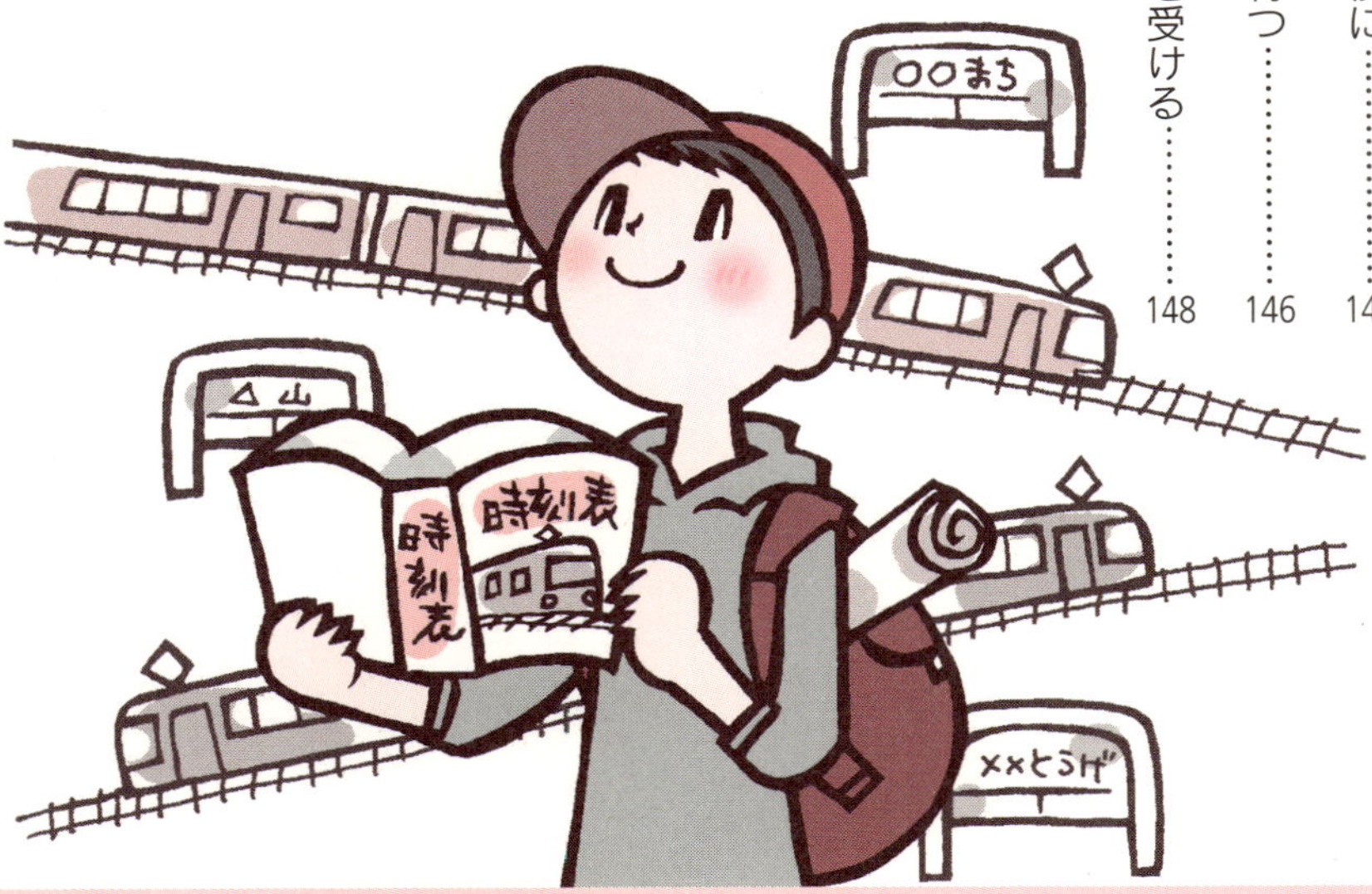

○○まち
△山
時刻表
時刻表
××とうげ

7 成人期 自分に合った仕事を探す

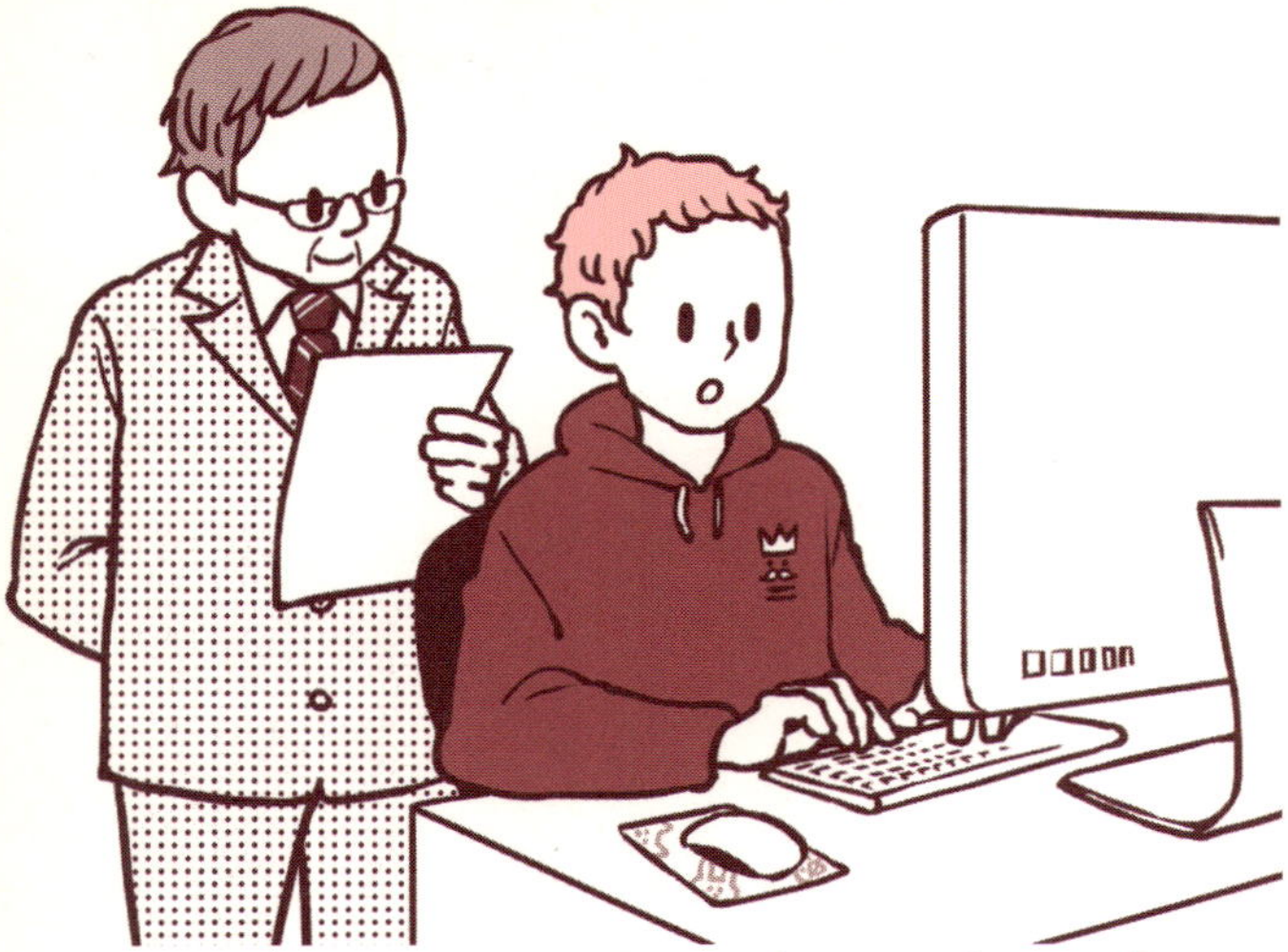

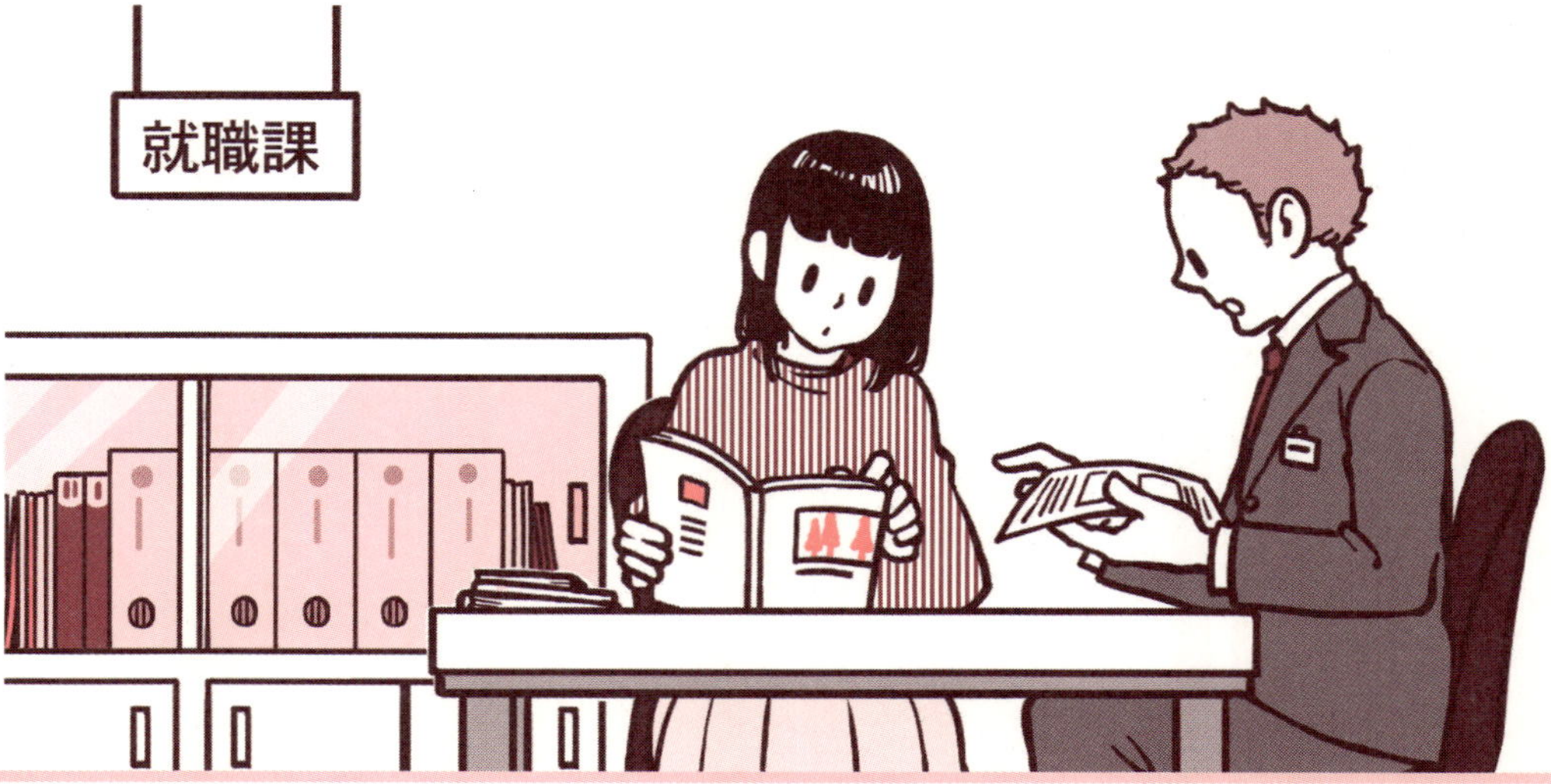
就職課

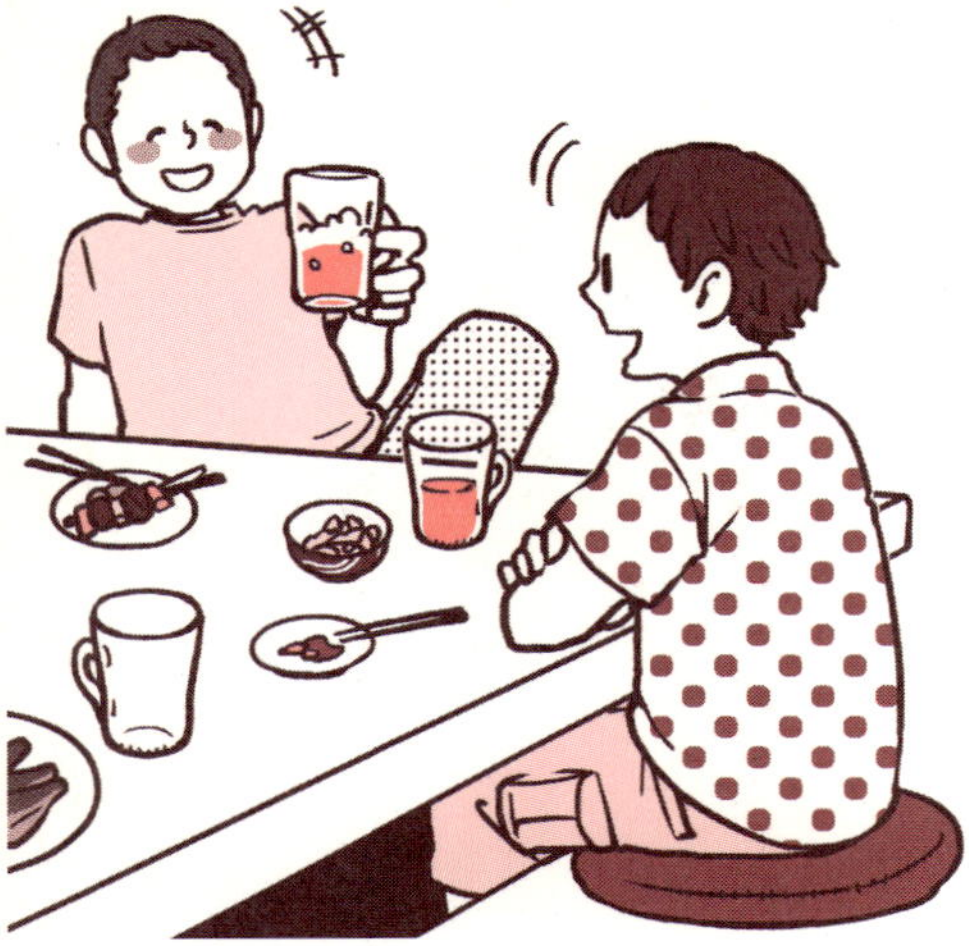

本書の使い方

本書では、アスペルガー症候群をはじめとする発達障害を「障害」ととらえていません。「脳機能の不均衡」による「特性」として解説しています。また、特性のよい面が見過ごされがちなため、あえてよい面を強調しています。

1章～3章
アスペルガー症候群の基礎知識

前半部では、アスペルガー症候群と自閉症の違い、三つ組の特性、最新の研究報告など、基礎知識を解説しています。

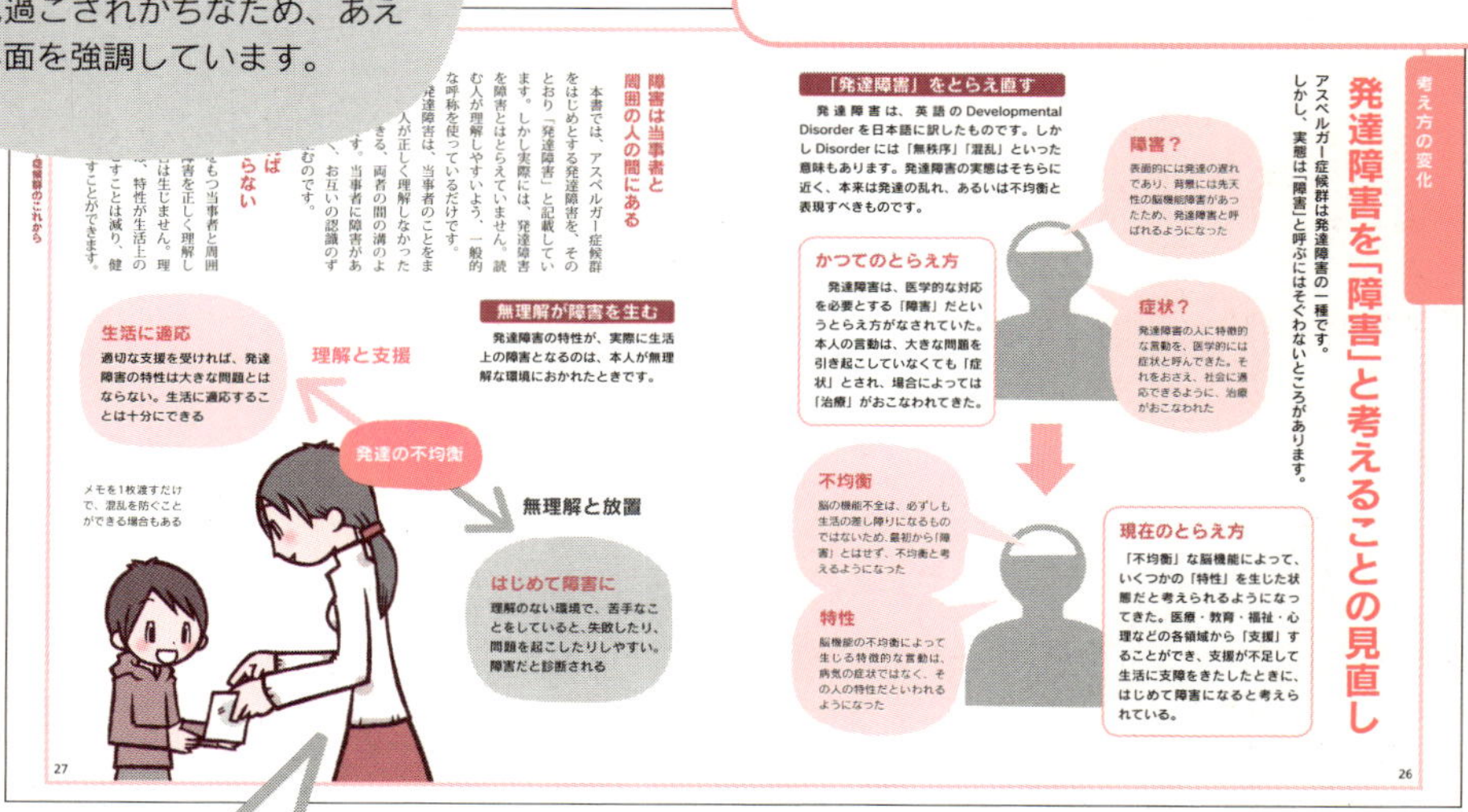

もっとくわしく知りたい方へ

本書ではアスペルガー症候群の基礎知識から年代別の特徴まで、基本的な内容を網羅しています。そのうえで、よりくわしく知りたい方のために、既刊をご案内しているページがあります。ご案内の際は、右記の略称を用いています。

自閉症……『自閉症のすべてがわかる本』

アスペルガー症候群……『アスペルガー症候群のすべてがわかる本』

学校編……『アスペルガー症候群の子どもを育てる本　学校編』

家庭編……『家庭編　アスペルガー症候群の子どもを育てる本』

思春期……『思春期のアスペルガー症候群』

高校生……『高校生の発達障害』

大学生……『大学生の発達障害』

大人……『大人のアスペルガー症候群』

就労……『アスペルガー症候群就労支援編』

「気づき」「理解」「本人の気持ち」のページでは、行動の背景や、本人の思いを理解するための情報をまとめています。

4章～8章
年代別の理解・支援

後半部では、生涯を「乳幼児期」「学童期」「思春期」「成人期」の4期に大別し、年代別の特徴を解説しています。理解と支援の仕方がわかります。

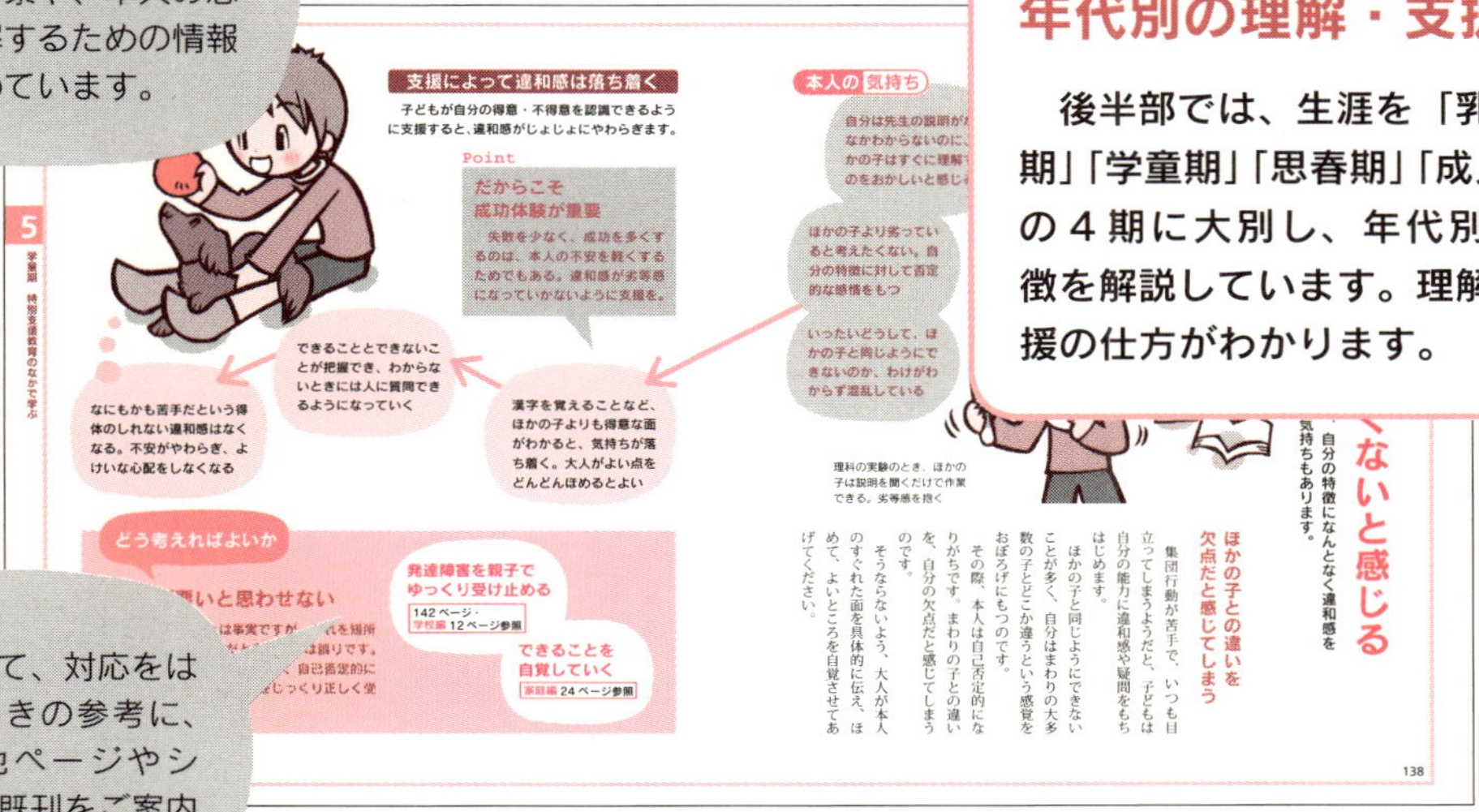

理解して、対応をはじめるときの参考に、本書の他ページやシリーズの既刊をご案内しています。

「支援」のページでは、生活・学習・療育・就労の4種に分けて、支援の方法を紹介しています。

本人向け・家族向け・関係者（園や学校、職場）向けの3種の助言を掲載しています。互いに相手の立場を考え、思いやりをもって交流してほしいと願っています。

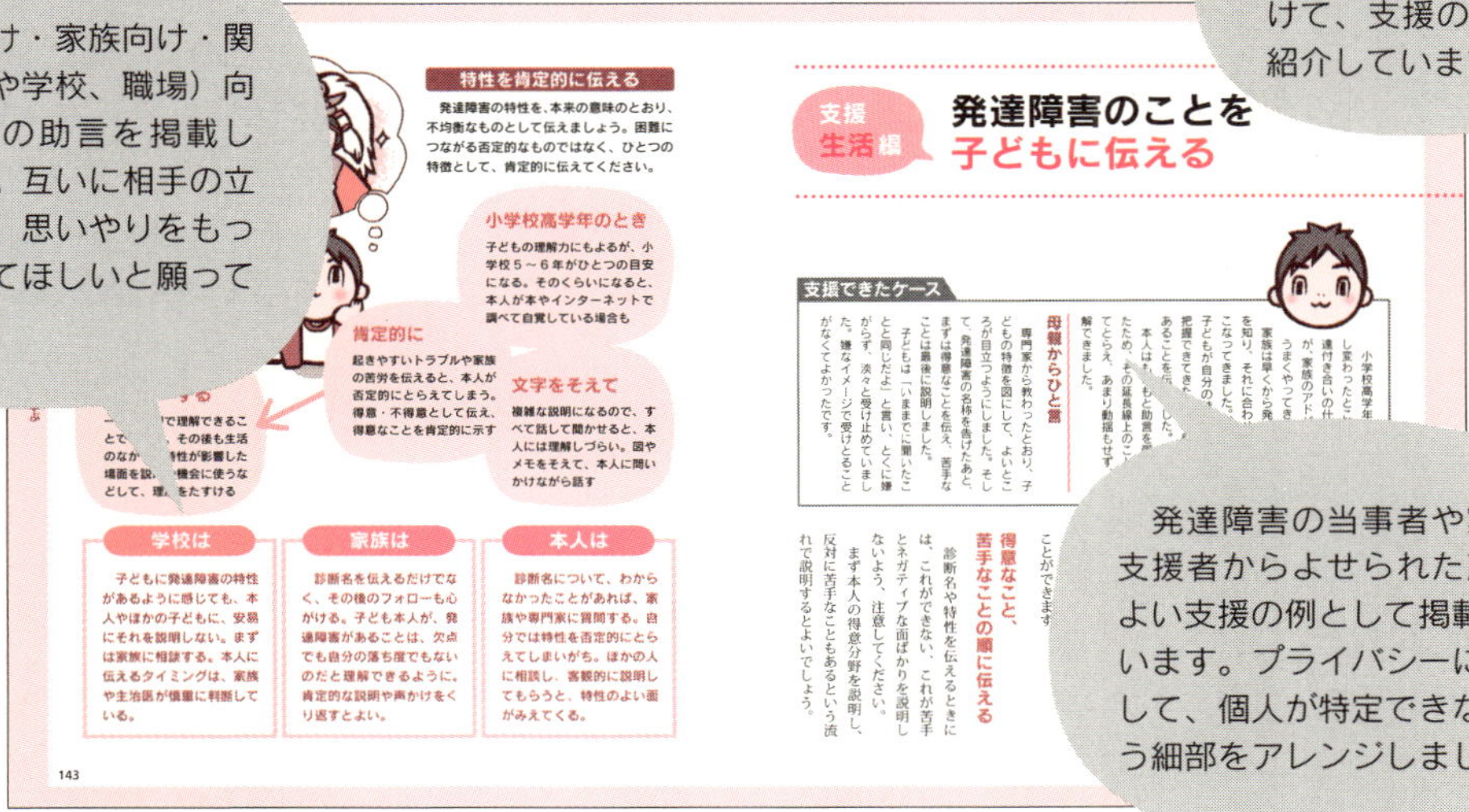

特性を肯定的に伝える
発達障害の特性を、本来の意味のとおり、不均衡なものとして伝えましょう。困難につながる否定的なものではなく、ひとつの特徴として、肯定的に伝えてください。
小学校高学年のとき
子どもの理解力にもよるが、小学校5～6年がひとつの目安になる。そのくらいになると、本人が本やインターネットで調べて自覚している場合も
肯定的に
起きやすいトラブルや家族の苦労を伝えると、本人が否定的にとらえてしまう。得意・不得意として伝え、得意なことを肯定的に示す
文字をそえて
複雑な説明になるので、すべて話して聞かせると、本人には理解しづらい。図やメモをそえて、本人に問いかけながら話す
支援 生活編
発達障害のことを子どもに伝える
支援できたケース
母親からひと言
学校は
子どもに発達障害の特性があるように感じても、本人やほかの子どもに、安易にそれを説明しない。まずは家族に相談する。本人に伝えるタイミングは、家族や主治医が慎重に判断している。
家族は
診断名を伝えるだけでなく、その後のフォローも心がける。子ども本人が、発達障害があることは、欠点でも自分の落ち度でもないのだと理解できるように、肯定的な説明や声かけをくり返すとよい。
本人は
診断名について、わからなかったことがあれば、家族や専門家に質問する。自分では特性を否定的にとらえてしまいがち。ほかの人に相談し、客観的に説明してもらうと、特性のよい面がみえてくる。
得意なこと、苦手なことの順に伝える
診断名や特性を伝えるときには、これができない、これが苦手とネガティブな面ばかりを説明しないよう、注意してください。
まず本人の得意分野を説明し、反対に苦手なこともあるという流れで説明するとよいでしょう。
143

発達障害の当事者や家族、支援者からよせられた声を、よい支援の例として掲載しています。プライバシーに配慮して、個人が特定できないよう細部をアレンジしました。

佐々木正美のメッセージ

1

支援を急がず、まずは理解してください

1　アスペルガー症候群の子を支援するために、本を読み、対応法を覚え、実践しても、うまくいかない場合があります。困っていることは一人ひとり異なるためです。

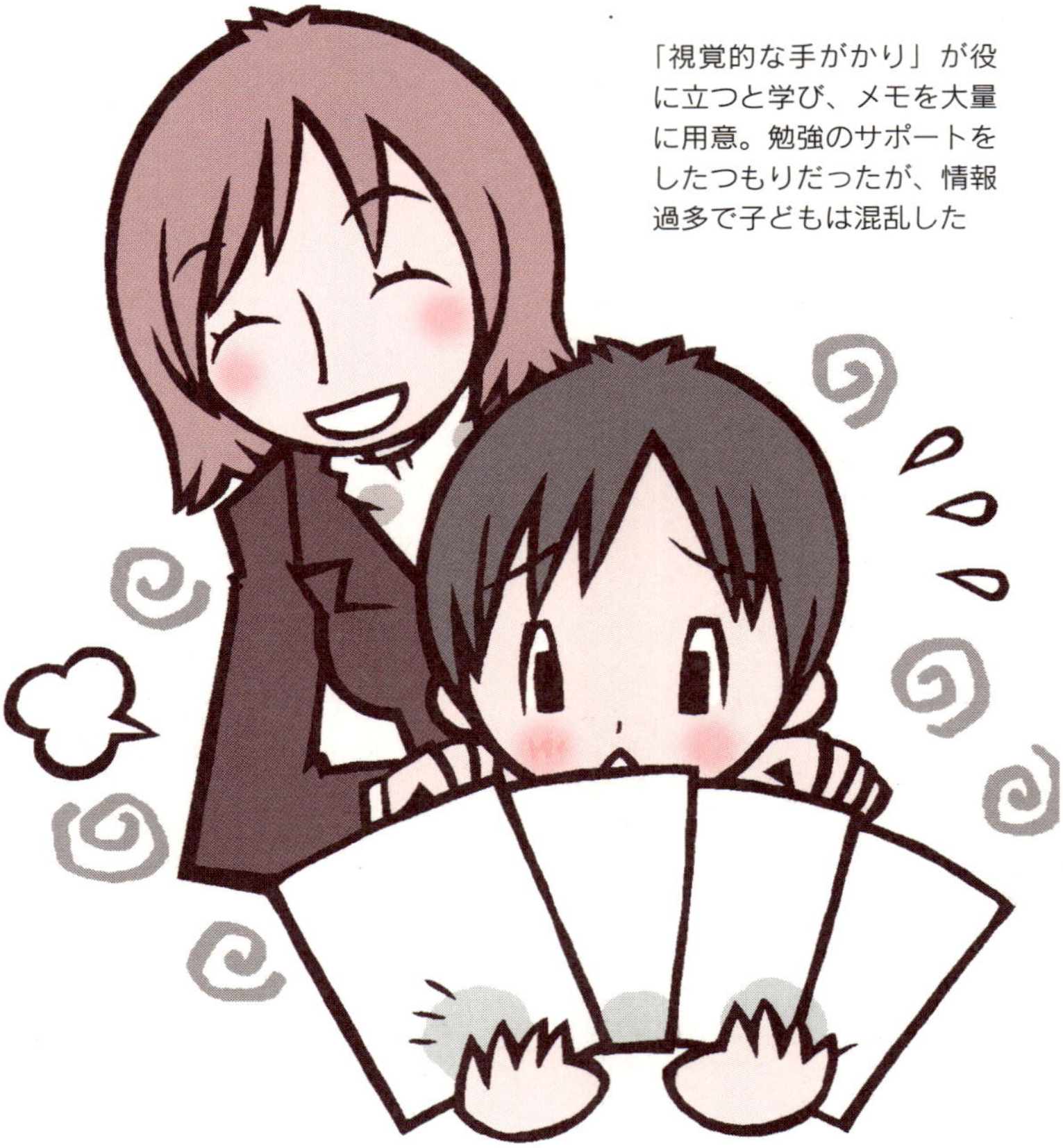

「視覚的な手がかり」が役に立つと学び、メモを大量に用意。勉強のサポートをしたつもりだったが、情報過多で子どもは混乱した

2　その子の困難を理解する前に、急いで支援をおこなうと、必要のない対応となってしまいがちです。情報が増えて、かえって子どもを困らせることさえあります。

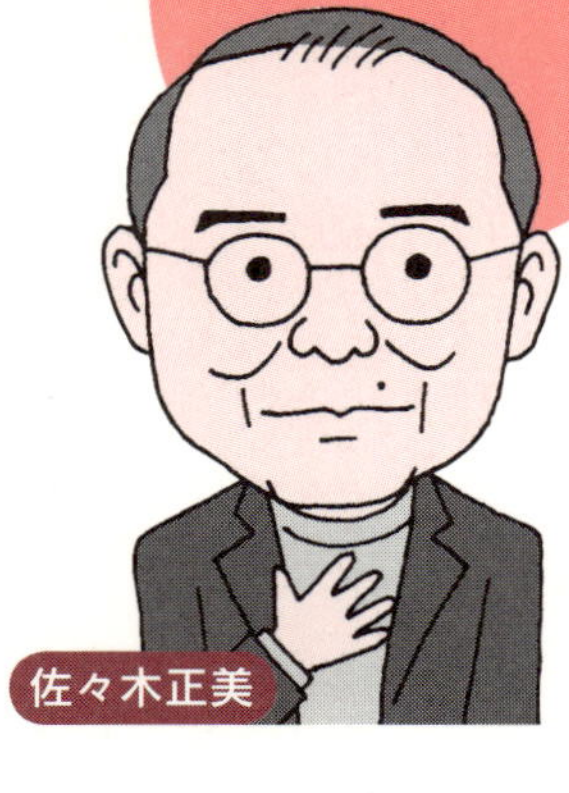

私たちが、子どもの世界に歩みよりましょう

アスペルガー症候群への対応は、理解することからはじまります。理解がすべてと言ってもよいでしょう。まず私たちがアスペルガー症候群の子の世界に歩みより、その子の文化を理解するのです。

なぜなら、子どもは特性を自分で上手に説明することなどできないからです。

歩みよったあとで、私たちの世界に導くのです

その子の文化、つまり考え方や感じ方、その子の好む方法や環境などを理解することで、必要なことがわかります。

そこではじめて、対応策を検討し、実践して、私たちの世界でいきいきと暮らせるように、サポートをします。子どもを変えようとするのではなく、私たちが歩みより、対応を変えるのです。

メモよりも、集中できる環境が必要だとわかった。カーテンなどを使って、勉強用のスペースをつくると、作業がはかどるように

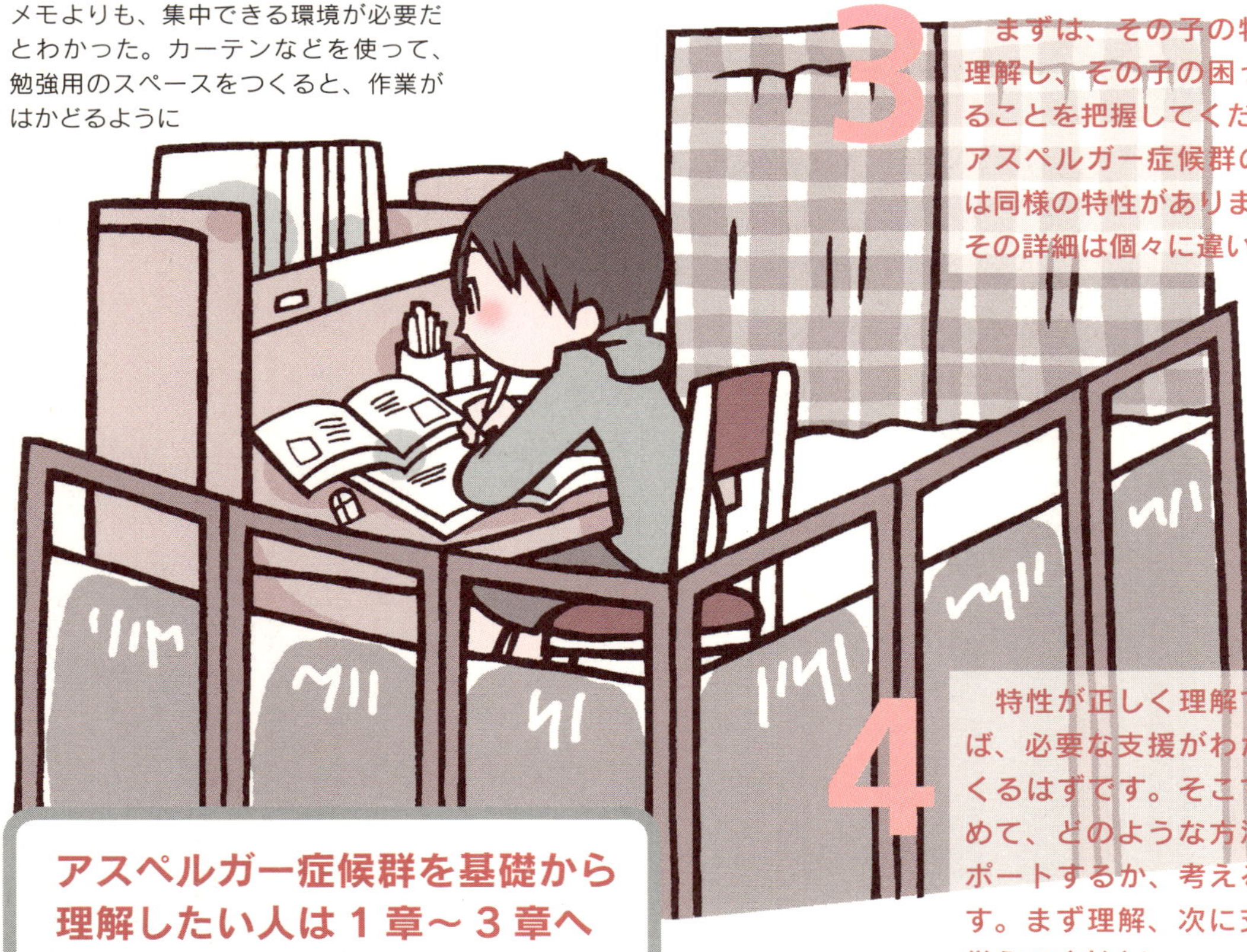

3 まずは、その子の特性を理解し、その子の困っていることを把握してください。アスペルガー症候群の子には同様の特性がありますが、その詳細は個々に違います。

4 特性が正しく理解できれば、必要な支援がわかってくるはずです。そこではじめて、どのような方法でサポートするか、考えるのです。まず理解、次に支援と覚えてください。

アスペルガー症候群を基礎から理解したい人は1章～3章へ

佐々木正美の
メッセージ
2

安心できる家庭が すべての基本です

1

子どもは０歳から２歳頃までの乳児期に、母親に十分に愛され、守られることで安心感を得ます。そして、母親や社会に対する基本的信頼をもつのです。

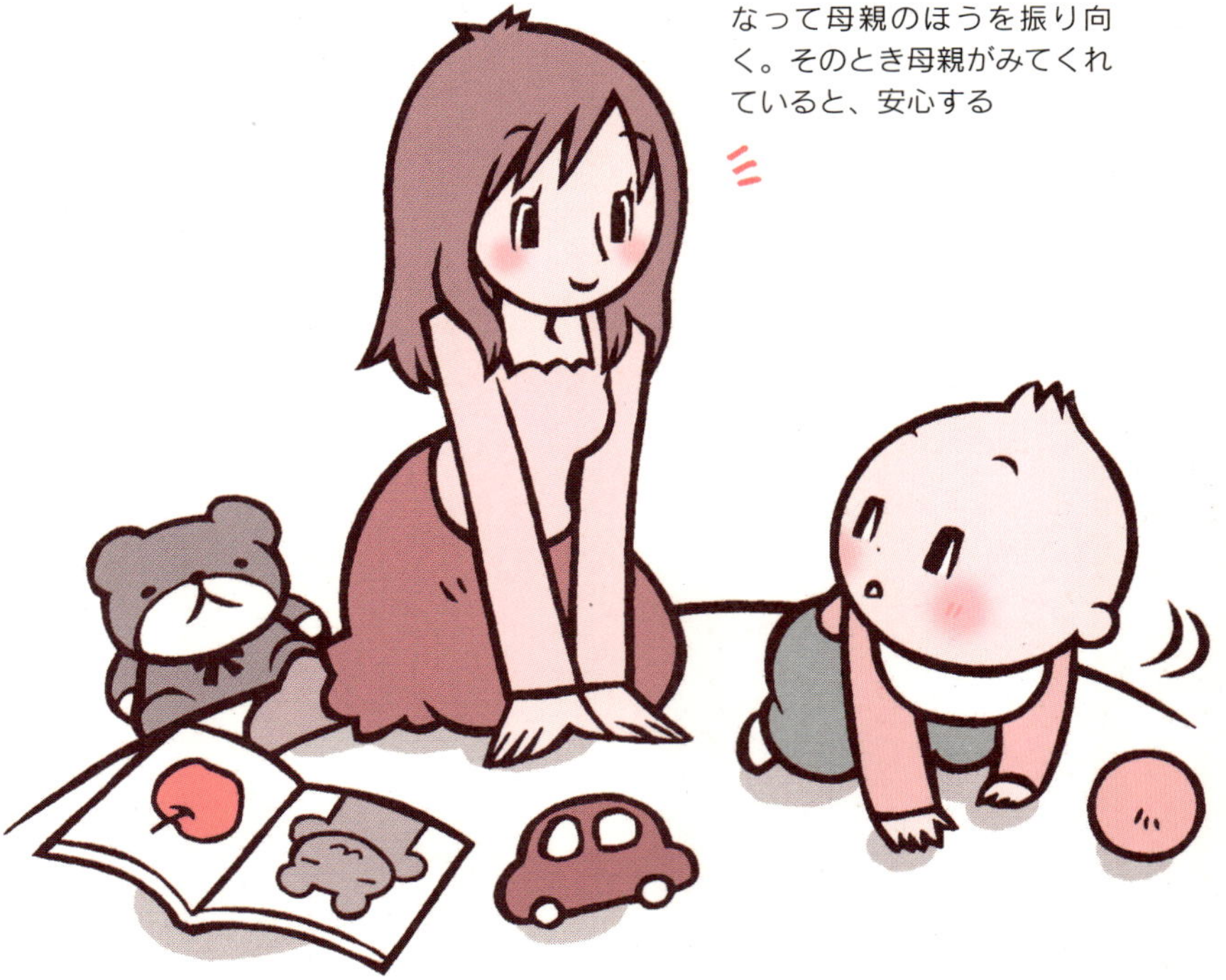
はいはいしていて、知らないものをみつけたとき、不安になって母親のほうを振り向く。そのとき母親がみてくれていると、安心する

2

基本的信頼をもつことは、その後の成長の基盤となります。幼い頃に母親に頼り、依存し、それに十分に応えてもらうことで、人を信じられるようになるのです。

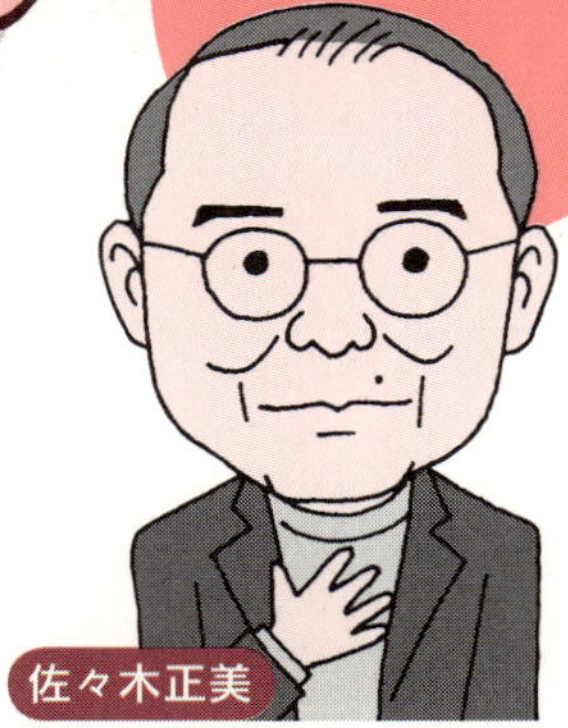
佐々木正美

安心感が成長の土台となります

アスペルガー症候群の子も、そうでない子にとっても、安心感をもつことが大切です。母親に、そして家庭に対して安心感を抱くことが、成長の土台となります。

とくに乳児期に重要ですが、それ以降も、安心できる環境があるかどうかで、子どもの生活の安定度が変わってきます。

守られて育った子は自分を守れます

安全な、おだやかな環境で守られて育った子は、自分を大事にできるようになります。

反対に、過酷な環境で、つらい体験を積み重ねた子は、信じられるものがなくなり、なにごとにも意欲がもてなくなりがちです。

その子の特性に合った、安心できる環境を用意することが、欠かせないのです。

3 母親に依存できた子は、困ればいつでも母親のところに帰ればよいと感じることができます。そして、外の世界を探検することができるのです。

4 子どもを過保護に育ててください。とくにアスペルガー症候群の子は、生活のなかで不安を感じることが多いので、十分に守ってあげることが必要です。

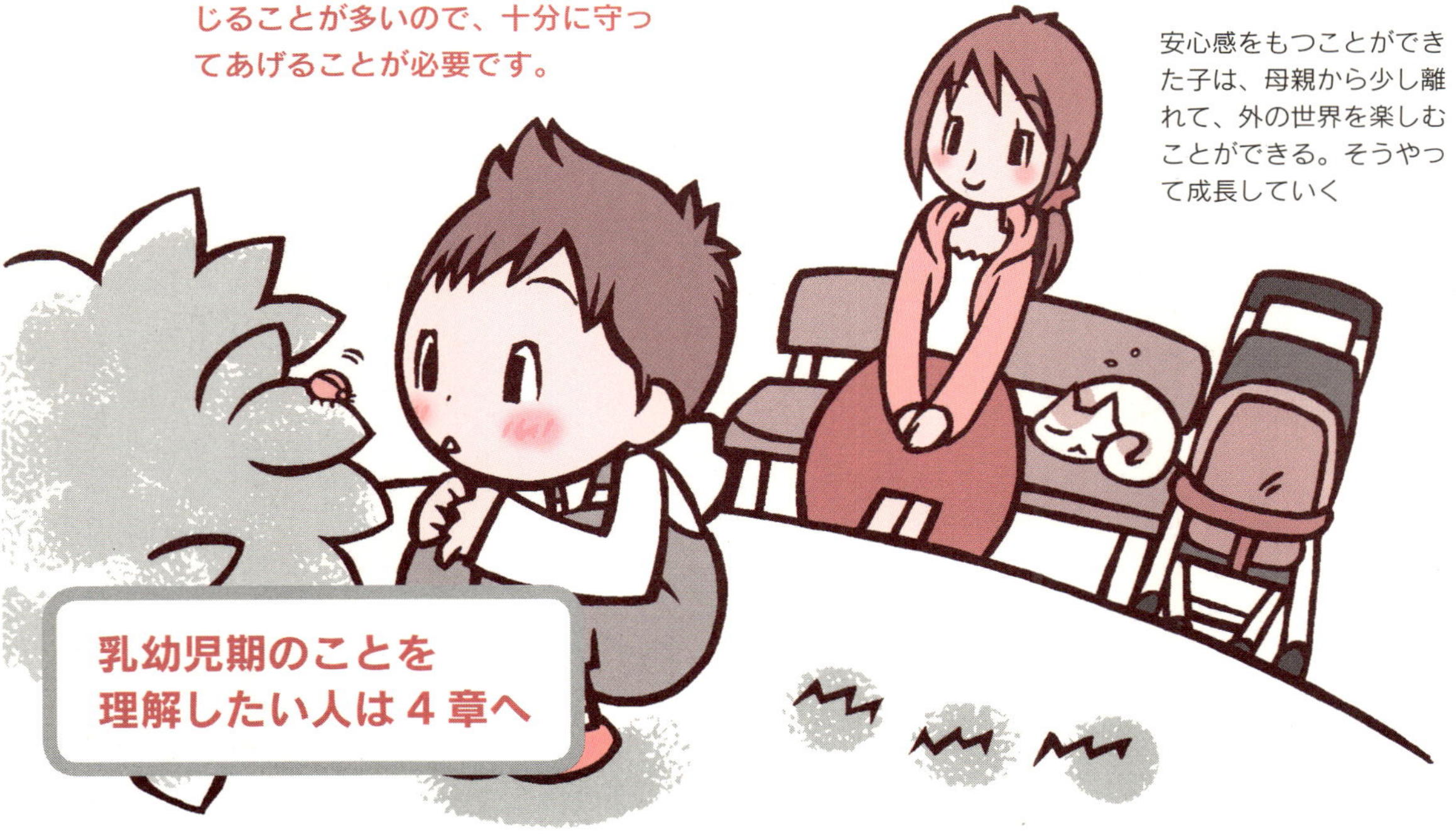

安心感をもつことができた子は、母親から少し離れて、外の世界を楽しむことができる。そうやって成長していく

乳幼児期のことを理解したい人は４章へ

佐々木正美のメッセージ
3

ひとりでいたい気持ちを尊重しましょう

1 人間は、人間関係のなかでしか生きられないものです。他者と喜びを分かち合うことで、豊かなまじわりができ、成長していけます。

アスペルガー症候群の子は、社会見学のように集団行動をする場面では、ひとりで離れてしまうこともある。集団に入れて放っておくのはよくない

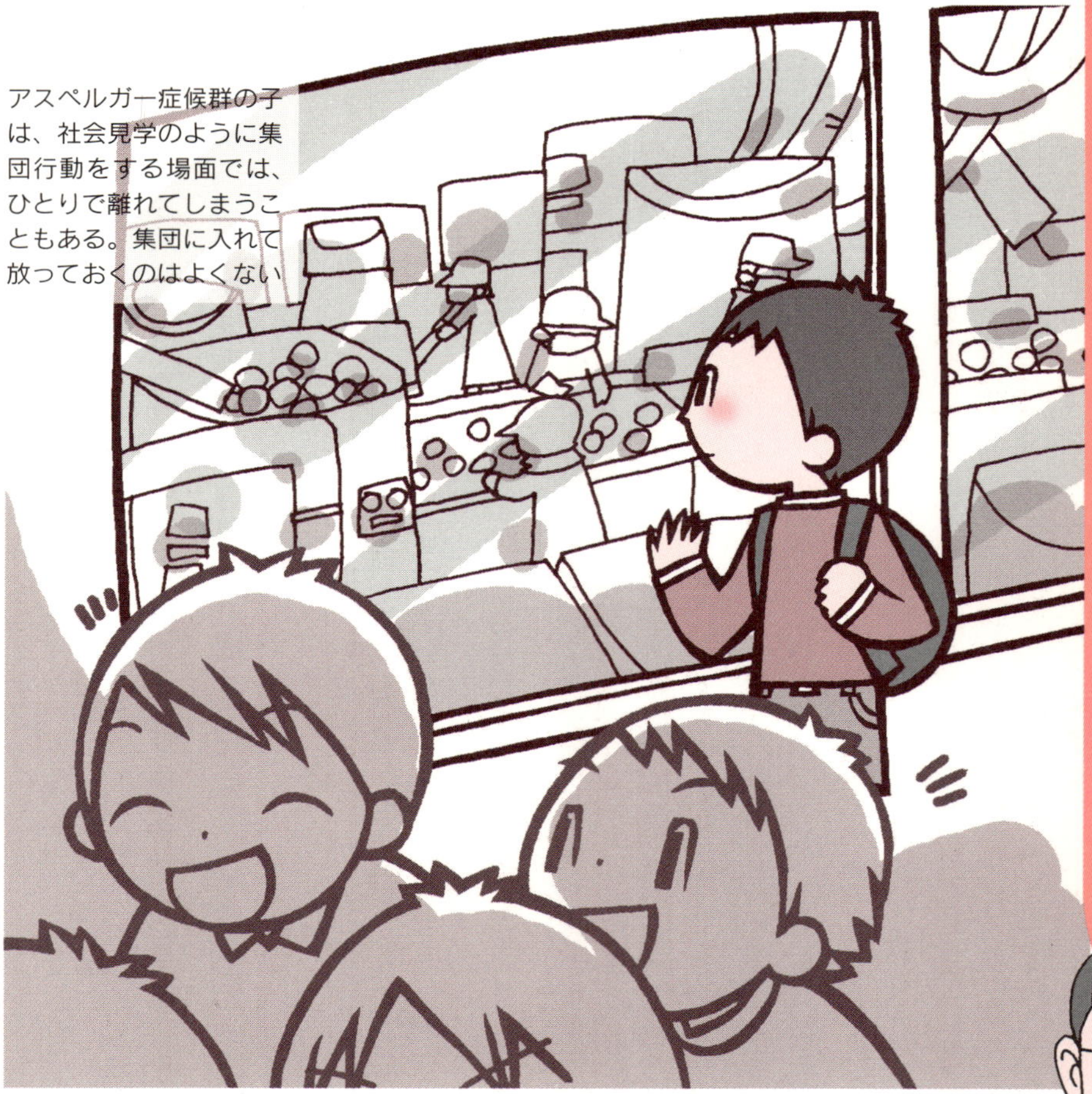

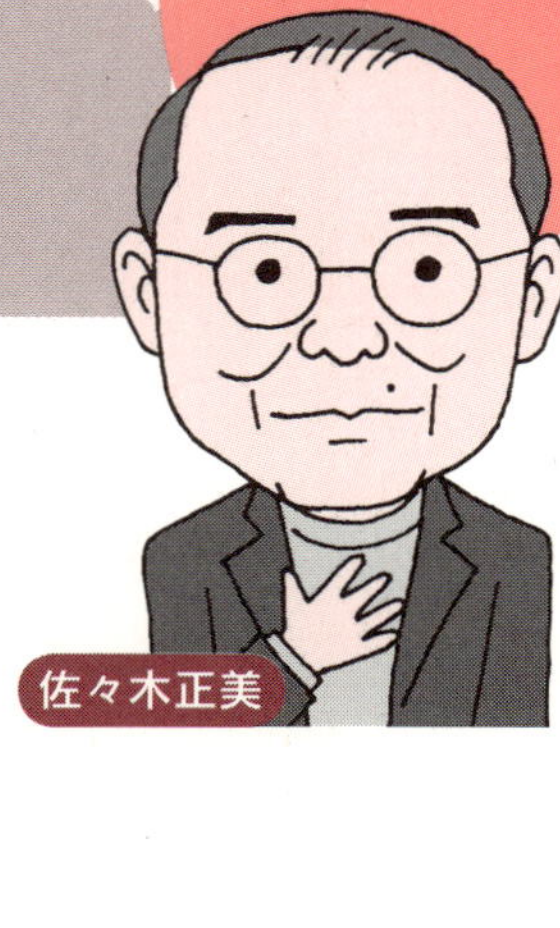

2 ただし、交際の広さや回数、付き合う相手の人数などを、必ずしも増やす必要はありません。とにかく人にもまれればよいというわけではないのです。

孤立も集団行動も どちらも強要しません

精神科医エリク・エリクソンは、同じ価値を与え合えるのが、すぐれた人間関係だと言いました。アスペルガー症候群の子に必要なのは、そのような人間関係です。

集団行動が苦手だからといって孤立させるのも、とにかく交流が大事だといって集団に入れるのも、よくありません。

価値観を共有できる人、喜びを分かち合える人との間に、まじわりをもつことが必要です。

理解者との間に 関係を築きます

相手の意図を読みとることが苦手なアスペルガー症候群の人にとって、他者と感情を分かち合うことは簡単ではありません。

やみくもに交流するのではなく、特性を理解している人との間に、人間関係を築いていきましょう。

3 アスペルガー症候群の子は、理解者との間では、おだやかな関係を築くことができます。そのなかで学べることがたくさんあります。

4 アスペルガー症候群の子が、ひとりでいる時間を好むことも理解してください。まじわりを大切にしながら、ひとりの時間も尊重してほしいのです。

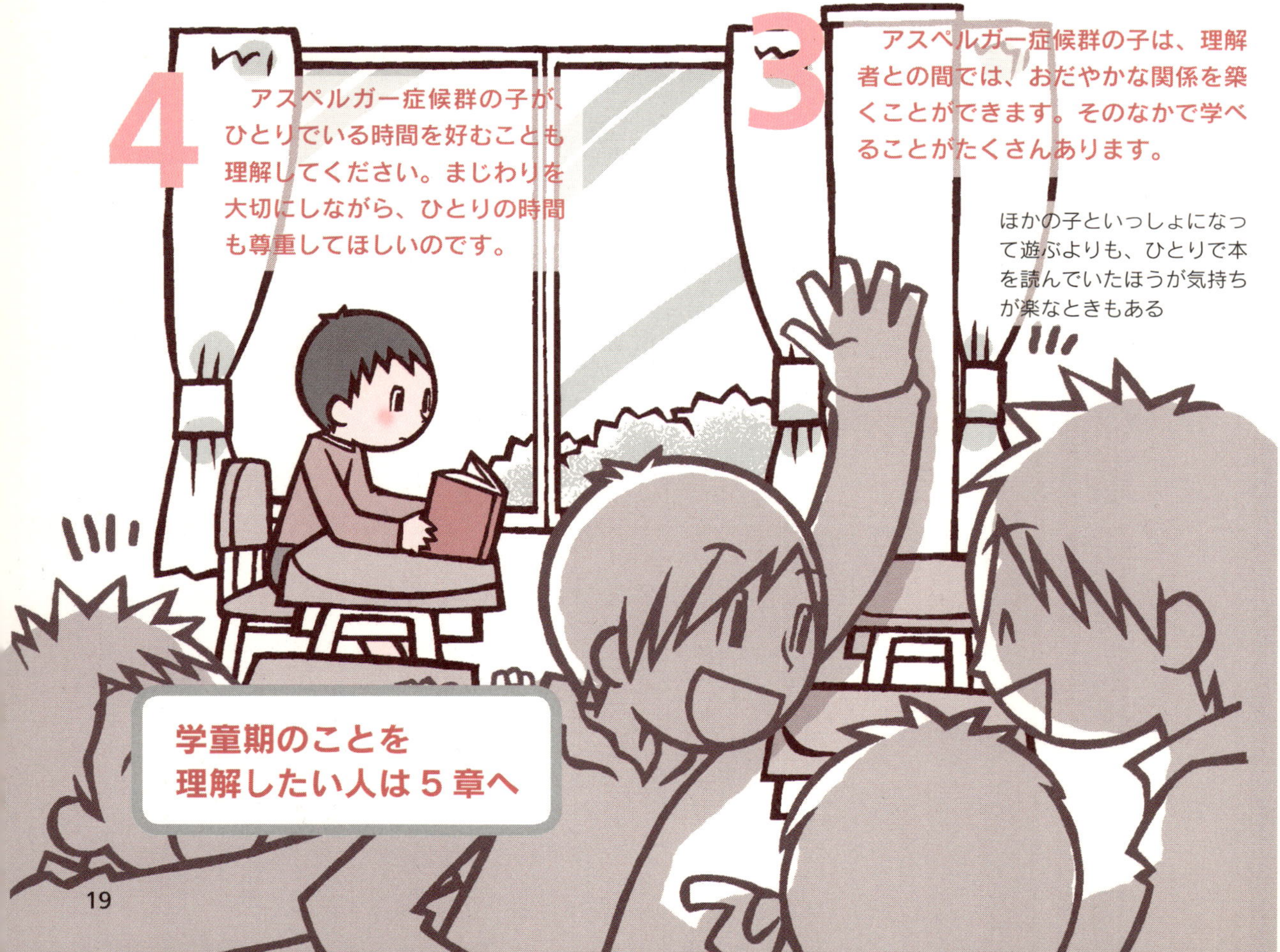

ほかの子といっしょになって遊ぶよりも、ひとりで本を読んでいたほうが気持ちが楽なときもある

学童期のことを理解したい人は５章へ

梅永雄二のメッセージ
1

特性をオープンにして協力を求めましょう

1 アスペルガー症候群の人は、理解者との間では豊かな人間関係を築くことができます。理解者が多ければ多いほど、生活は安定するのです。

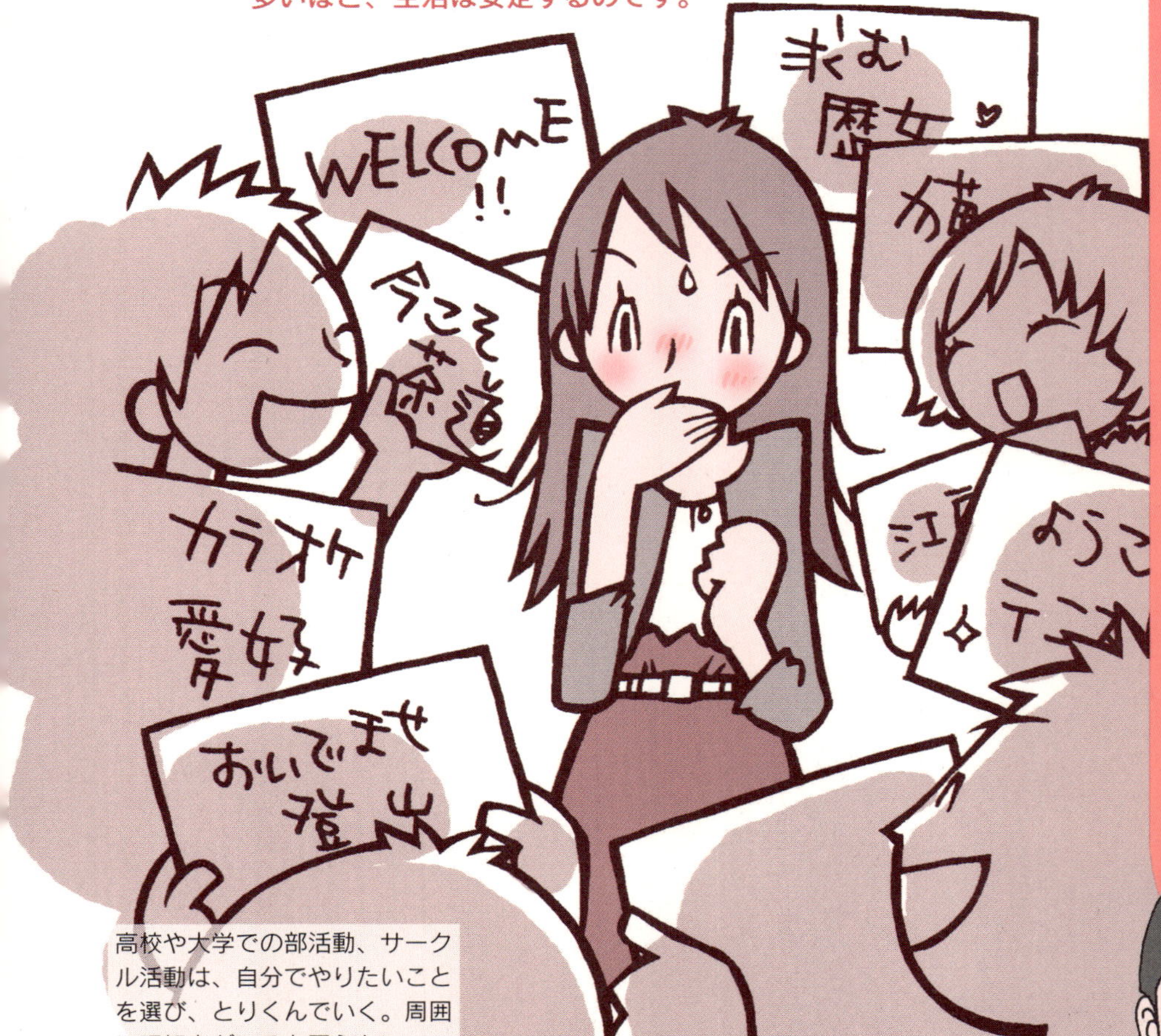

高校や大学での部活動、サークル活動は、自分でやりたいことを選び、とりくんでいく。周囲に理解者がいると困らない

2 とくに親の手を離れはじめる思春期には、家族以外の理解者の存在が重要になってきます。友人や学校関係者が特性を理解しているかどうかが、重要なポイントになります。

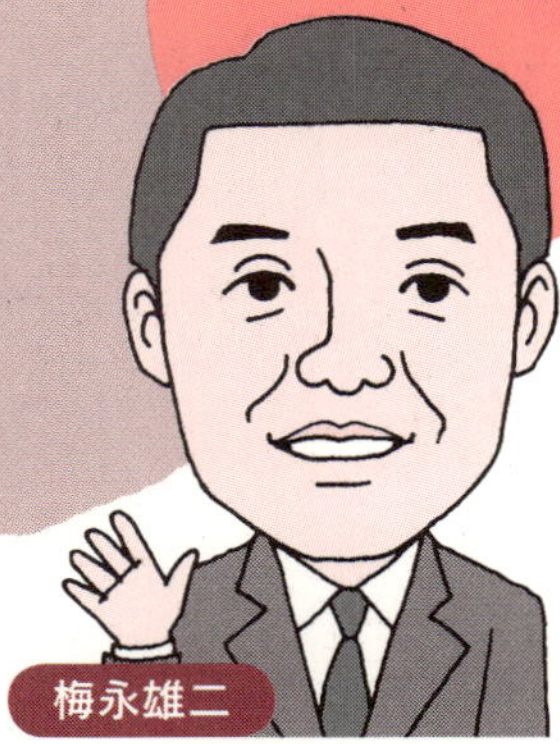

特性をまわりの人に伝えましょう

アスペルガー症候群の診断があることを周囲に伝え、理解を求めることを、特性を「オープンにする」といいます。

診断がわかったら、オープンにすることをおすすめします。特性を周知すると、支援を受けやすくなるからです。

本人が生活に困ったときが、オープンにするタイミングです。早いほうがよいのですが、いつでもかまいません。

高校や大学でも支援が受けられます

高校や大学に入り、自己判断を求められる場面が増えると、家族の支援だけでは対処の難しいことも出てきます。

ぜひ特性をオープンにしてください。高校や大学、職場での発達障害支援がはじまっています。

3 だからこそ、アスペルガー症候群の特性を「オープンにする」のです。周囲の人に特性を伝え、支援や配慮を求めることで、状況が大きく変わります。

4 特性を周知するのは、恥ずかしいことでも、ほかの人への迷惑でもありません。当事者のもつ当然の権利です。よりよい生活をするための手段でもあります。

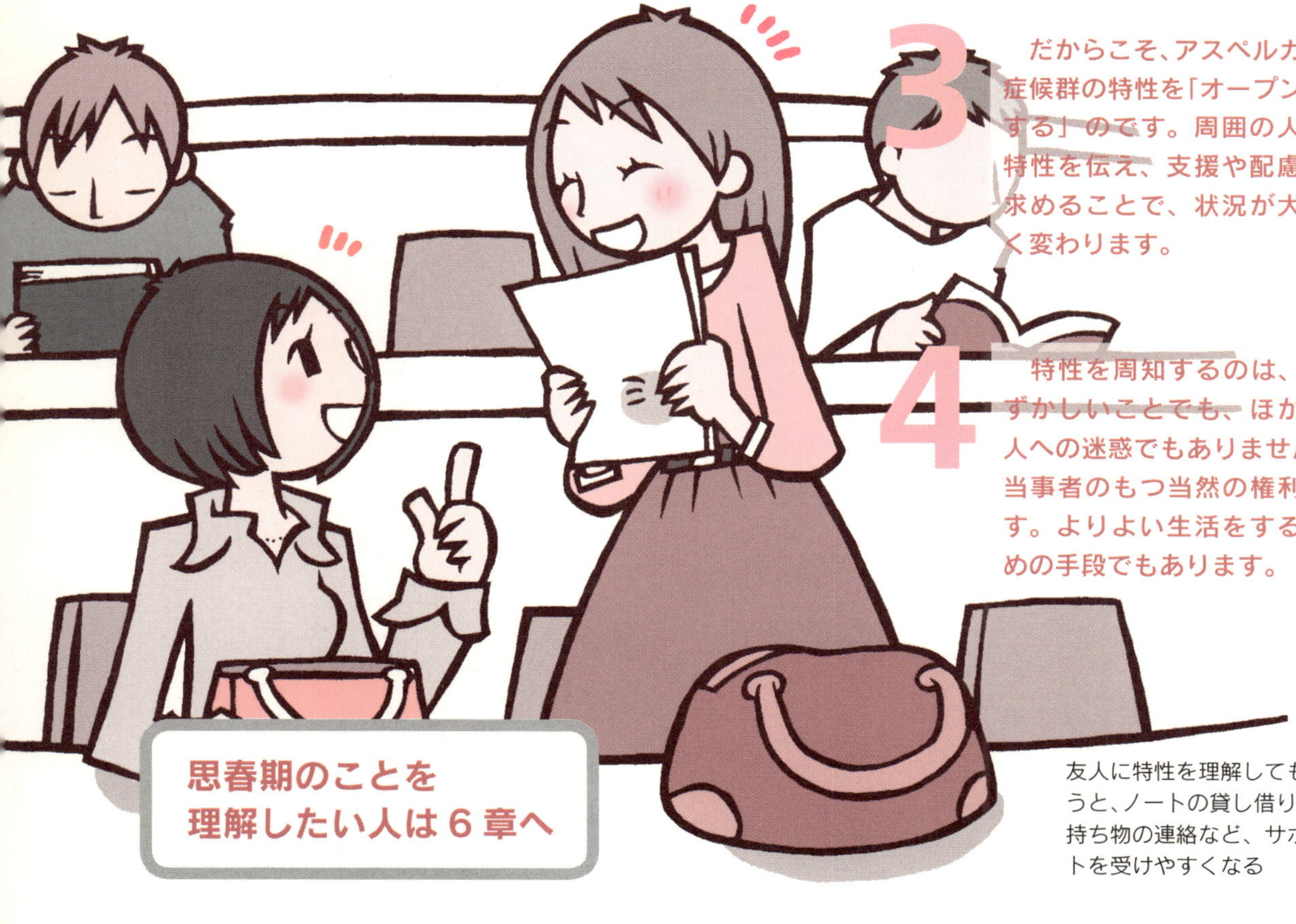

友人に特性を理解してもらうと、ノートの貸し借りや、持ち物の連絡など、サポートを受けやすくなる

思春期のことを理解したい人は６章へ

梅永雄二のメッセージ 2

一人ひとりに合った仕事が必ずあります

1

学校を出たあとには、いずれ就職する時期がきます。アスペルガー症候群の人は、適性のある仕事につくことがなにより大切です。

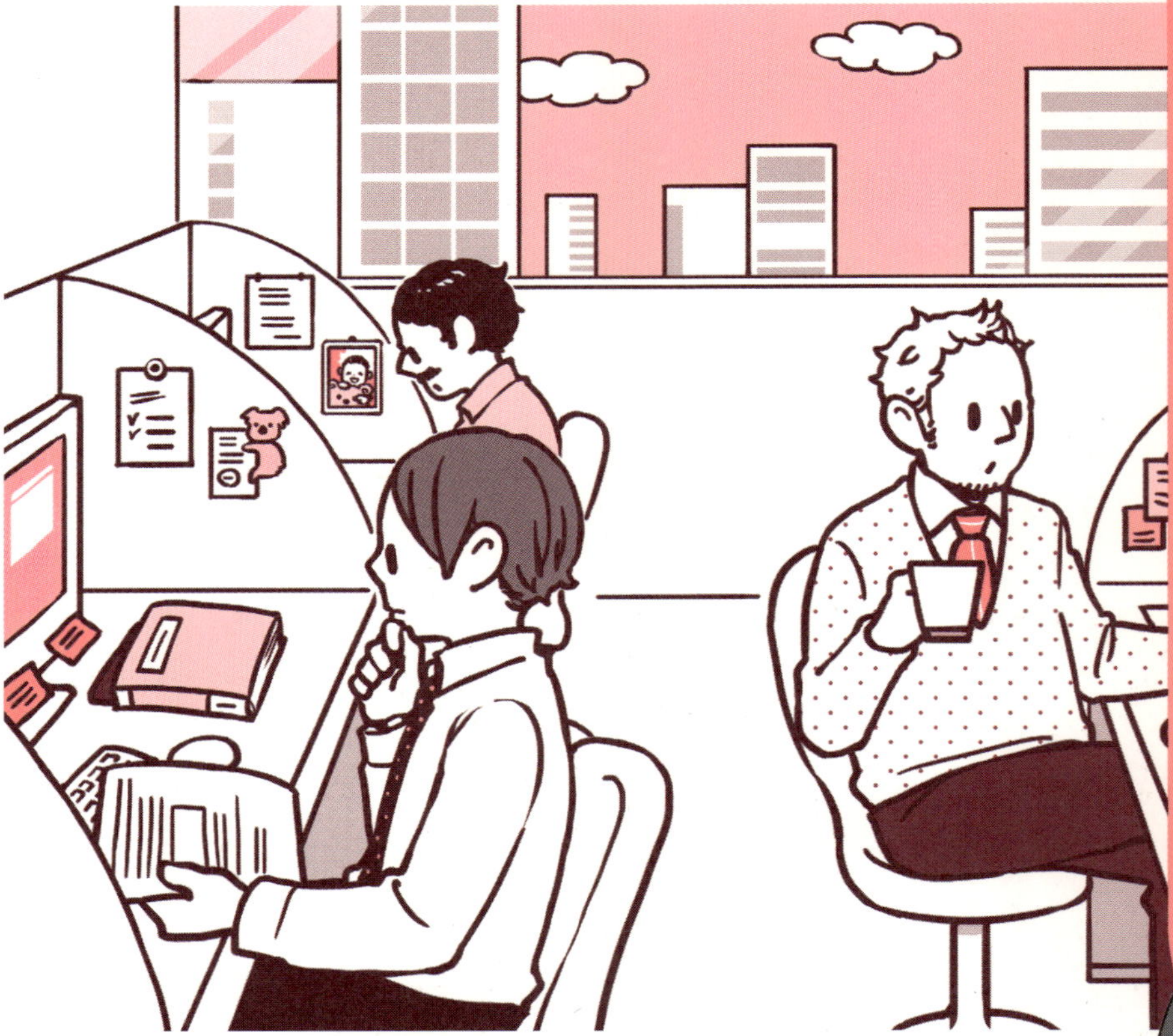

ソフトウェアをプログラムする知識や技術をいかして、IT 系の企業へ。英文を読めることも強みに

2

能力が不均衡なため、豊かな才能を発揮できる仕事と、苦手な作業をしいられ苦しむ仕事が、はっきりと分かれます。

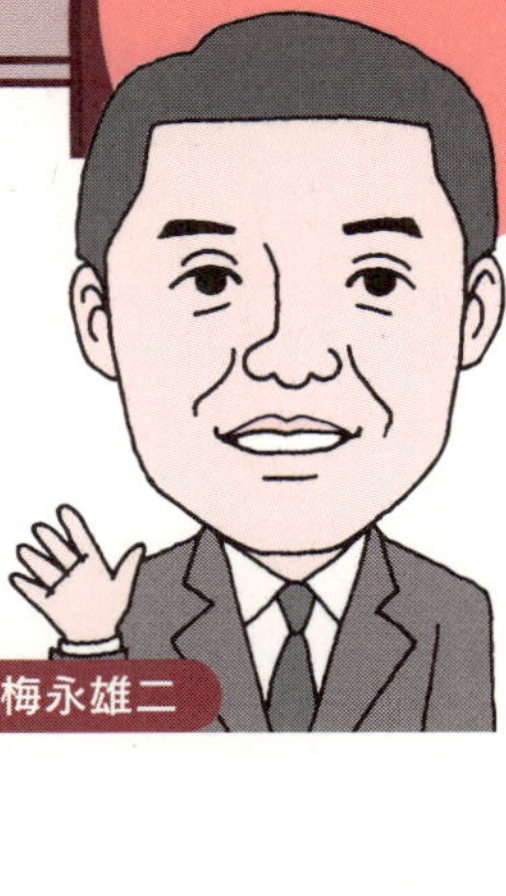

興味や得意分野を伸ばしていきましょう

家族や周囲の人に特性を理解してもらい、安心感のある環境で生活していると、自分の好きなことや得意なことがわかってきます。

わかってきたら、それを勉強や仕事につなげましょう。得意なことを伸ばし、苦手なことに支援を受けるのが生活の基本です。

ジョブ・マッチングを早めに考えましょう

これから高校・大学に入る人は進路選択の際に、興味の対象や得意分野を考慮しましょう。就労をめざしている人は、業種を選ぶときに参考にできます。

自分の興味や適性にそって進路を考えると、将来、仕事をはじめたときに、職場に定着しやすくなります。自分にマッチする分野はどれか、職業はなにか、日頃から考えるようにしてください。

3 日本には約３万種の職種があります。そのなかのどれが自分の興味や希望、特性に合っているか、考えてください。

4 適性のある仕事についた人は、いきいきと働いています。私は職場に貢献するアスペルガー症候群の人に何人も会ってきました。

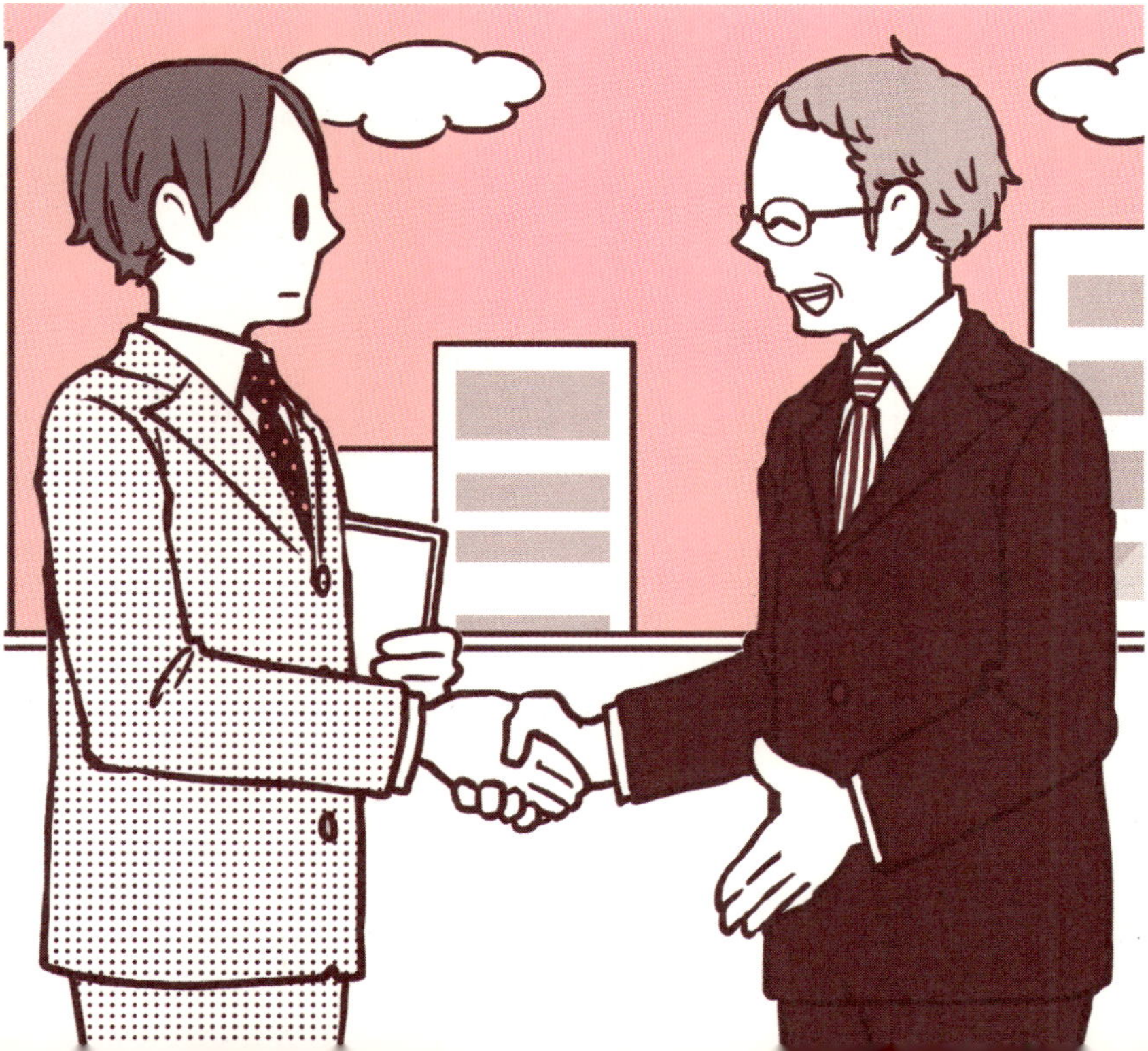

得意な作業に集中し、商談やスケジュール調整など苦手なことは同僚にまかせる。作業の正確性を高く評価される

働き続けることが難しいのです

仕事につくことはできても、続かない人がいます。働きはじめてから、人間関係で悩んだり、苦手な作業でつまずいたりします。

適性を考えることと、支援を受けることが大切です。同僚に理解を求め、必要に応じて専門家の支援を受けるようにすると、仕事上のトラブルを減らせます。

支援を受け続ける必要があります

仕事を続けるためのサポートのほかにも、金銭管理や、親元を離れる場合の生活の支援など、協力を求めたい場面は多々あります。

人間は、誰しも周囲の人の支えを受けて生きています。アスペルガー症候群の人にかぎりません。ですから、なんでも自立しておこなおうとせず、苦手なことには生涯、支援を受け続けてください。

5 長所をいかすことができても、なにもかもうまくいくわけではありません。同僚や支援者のサポートを得ることも必要です。

6 周囲の人に支えられて、はじめて豊かな才能を発揮することができます。それは子どもの頃から大人になるまで、変わりません。どの年代でも、特性を理解してもらうことがつねに重要なのです。

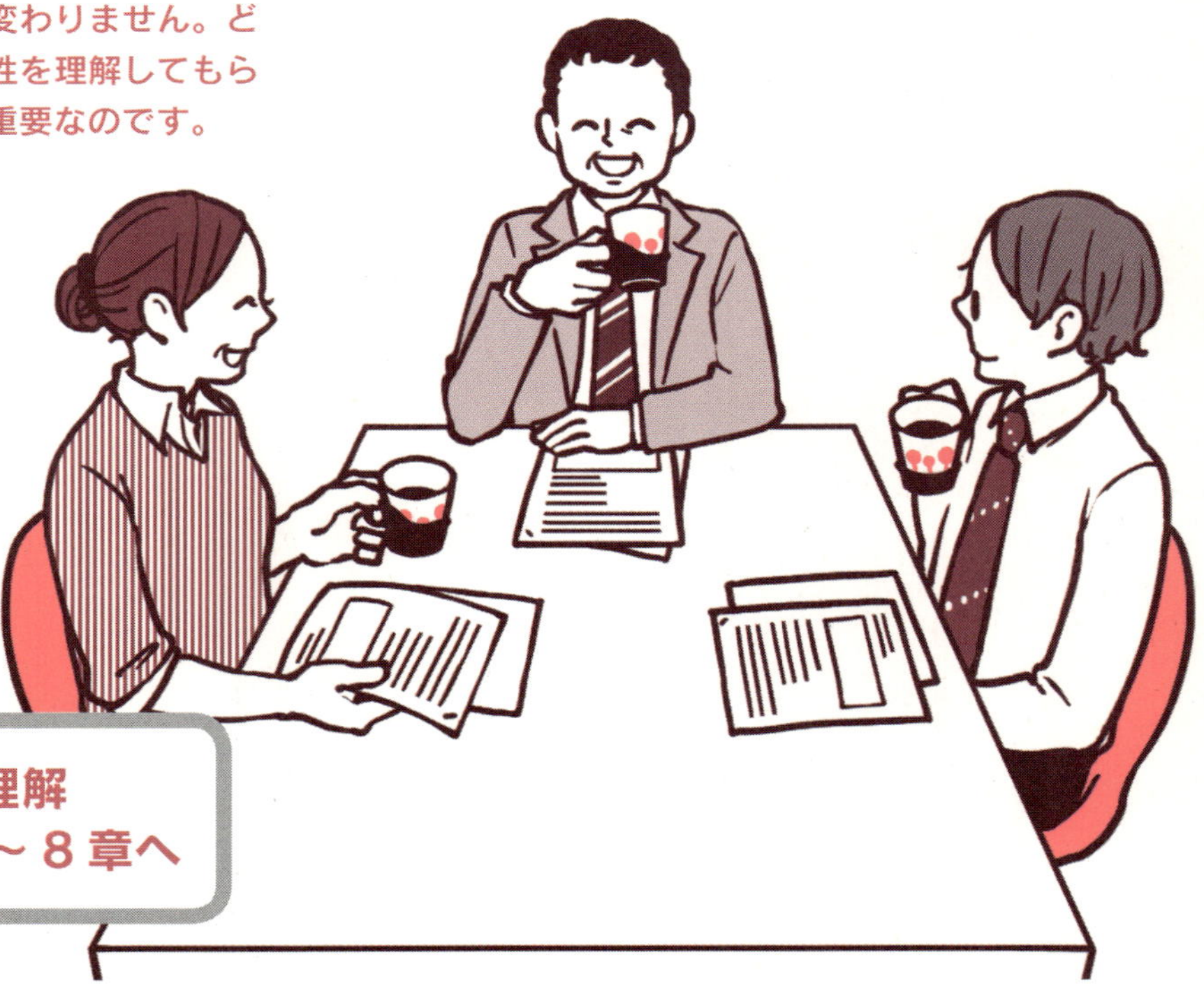

仕事ぶりを評価されても気を抜かず、上司や支援者と相談して、今後の注意点を確認する

成人期のことを理解したい人は７章～８章へ

1

アスペルガー症候群のこれから

小児科医ハンス・アスペルガーが、
アスペルガー症候群を最初に報告したのは 1944 年です。
それからおよそ 50 年たった 1990 年代のなかばに、
アスペルガー症候群が国際的な診断基準に正式に記載されました。
それから約 20 年弱、心理学的な考察や、脳神経科学的な研究が
世界各国で進められてきました。そして現在、
アスペルガー症候群は国際的な診断基準から消えようとしています。

発達障害を「障害」と考えることの見直し

アスペルガー症候群は発達障害の一種です。しかし、実態は「障害」と呼ぶにはそぐわないところがあります。

「発達障害」をとらえ直す

発達障害は、英語の Developmental Disorder を日本語に訳したものです。しかし Disorder には「無秩序」「混乱」といった意味もあります。発達障害の実態はそちらに近く、本来は発達の乱れ、あるいは不均衡と表現すべきものです。

かつてのとらえ方

発達障害は、医学的な対応を必要とする「障害」だというとらえ方がなされていた。本人の言動は、大きな問題を引き起こしていなくても「症状」とされ、場合によっては「治療」がおこなわれてきた。

障害？

表面的には発達の遅れであり、背景には先天性の脳機能障害があったため、発達障害と呼ばれるようになった

症状？

発達障害の人に特徴的な言動を、医学的には症状と呼んできた。それをおさえ、社会に適応できるように、治療がおこなわれた

不均衡

脳の機能不全は、必ずしも生活の差し障りになるものではないため、最初から「障害」とはせず、不均衡と考えるようになった

特性

脳機能の不均衡によって生じる特徴的な言動は、病気の症状ではなく、その人の特性だといわれるようになった

現在のとらえ方

「不均衡」な脳機能によって、いくつかの「特性」を生じた状態だと考えられるようになってきた。医療・教育・福祉・心理などの各領域から「支援」することができ、支援が不足して生活に支障をきたしたときに、はじめて障害になると考えられている。

障害は当事者と周囲の人の間にある

本書では、アスペルガー症候群をはじめとする発達障害を、そのとおり「発達障害」と記載しています。しかし実際には、発達障害を障害とはとらえていません。読む人が理解しやすいよう、一般的な呼称を使っているだけです。

発達障害は、当事者のことをまわりの人が正しく理解しなかったときにできる、両者の間の溝のようなものです。当事者に障害があるのではなく、お互いの認識のずれが障害を生むのです。

理解があれば障害にはならない

発達の特性をもつ当事者と周囲の人が、発達障害を正しく理解していれば、障害は生じません。理解者との間では、特性が生活上の問題を引き起こすことは減り、健康に幸福に暮らすことができます。

無理解が障害を生む

発達障害の特性が、実際に生活上の障害となるのは、本人が無理解な環境におかれたときです。

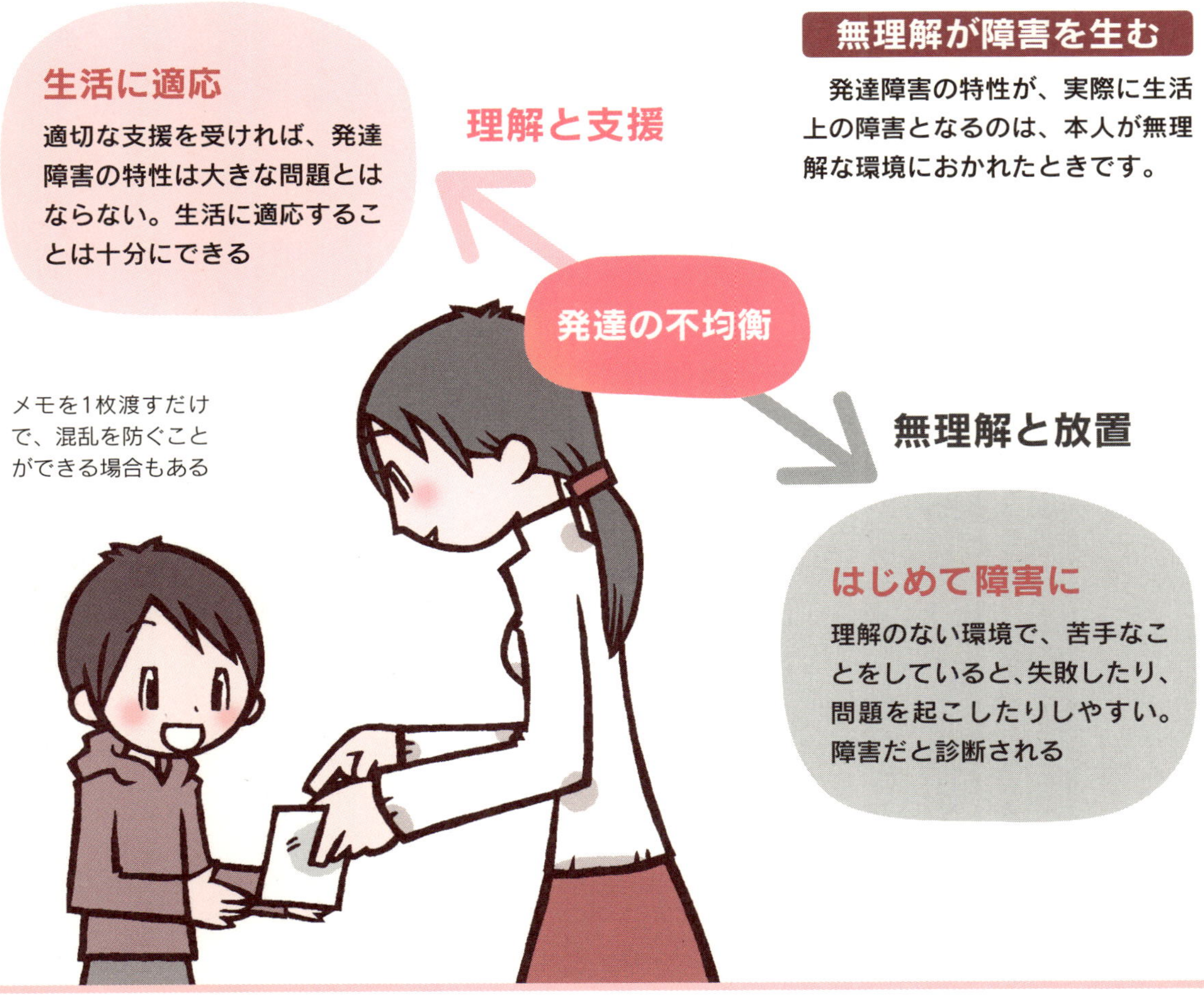
生活に適応
適切な支援を受ければ、発達障害の特性は大きな問題とはならない。生活に適応することは十分にできる
理解と支援
発達の不均衡
無理解と放置
はじめて障害に
理解のない環境で、苦手なことをしていると、失敗したり、問題を起こしたりしやすい。障害だと診断される

メモを1枚渡すだけで、混乱を防ぐことができる場合もある

DSM-Ⅴでアスペルガー症候群がなくなる?

アスペルガー症候群は二〇一一年現在、国際的な診断基準に記載されています。しかし四〇年前には記載がありませんでした。今後、またなくなるといわれています。

考え方が変わってきた

アスペルガー症候群は、1980年代になってさかんに研究されはじめました。それからおよそ30年間、さまざまな考え方・とらえ方がされています。

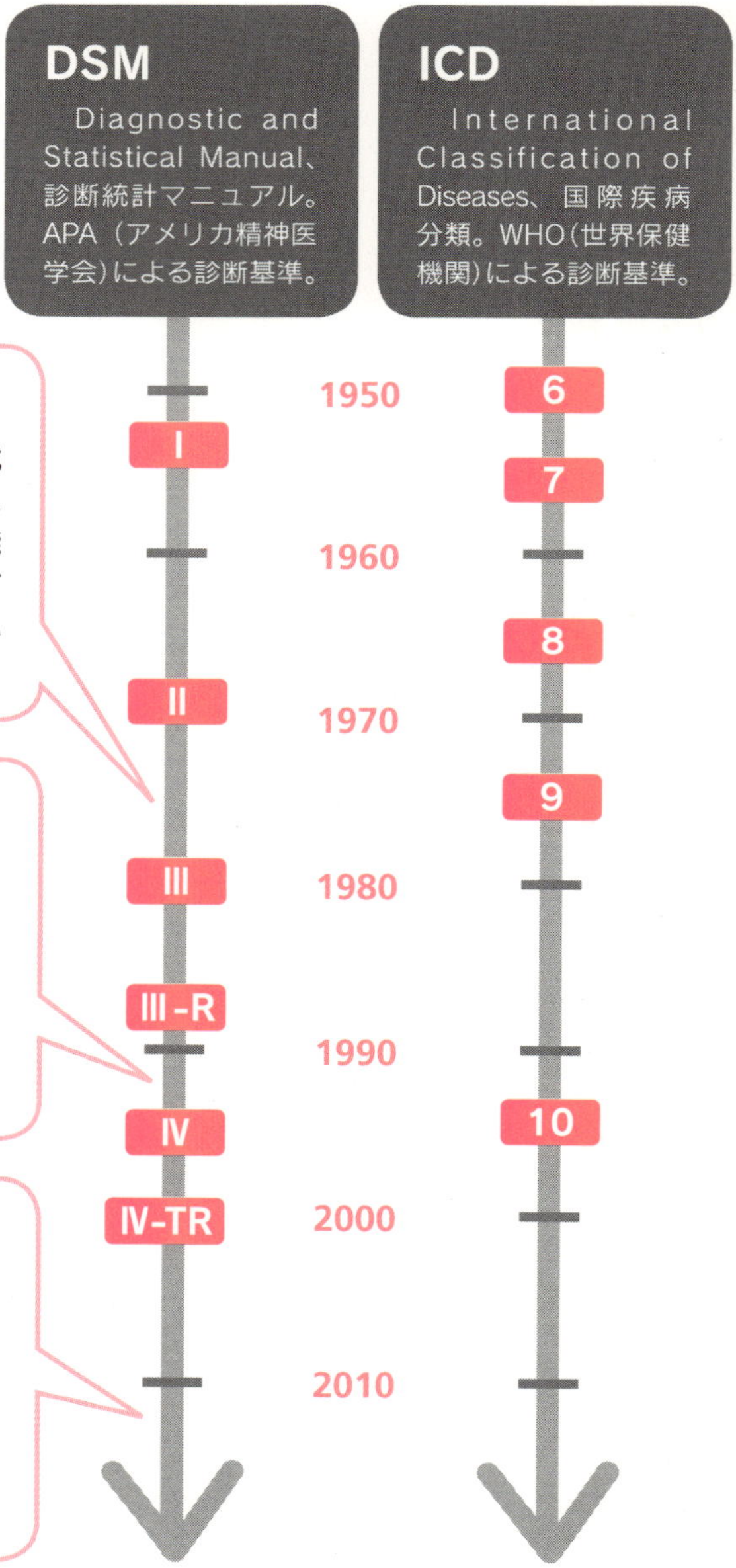

DSM
Diagnostic and Statistical Manual、診断統計マニュアル。APA（アメリカ精神医学会）による診断基準。
ICD
International Classification of Diseases、国際疾病分類。WHO（世界保健機関）による診断基準。
1950
1960
1970
1980
1990
2000
2010
Ⅰ
Ⅱ
Ⅲ
Ⅲ-R
Ⅳ
Ⅳ-TR
6
7
8
9
10

DSM-Ⅲ

自閉症が登場したが、記載が不十分だった。とくにアスペルガー症候群を含む高機能自閉症に誤りがあった。改訂版のⅢ-Rでも自閉症については大きな変更はなかった。

DSM-Ⅳ

自閉症の診断基準が整理された。自閉症、アスペルガー症候群、特定不能の広汎性発達障害などの下位分類も確立。全体を広汎性発達障害と総称した。

DSM-Ⅴ

広汎性発達障害が、自閉症スペクトラム障害に変更となる予定。アスペルガー症候群などの下位分類はなくなり、自閉症の特性をひとつの連続体としてとらえている。

これからの考え方

アスペルガー症候群を「自閉症スペクトラム」という大きな連続体の中の一群としてとらえましょう。これまでにもあった考え方ですが、今後、診断基準に明記される予定です。

DSM-Ⅳ

アスペルガー症候群の診断基準

A　以下のうち少なくとも２つにより示される対人的相互反応の質的な障害：

（1）目と目でみつめ合う、顔の表情、体の姿勢、身ぶりなど、対人的相互反応を調節する多彩な非言語的行動の使用の著明な障害
（2）発達の水準に相応した仲間関係をつくることの失敗
（3）楽しみ、興味、達成感を他人と分かち合うことを自発的に求めることの欠如（例：ほかの人たちに興味のあるものをみせる、持ってくる、指さすなどをしない）
（4）対人的または情緒的相互性の欠如

B　行動、興味および活動の、限定的、反復的、常同的な様式で、以下の少なくともひとつによって明らかになる。

（1）その強度または対象において異常なほど、常同的で限定された型のひとつまたはそれ以上の興味だけに熱中すること
（2）特定の、機能的でない習慣や儀式にかたくなにこだわるのが明らかである
（3）常同的で反復的な衒奇的運動（例：手や指をパタパタさせたり、ねじ曲げる、または複雑な全身の動き）
（4）物体の一部に持続的に熱中する

C　その障害は社会的、職業的、またはほかの重要な領域における機能の臨床的に著しい障害を引き起こしている。

D　臨床的に著しい言語の遅れがない（例：２歳までに単語を用い、３歳までにコミュニケーション的な句を用いる）。

E　認知の発達、年齢に相応した自己管理能力、（対人関係以外の）適応行動、および小児期における環境への好奇心について臨床的に明らかな遅れがない。

F　ほかの特定の広汎性発達障害または統合失調症の基準を満たさない。

髙橋三郎／大野裕／染矢俊幸訳
『DSM- Ⅳ -TR 精神疾患の診断・統計マニュアル』（医学書院）より

アスペルガー症候群の診断基準がなくなり自閉症と合わせて自閉症スペクトラムに

DSM-V

「自閉症スペクトラム障害」の診断基準の概要

主に４つの基準が示される予定。A コミュニケーションや対人関係に関する特性がある、B こだわり行動や感覚面の特性がある、C 子どもの頃から特性が現れている、D 特性が生活上の支障となっている。基準の正式決定と、正式な日本語訳は今後発表される。

（APA の DSM-5 ホームページの内容をもとに作成）

一五年以上前の考え方がいまも基準に

アスペルガー症候群を考えるときに基準となるのは、一九九〇年代なかばに発表された診断基準、DSMやICDです。

どちらも国際的な診断基準であり、おおむね同様の記述でアスペルガー症候群を規定しています。

それらの基準を用いることで、世界各国で一定の診療をすることが可能になっています。

基準の見直しがおこなわれている

二〇一一年現在、各国で二つの診断基準がよく使われています。しかし一五年以上前の基準なので、齟齬《そご》も出てきています。

そこで、DSMは現在見直しがおこなわれています。すでに見直し後の草案は公表されていて、アスペルガー症候群という診断名がなくなることが示唆されています。

※DSMは2013年に、ICDは2015年に、改訂される予定になっている。
どちらもアスペルガー症候群の診断基準がなくなるといわれている

支援の必要性が法的に認められた

二〇〇五年以降に三つの法律が成立、あるいは改正され、発達障害の人が支援を受ける必要性が、法的に認められました。

支援を受ける権利がある

発達障害がある人には、支援を受ける権利があります。その権利は法的に認められています。

二〇〇五年に発達障害者支援法が施行され、発達障害が「自閉症、アスペルガー症候群その他の広汎性発達障害、学習障害、注意欠陥多動性障害その他これに類する脳機能の障害であってその症状が通常低年齢において発現するもの」と明確に規定されました。

この法律ができたことによって、支援の必要性が明らかになりました。その後、障害者自立支援法や障害者基本法が改正され、法整備が進んでいます。

法整備が進んでいる

日本で発達障害への支援の必要性が注目されはじめたのは、2000 年以降です。専門家や当事者が多くの提言をして、法整備が進められています。

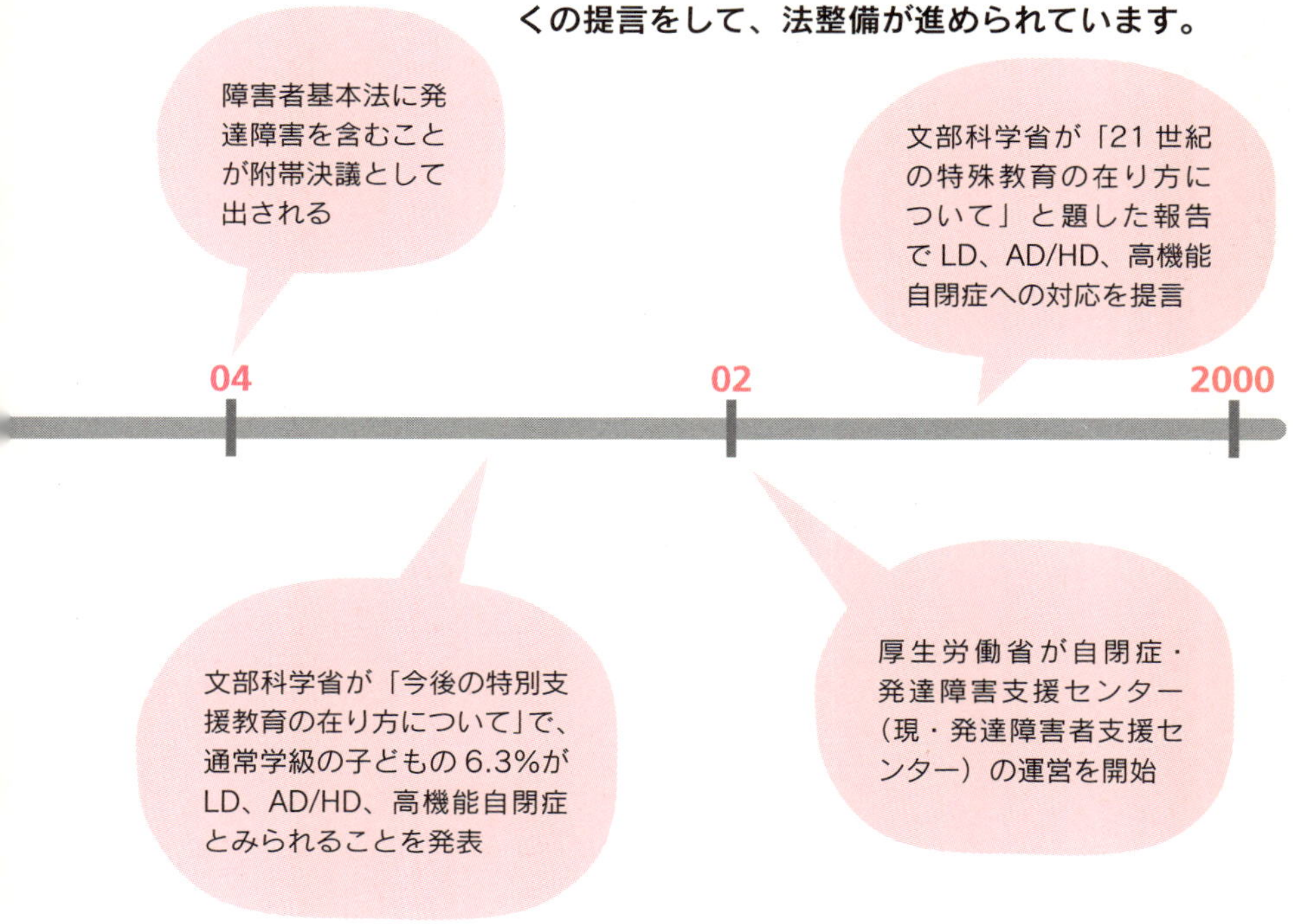
2000
02
04
文部科学省が「21 世紀の特殊教育の在り方について」と題した報告で LD、AD/HD、高機能自閉症への対応を提言
厚生労働省が自閉症・発達障害支援センター（現・発達障害者支援センター）の運営を開始
文部科学省が「今後の特別支援教育の在り方について」で、通常学級の子どもの 6.3%が LD、AD/HD、高機能自閉症とみられることを発表
障害者基本法に発達障害を含むことが附帯決議として出される

2011年8月

障害者基本法の改正

基本法の対象は「身体障害、知的障害又は精神障害」と規定されていたが、「身体障害、知的障害又は精神障害（発達障害を含む。）」と改正する法案が国会で可決。発達障害が支援の必要な障害だと認定された。

2005年4月

発達障害者支援法の施行

国や公共機関には、発達障害がある人を支援する責務があることを制定した法律。発達障害の人は教育・就労・自立・社会参加などの面で支援を受けられることになった。「発達障害」や「発達支援」などが法的に定義された。

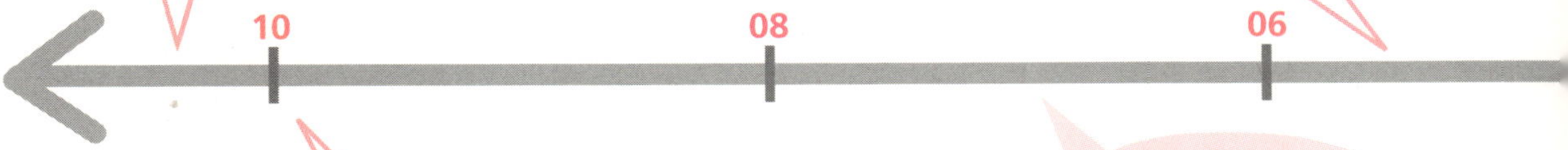
10
08
06

全国の小・中学校で特別支援教育制度が実施されはじめた。校内委員会や特別支援教育コーディネーターの設置が進んだ

2010年12月

障害者自立支援法の改正

発達障害を福祉サービスの対象とする改正案が国会で可決。それまで、発達障害は対象外とされていた。全国市区町村で支援が受けられるようになったほか、発達支援や家族支援のしくみの整備が進むことになった。

Point

今後の課題

小・中学校だけでなく、幼稚園や高校、大学でも特別支援教育が必要だとされ、支援がはじまっている。また、保育園でも発達障害に配慮した保育が求められている。それらの法整備に期待がかかる。

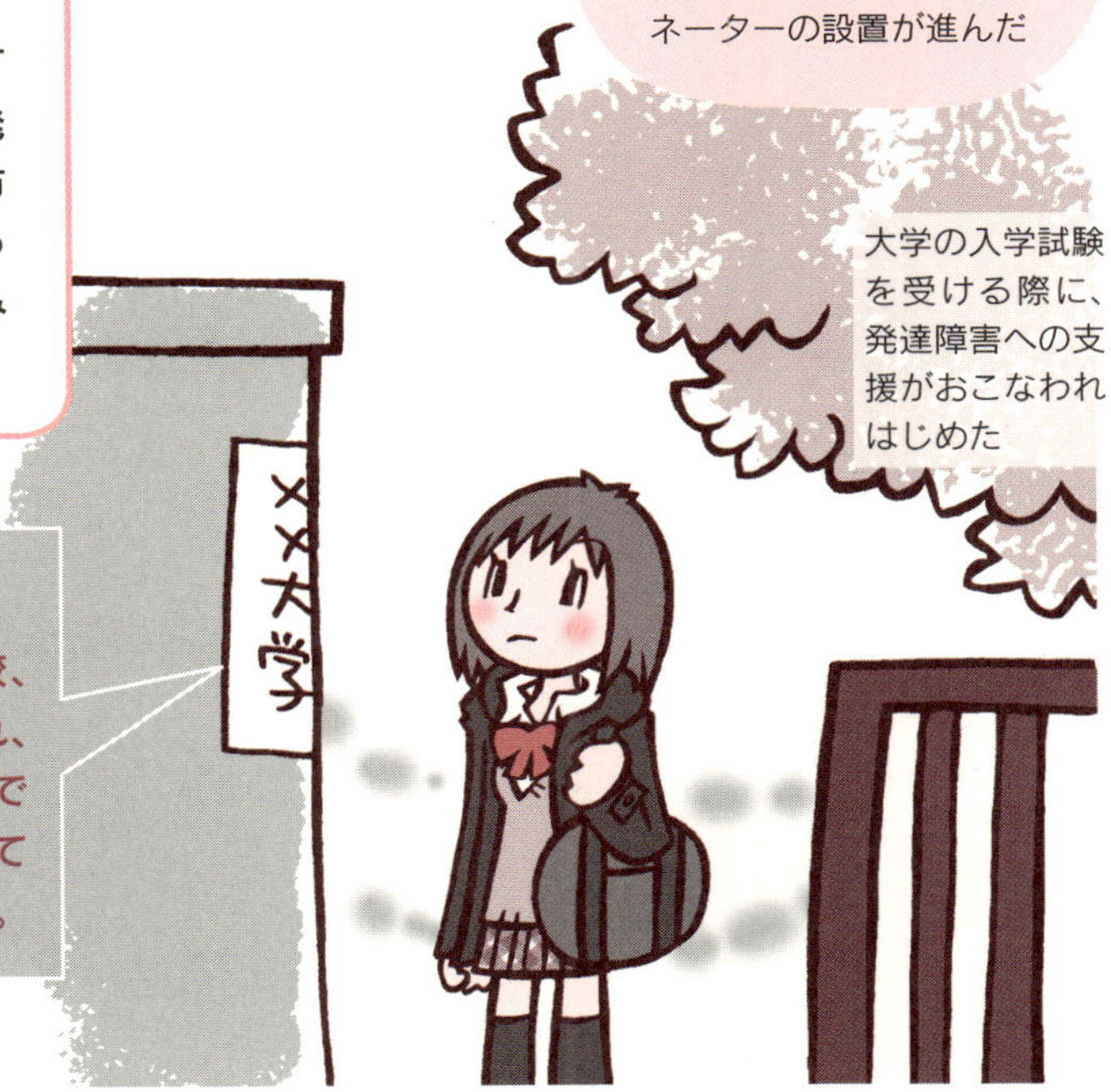
××大学
大学の入学試験を受ける際に、発達障害への支援がおこなわれはじめた

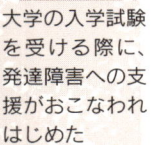

家族性・遺伝性について、わかってきたこと

アスペルガー症候群には遺伝性があることが、ある程度わかってきました。家族で同様の対応を受け、全員で生活を改善するとりくみがはじまっています。

親子で同じことに悩む

子どもの悩みごとを医療機関や支援機関に相談するうちに、親が自身の発達障害に気づく例があります。

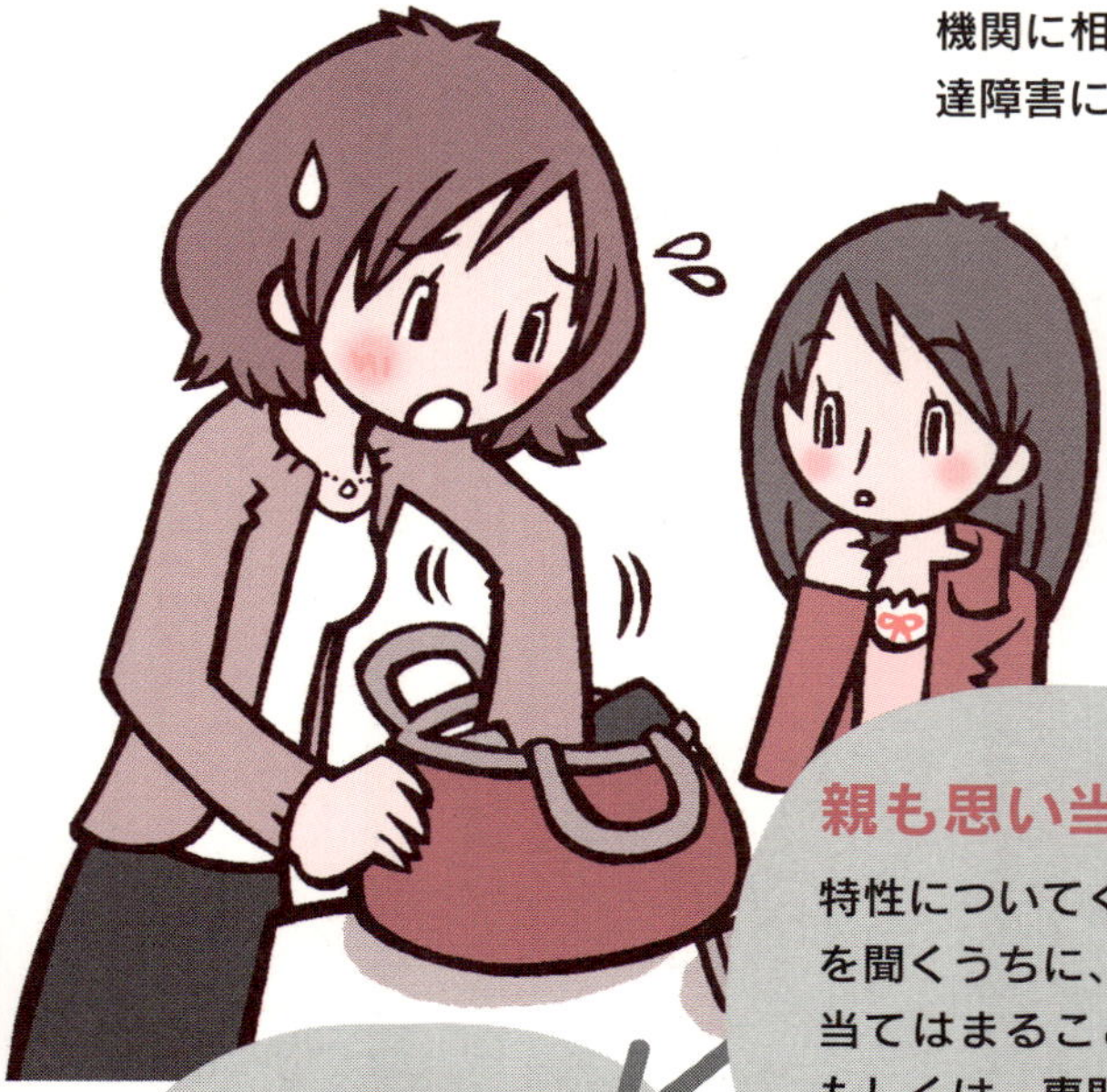

娘が発達障害の診断を受けたが、母親も持ち物をなくしやすいなど、娘と似たところがある

子どものことで相談・受診

発達障害の可能性を考え、専門家に相談する。医療機関で診断を受ける

親も思い当たる

特性についてくわしく説明を聞くうちに、親が自身も当てはまることに気づく。もしくは、専門家からそう指摘される

親子並行治療

親子ともに支援を受ける。子どもと親は特性が異なるため、別々の対応となる。支援担当者を分ける場合が多い

親子並行治療がはじまっている

発達障害の子をみる医療機関のなかには、親子並行治療をはじめているところがあります。

子どもの悩みを聞きとり、支援するだけでなく、同時に親も支援することで、親子ともに生活に適応しやすくなります。

親は大人になるまで発達障害に気づかれず、二次障害を生じていることがあります。その場合、親には薬物療法や精神療法などの治療をおこないます。

家族性・遺伝性がある

自閉症スペクトラムの家族性や遺伝性が明らかになってきました。しかし、その濃さは人それぞれ異なり、家族性が確認されない場合もあります。

一卵性の双子では、同様の特性をもつことが多いとわかっている

家族性・遺伝性

自閉症スペクトラムの人は、遺伝子に変異が起きているという報告があるが、それだけが発現の原因ではない。家族性が濃く現れる人、薄く現れる人、現れない人がいる

家族性と環境要因は互いに影響し合うので、はっきりと分けることはできない

環境要因

特性の現れ方には、環境要因も関わっている。生活の仕方、社会の状況など、さまざまな要素が関わる。遺伝・環境のどちらも原因とは特定できない

研究成果がある

研究が進み、家族性や遺伝性がある程度、確認されていますが、そもそも親子は似るものです。親が「自分のせいで自閉症の子が生まれた」などと悩む必要はありません。家族性を、対応へのヒントにしましょう。

双子のいっぽうが自閉症スペクトラムの子だった場合、もうひとりが同じ診断を受ける割合は一卵性では60～90％、二卵性では5～10％。双子ではないきょうだいは5～10％

自閉症スペクトラムの人はある領域の遺伝子群に特徴があることがわかっている。研究が進んでいる

発達障害は多因子遺伝だとする説がある。単一の遺伝子によって引き継がれるものではなく、複数の因子が関わるという

誤診や過剰診断への問題意識が出てきた

アスペルガー症候群が注目され、多くの人に理解されるようになったのはよいことですが、不正確な情報も広まり、誤った見立てがおこなわれるケースも出ています。

全年齢で課題がある

子どもから大人まで、どの年代にも誤診や過剰診断などの問題が生じています。各年代で正確な診断・理解をすることが、これからの課題です。

特別支援教育

正確な診断を受け、本人や家族が希望すれば、特別支援教育が受けられる。学びやすい環境が手に入る。

過剰診断

家族や教師が発達障害を意識しすぎてしまい、くわしいことがわからないうちから発達障害対応をしたり、医療機関に診断を求めたりすることがある。

乳幼児期は発達の個人差が大きい。自閉症スペクトラムがわかっても、まだ詳細がわからない場合もある

早期診断

健診で発達障害を指摘され、専門家の説明を受ける。発達障害を正確に理解できる。

学童期に入ると、その子のもつ特性がだいたい明らかになってくる。正確な診断が出るようになる

ひとつの基準が六・三パーセント

二〇〇二年に文部科学省が、小・中学校の通常学級で、発達障害とみられる子の割合を調べました。自閉症スペクトラム、AD／HD、LDのいずれかに当てはまる子が、六・三パーセントいるという結果が出ました。約一六人にひとりの割合です。

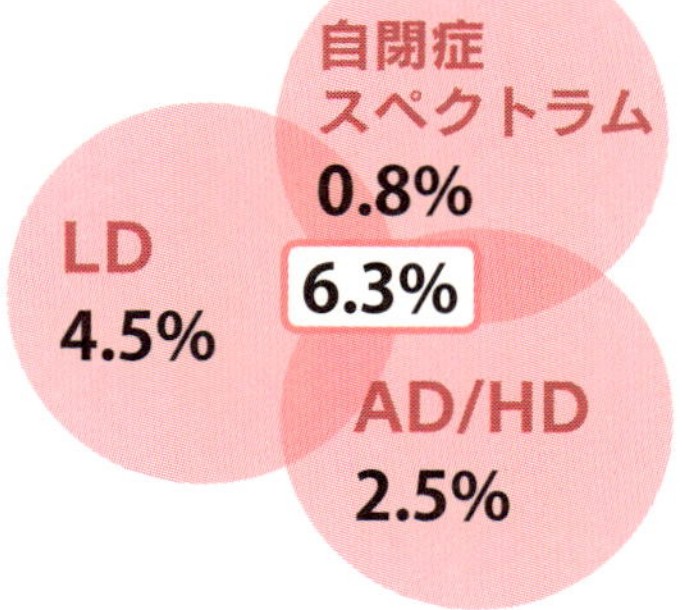

自閉症スペクトラム
0.8%
LD
4.5%
6.3%
AD/HD
2.5%

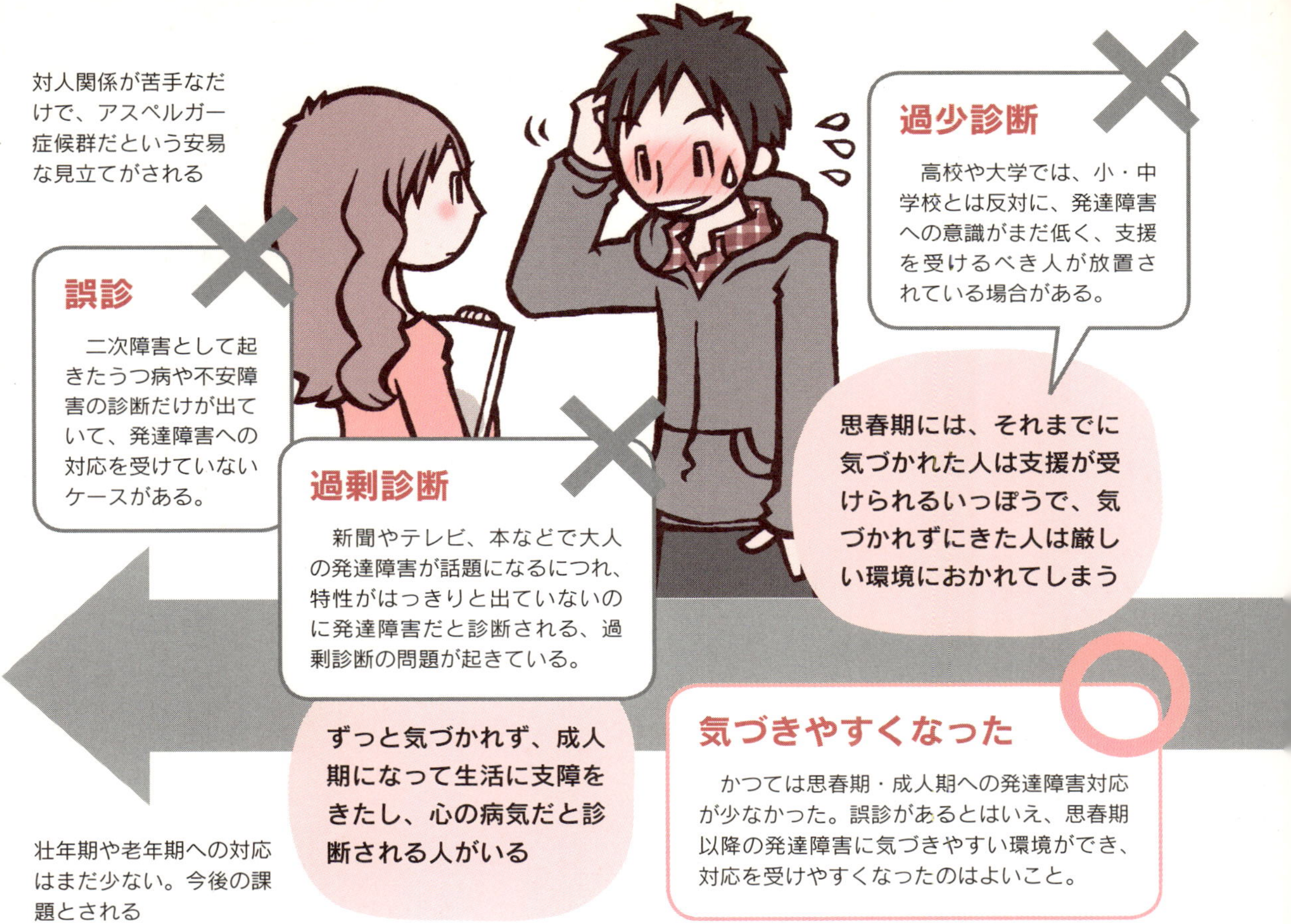
対人関係が苦手なだけで、アスペルガー症候群だという安易な見立てがされる
誤診
二次障害として起きたうつ病や不安障害の診断だけが出ていて、発達障害への対応を受けていないケースがある。
過剰診断
新聞やテレビ、本などで大人の発達障害が話題になるにつれ、特性がはっきりと出ていないのに発達障害だと診断される、過剰診断の問題が起きている。
過少診断
高校や大学では、小・中学校とは反対に、発達障害への意識がまだ低く、支援を受けるべき人が放置されている場合がある。
思春期には、それまでに気づかれた人は支援が受けられるいっぽうで、気づかれずにきた人は厳しい環境におかれてしまう
気づきやすくなった
かつては思春期・成人期への発達障害対応が少なかった。誤診があるとはいえ、思春期以降の発達障害に気づきやすい環境ができ、対応を受けやすくなったのはよいこと。
ずっと気づかれず、成人期になって生活に支障をきたし、心の病気だと診断される人がいる
壮年期や老年期への対応はまだ少ない。今後の課題とされる

発見・対応は早いほうがよい

アスペルガー症候群に気づき、理解し、対応することが、早ければ早いほど、本人は楽になります。ですから発見や診断は、早いほうがよいのです。

アスペルガー症候群の存在が社会によく知られるようになり、学校や職場で意識されはじめているのは、よいことです。

安易な見立てはしてはいけない

ただし、そのいっぽうでアスペルガー症候群の誤診や過剰診断、安易な見立ても増えています。

近年は、小・中学生や大人が、状態を確かめることなく、アスペルガー症候群だと見立てられ対応されているケースがあります。

専門家による正確な見立てでなければ、対応が生活の改善につながらない場合があります。

不幸な非行・犯罪を防ぐための調査研究

アスペルガー症候群は、非行や犯罪を招くものではありません。法律にふれるような状況に陥るのは、ごくまれなことだと、研究成果が示しています。

いまなお誤解がある

動機の不可解な犯罪について、加害者にアスペルガー症候群があったとする報道がありました。犯罪とアスペルガー症候群との間には直接の関係はないのですが、多くの誤解を招きました。

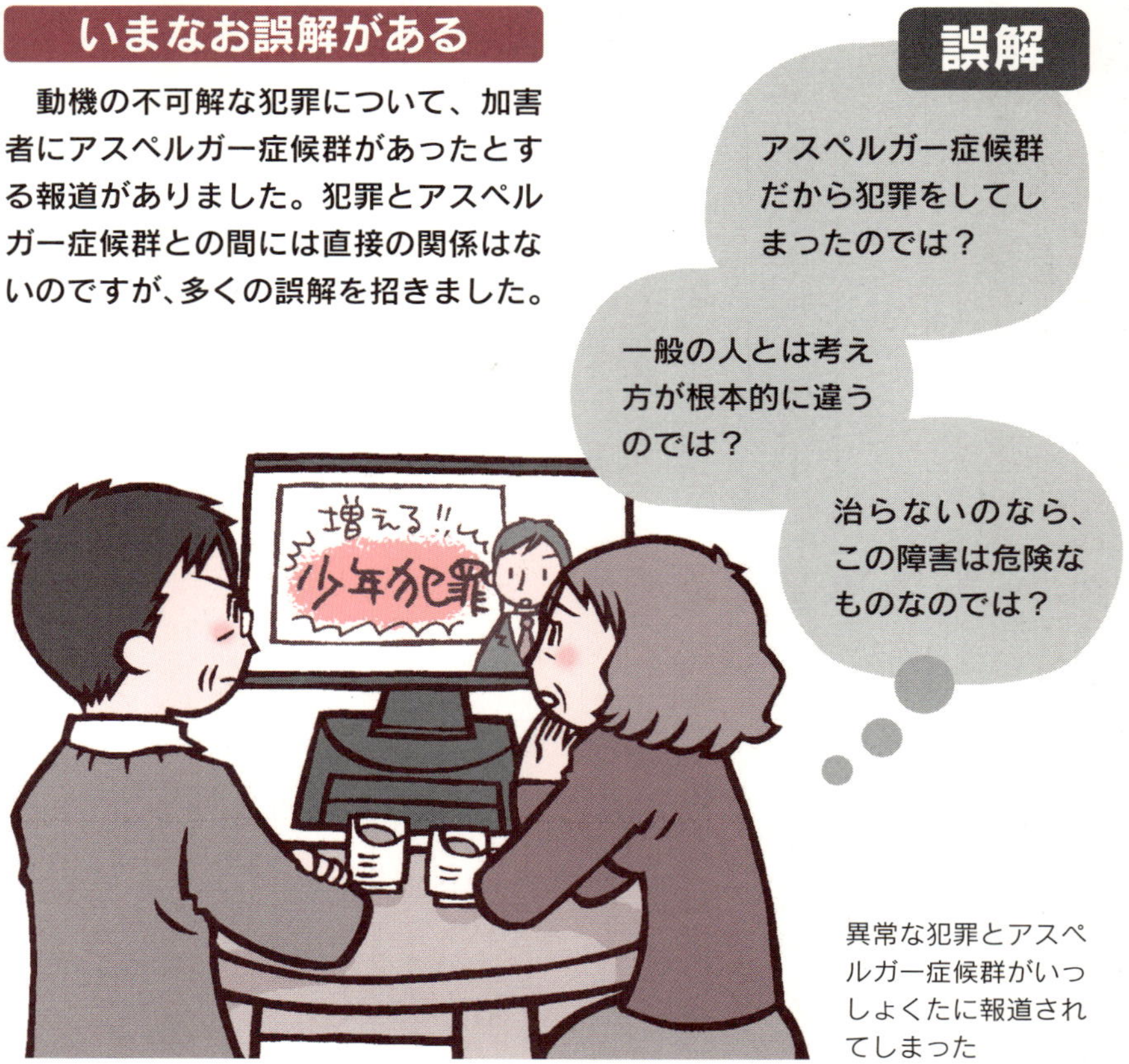
誤解
アスペルガー症候群だから犯罪をしてしまったのでは？
一般の人とは考え方が根本的に違うのでは？
治らないのなら、この障害は危険なものなのでは？
増える!!
少年犯罪

異常な犯罪とアスペルガー症候群がいっしょくたに報道されてしまった

九五パーセント以上が犯罪と無縁

児童精神科医の杉山登志郎は、発達障害で医療機関を受診した人のうち、法律にふれる行為をした経験がある人は約五パーセントだったと報告しています。

発達障害の人のなかには、状態がよく、医療機関を受診しない人もいます。その人たちも含めて考えれば、発達障害の人が犯罪に関わる割合は、五パーセント未満だということになります。

ほとんどの人は、犯罪とは無縁の生活を送っているのです。非行や犯罪に走るのは、無理解な環境におかれた不幸な例だけなのだと知っておいてください。

本を読んで「友達どうしはハグしてよい」と思い、女子に抱きついてしまう。男女の違いを意識していなかった

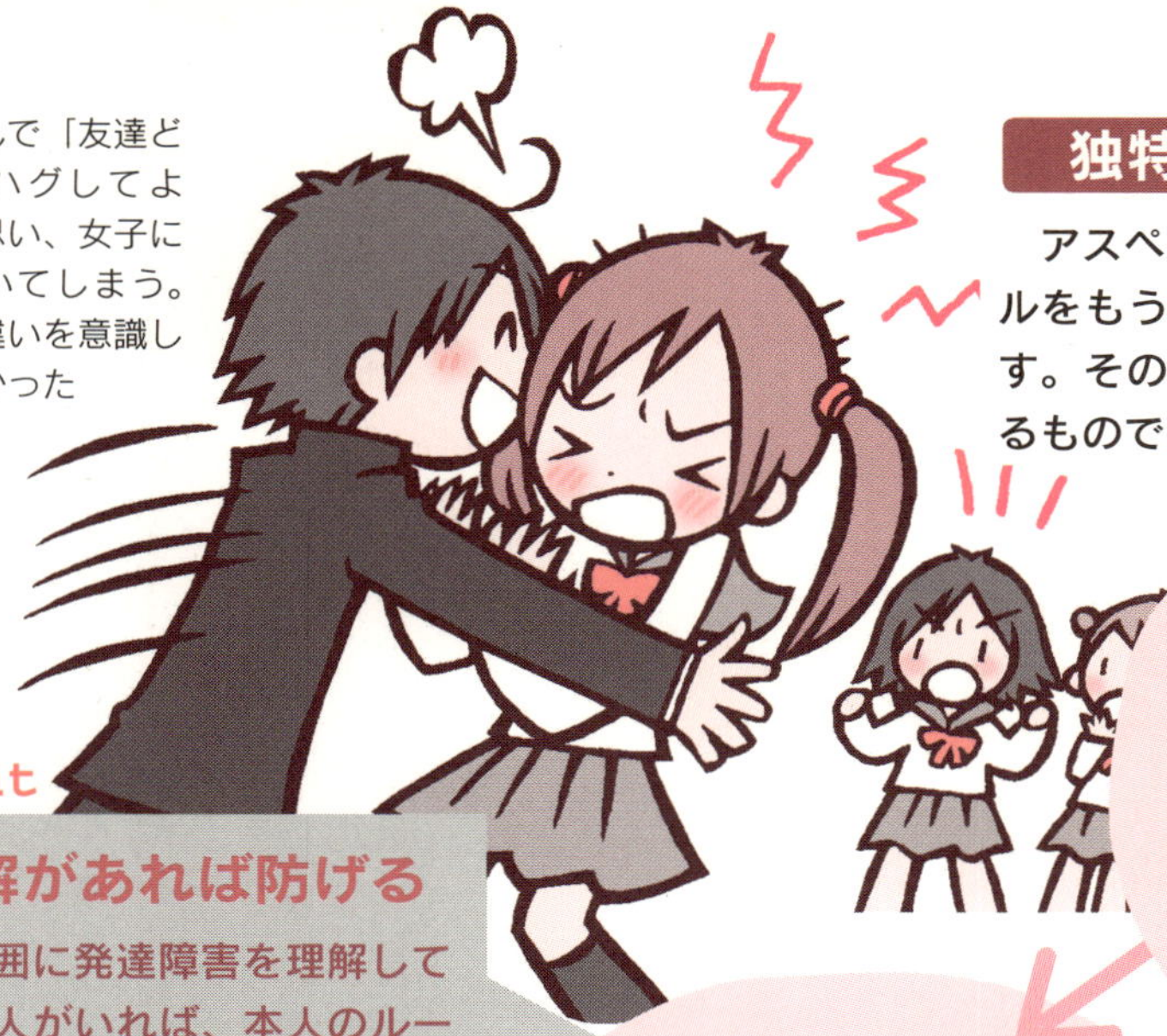

独特の認知には配慮する

アスペルガー症候群の人は、独自のルールをもうけて行動している場合があります。そのルールが社会の常識から逸脱するものであった場合、対処が必要です。

無理解が引き金に

理解者がいないためにストレスが蓄積している。そのうえ、独自のルールで生活しているため、法律を破ることへの抵抗感が弱い場合がある

Point

理解があれば防げる

周囲に発達障害を理解している人がいれば、本人のルールが社会の常識から大きくずれた時点で、それを修正するための助言が得られる。

さまざまな触法行為

社会常識に対する認識不足と、過度のストレスによって、万引きや暴力行為、痴漢などをしてしまう

社会常識への誤解や認識の甘さが背景となっている場合も。つかまってもすぐに釈放されるから大丈夫だと思った、などと発言する子もいる

更生の仕方がポイントに

犯罪は悪いことだという認識ができないと、同じような行為をくり返してしまう場合がある。悪気がないだけに、特別な対応が欠かせない

発達障害の子の場合、認識のずれを修正することが再犯予防につながるとわかってきた。医療少年院などで、発達障害を考慮した対応がおこなわれている

考え方を修正する

発達障害と犯罪は基本的に無縁ですが、社会常識を誤解し、不適切な行動をするケースはあります。誤解をとけば犯罪にまで悪化しません。

友達どうしはハグしてよい。ハグは親愛をしめす行為で、相手によろこばれる。日本でも最近はハグをするのが当たり前

→

友達でも、思春期の男女はあまりハグをしない。相手が痴漢だと感じる場合もある。家族や恋人とハグをするのはかまわない

特別支援教育が高校・大学にも広がっている

アスペルガー症候群への配慮をおこなう特別支援教育の考え方が、小・中学校から、高校や大学にも広がりはじめています。

制度の整備や改善が進んでいる

二〇〇七年から特別支援教育制度が施行され、小・中学校では発達障害への支援が受けられるようになりました。

制度として明文化されているため、全国どこの学校でも、支援を求めれば受けられます。

小・中学校以外での支援はまだあまり進んでいませんが、二〇一一年現在、高校や大学でも発達障害への対応がおこなわれはじめています。

各校が特別支援教育の考えをとり入れ、発達障害のある人を支援することの重要性を理解しはじめているのです。

特別支援教育

小学校

特別支援教育が定着している。校内委員会が設置され、担当者が決まっている。支援が必要な場合は担当者に連絡する

保育園・幼稚園

ほかの子といっしょに活動するのが基本。発達障害の子への個別配慮は園によって対応が異なる

広がりにくい

就学前は診断が確定しない場合もあるため、特別支援教育が広がりにくい。保育園は保育を目的としていて、教育機関ではないこともひとつの背景に。

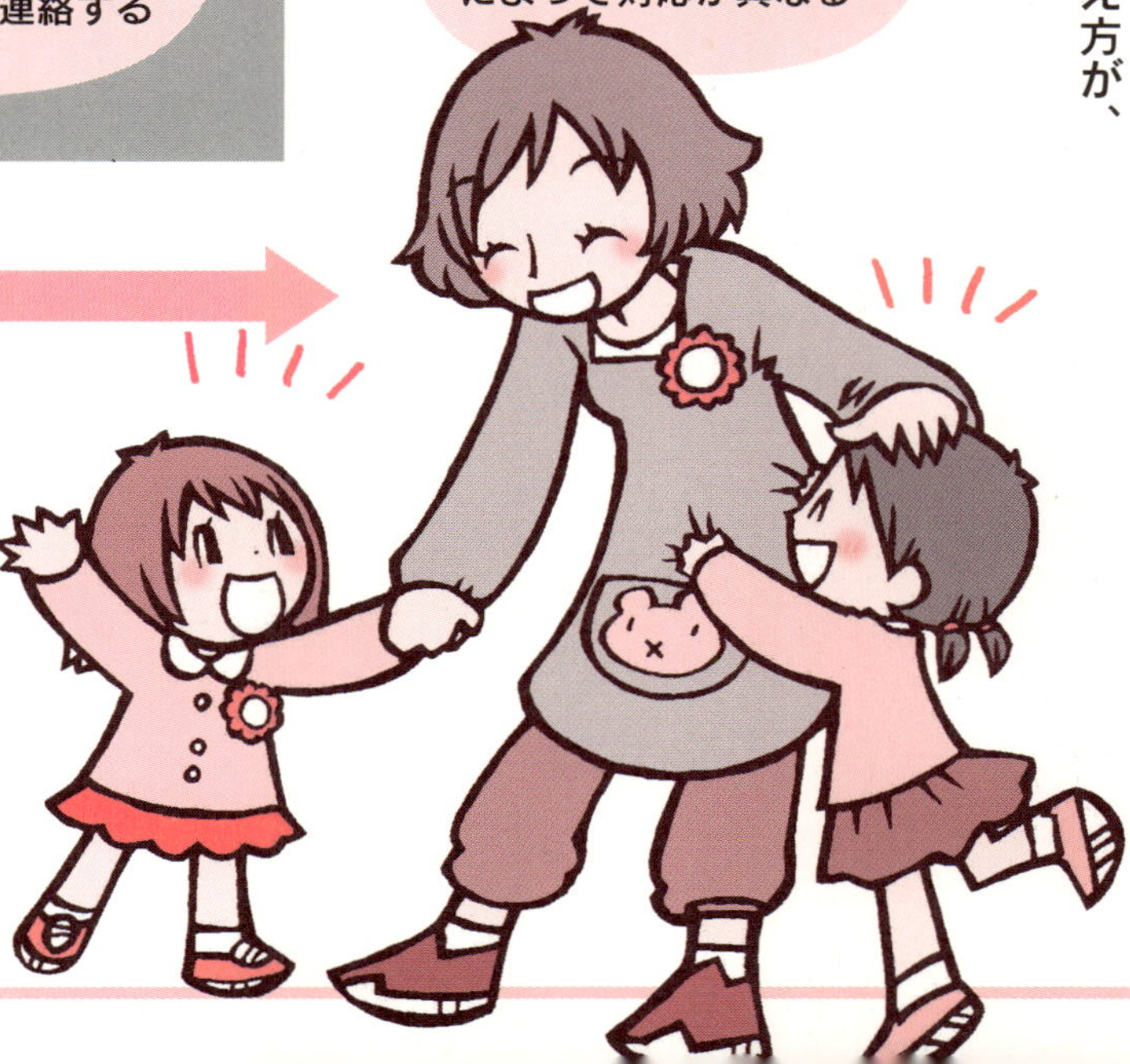

園では、基本的にみんなで同じ活動をする

気が散りやすいことへの配慮として、
入学試験を別室で実施してもらう

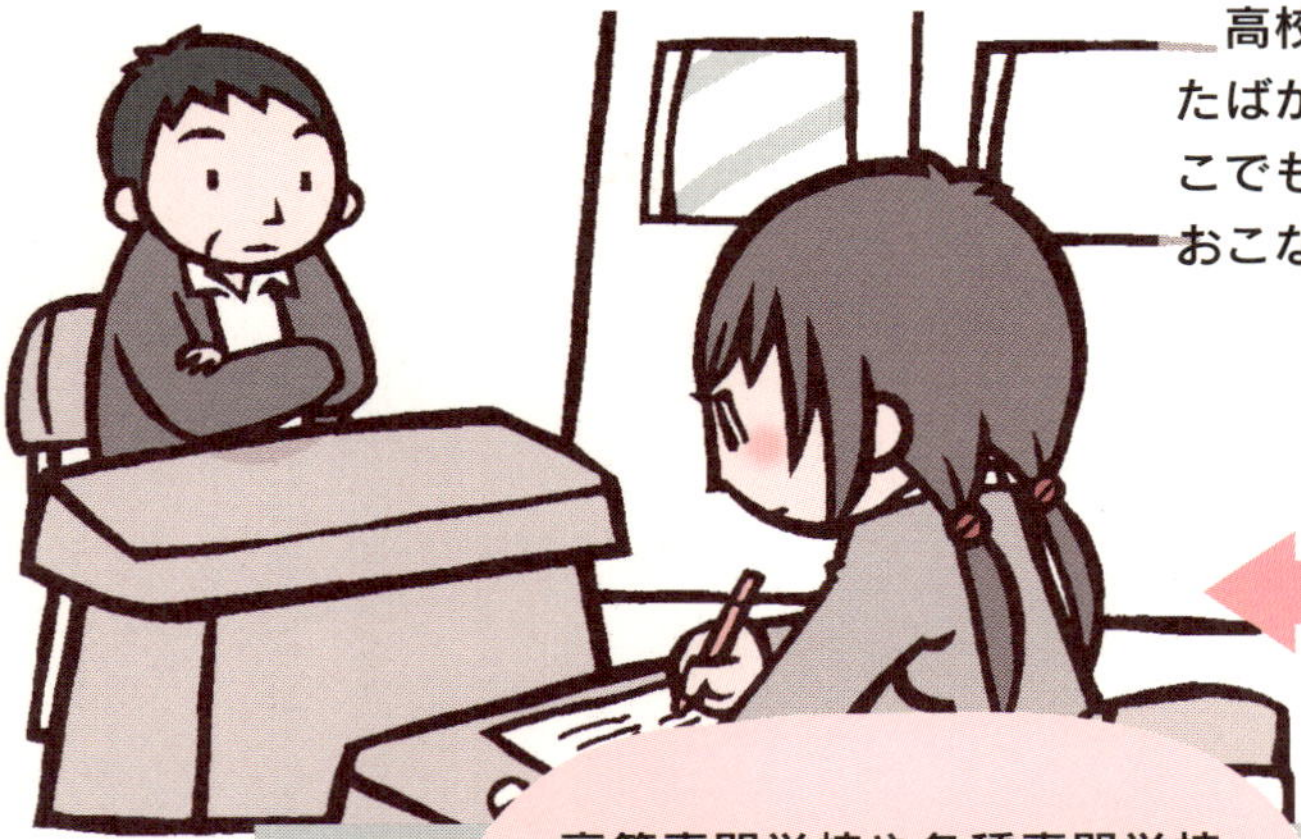

広がりはじめたところ

高校や大学での発達障害支援は、まだはじまったばかりです。学校ごとの差や地域差があり、どこでも受けられるわけではありませんが、支援をおこなう学校は増えています。

広がっている

特別支援教育を受けて卒業した生徒が、高校や大学でまったく支援が受けられないようでは困るため、必然的に、特別支援教育の考え方が広がっている。

高等専門学校や各種専門学校、サポート校などでも支援を実施。東京や神奈川、大阪などではより充実した支援を試行するとりくみもおこなわれている

中学校

小学校と同様に、特別支援教育が定着。卒業時に支援をどのように引き継ぐかが課題になっている

大学

発達障害の情報が広がり、入学後に自覚する学生が増え、支援がおこなわれている

高校

モデル事業校での実践を参考に、一般校でも支援がおこなわれている

高校・大学での支援例

高校や大学で受けられる支援は、学校ごとに異なる。統一の規定はなく、各校の方針によって決められている。本書で紹介しているのはいずれも先進的な支援。

入学試験での支援。別室受験、問題用紙の拡大、口頭ではなく書面での指示など

在学中の支援。板書の撮影や授業でのパソコン使用を認めるなど

卒業に向けての支援。進路選択への助言、就職試験対策への指導など

就労支援の三大拠点が連携を深めている

発達障害の人が就労について悩んだとき、相談できる機関が、主に三つあります。各機関は連携をとって、来談者をより適切な機関に紹介するなどしています。

自分の状況に合うところへ

支援機関はそれぞれに役割も対応も異なります。相談をしたいのか、就労のためのトレーニングを受けたいのか、希望を明確にして、自分に合う機関を利用しましょう。

一般の窓口

最初から専門機関に行かず、学校の就職課やハローワークなど、一般的な就労相談窓口を利用してもよい。担当者が発達障害にくわしければ、専門機関を紹介してくれる場合もある

発達障害者支援センター

各都道府県に設置されている支援機関。発達障害の子どもから大人まで、サポートしている。相談や他機関の紹介、情報提供が主な業務。就労以外のことも相談できる

一般の窓口から、より適した機関を紹介してもらい、連絡をとって相談しに行く

地域若者サポートステーション

各都道府県に設置されている支援機関。就労の悩みへの対応が主な業務。その一環として、発達障害への対応を強化している地域もある

支援センターは発達障害全般の支援機関。サポートステーションはすべての若者の支援機関。どちらも発達障害の就労支援を専門としているわけではない。いくつかの業務のひとつに就労支援がある。機関ごとの差、地域差が大きい。

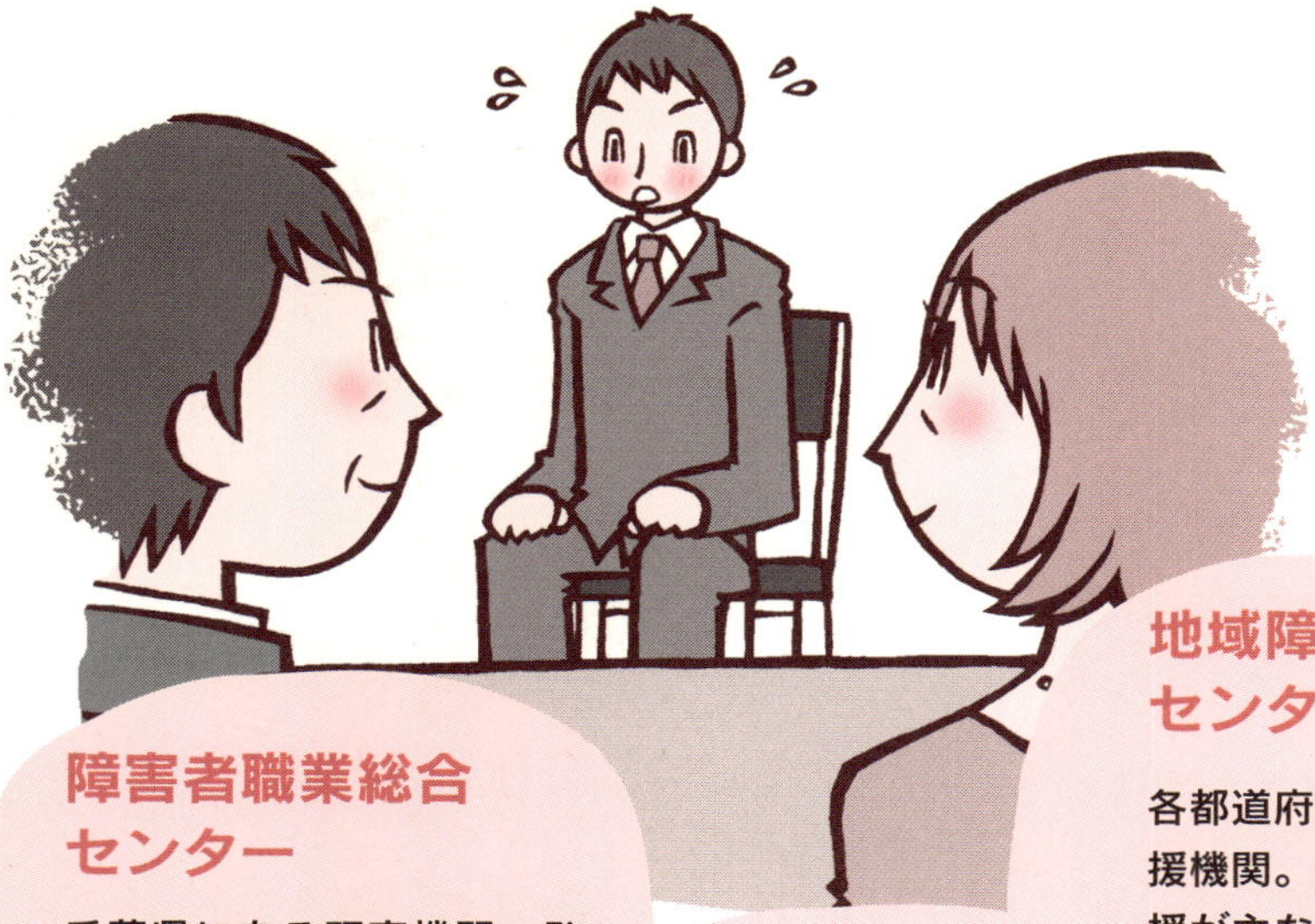

センターの職員を相手に、就職面接の練習。話し方や態度の問題点を注意してもらう

主な就労支援機関

地域障害者職業センター

各都道府県に設置されている支援機関。障害がある人の就労支援が主な業務。発達障害のほか、知的障害や身体障害、精神障害への支援もおこなっている

障害者職業総合センター

千葉県にある研究機関。発達障害、精神障害、高次脳機能障害について、就労・復職のためにどのような支援が必要か研究し、支援プログラムを開発している

障害者就業・生活支援センター

各都道府県に複数設置されている支援機関。各種障害がある人の就労と生活の支援をおこなっている。運営主体は法人で、支援内容は機関によって異なる

そのほかの就労支援機関

職業能力開発校では働くために必要な技能を習得できる。名称は地域によって異なる

ジョブカフェは就労に関する悩みを相談できる機関。利用しやすい

NPO法人が就労相談を実施している場合もある。発達障害にくわしい機関も

発達障害の人のためのプログラムもある

就労支援機関のなかには、発達障害への理解を深め、専門の支援プログラムを組んでいるところがあります。近隣の機関に問い合わせ、支援が受けられるかどうか、確認してみてください。

どの機関も、まだ試行的に支援をしている段階です。若干名のみプログラムを受けられるというケースが多いため、こまめに情報を得ることが大切です。

ひと目でわかる！

支援ネットワークの全体像

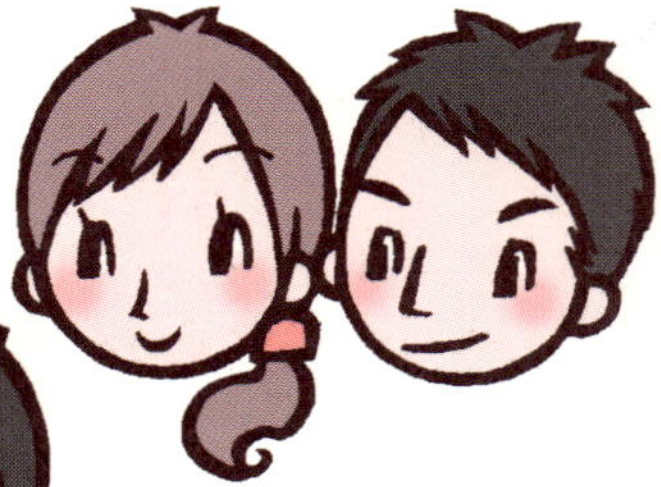

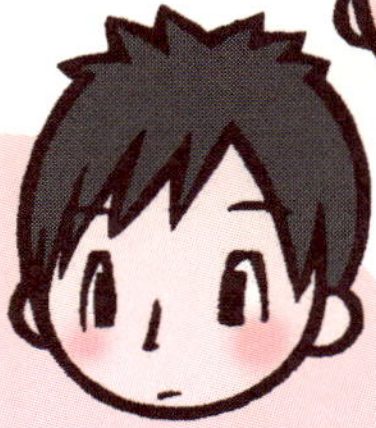

本人と家族

医療関係

医療機関をおとずれ、発達障害の診断を受けることが、支援のスタートに。診断にそって、必要な療育を受けはじめる。本人や家族が精神的につらい状況であれば、カウンセリングを利用する。

- 医療機関（児童精神科、小児神経科など）
- 療育機関（療育センターなど）
- カウンセリングルーム

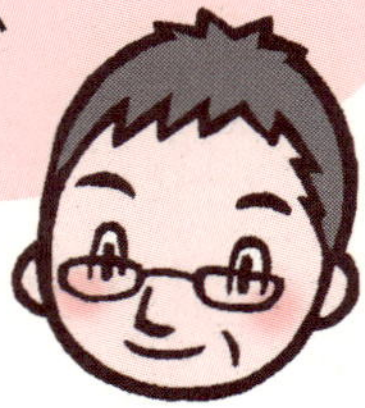

教育関係

本人・家族が、支援を受けたほうが学習しやすいと判断した場合には、教育機関に発達障害のことを伝える。診断が早ければ、保育園や幼稚園でも配慮してもらえる。必要に応じて教育委員会や教育支援機関も利用する。

- 園・学校
- 教育委員会
- 相談機関（教育センターなど）

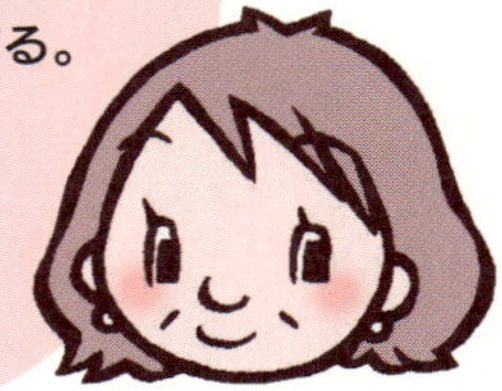

親を中心に各機関がつながる

発達障害への支援は、自分から求めなければ受けられません。親が各機関に支援を求め、必要に応じて機関どうしで連携をとってもらいましょう。大人になってから発達障害がわかった場合には、本人が自ら連絡をとることもあります。

就労関係

就労を考える年齢になってきたら、就労支援機関に相談する。発達障害がある人として働くか、職場にとくに伝えないことにするか、どちらを選ぶかで就労への道すじが異なる。その選択から相談できる。

- 地域障害者職業センター
- 就労支援機関（職業能力開発校など）

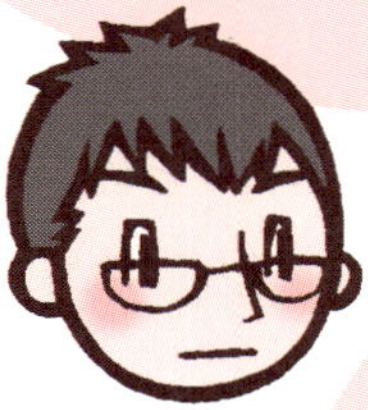

福祉関係

障害者手帳の取得や、各種の社会福祉制度の利用を考えているときには、福祉機関へ。そのほか、子育ての悩みや、健康面の不安などを相談したいときにも、福祉関係の機関が利用できる。

- 役所の福祉担当窓口
- 福祉機関（児童相談所、保健所など）

ネットワークの中心は本人と家族。各機関と積極的に連絡をとり、支援者を増やしていく。機関によって発達障害への対応が異なるため、どの機関が頼りになるか、自分たちで確かめる。

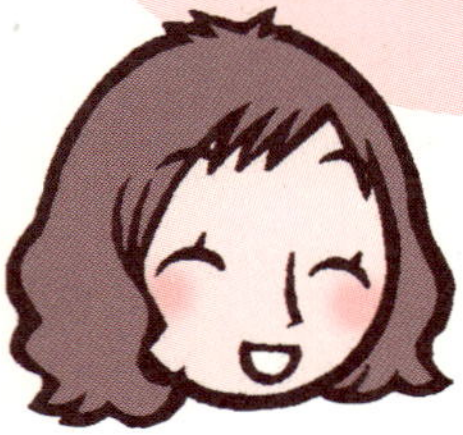

支援関係

発達障害への支援を続けていくなかで、生活面への不安が強くなったときには、支援機関を頼る。発達障害者支援センターは、利用者が多く順番待ちになることが多いが、頼りになる。当事者団体や民間の支援団体に相談するのもよい。

- 発達障害者支援センター
- 当事者団体・支援団体

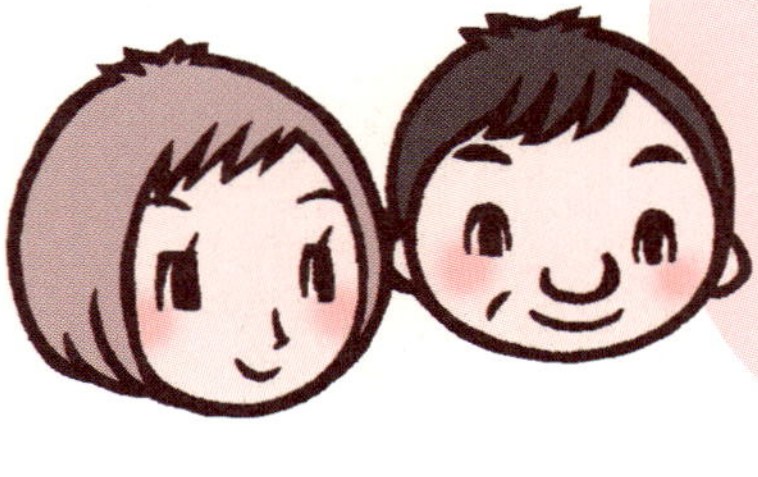

海外では

アメリカでは成人期の支援が定着している

アメリカやイギリスでは、成人期の支援が日本よりも充実しています。海外のとりくみから学べることがたくさんあります。

各国に特色がある

　発達障害は、一定の手術や投薬で対応できるものではありません。さまざまな療育によって支援するべきものです。そのため、各国で対応が異なっています。

アメリカ

　発達障害支援が他国よりも進んでいる。法律が整備され、当事者が支援を受ける権利が保障されていることが大きい。ノースカロライナ州では自閉症スペクトラムの療育プログラム、TEACCH《ティーチ》が実践され、多大な効果を上げている。そのほか、さまざまな先進的支援がおこなわれている。

成人期の支援

ノースカロライナ州では、自閉症スペクトラムの成人が支援を受けながら就業することが継続的におこなわれている。知的障害の程度にあわせて、就業スタイルを変えているのが特徴的

2E 教育

Twice-Exceptional（二重に特別な）教育。発達障害のように、障害となりやすい特性と、才能につながる特性を併存している場合に、困難への支援と才能を伸ばす教育を同時におこなうとりくみ

支援技術

発達障害支援に、パソコンや携帯電話、タブレット型端末などを積極的に活用している。それらの機械で文章を読み上げたり、読みやすい状態で提供するなどの、技術的な支援がおこなわれている

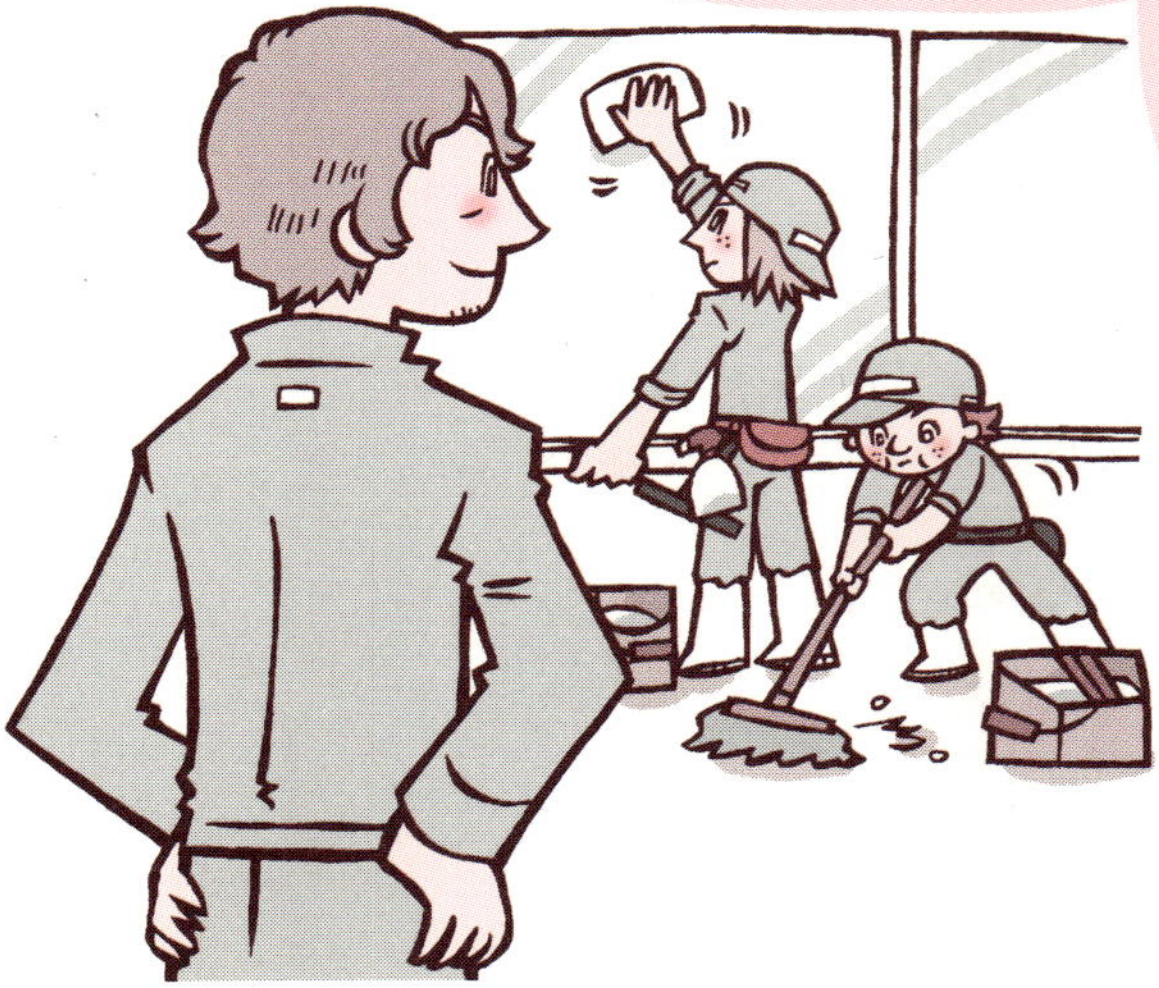

支援者が監督役となり、自閉症スペクトラムの人たちとチームを組んで仕事をする、「エンクレイブ」という働き方が定着している

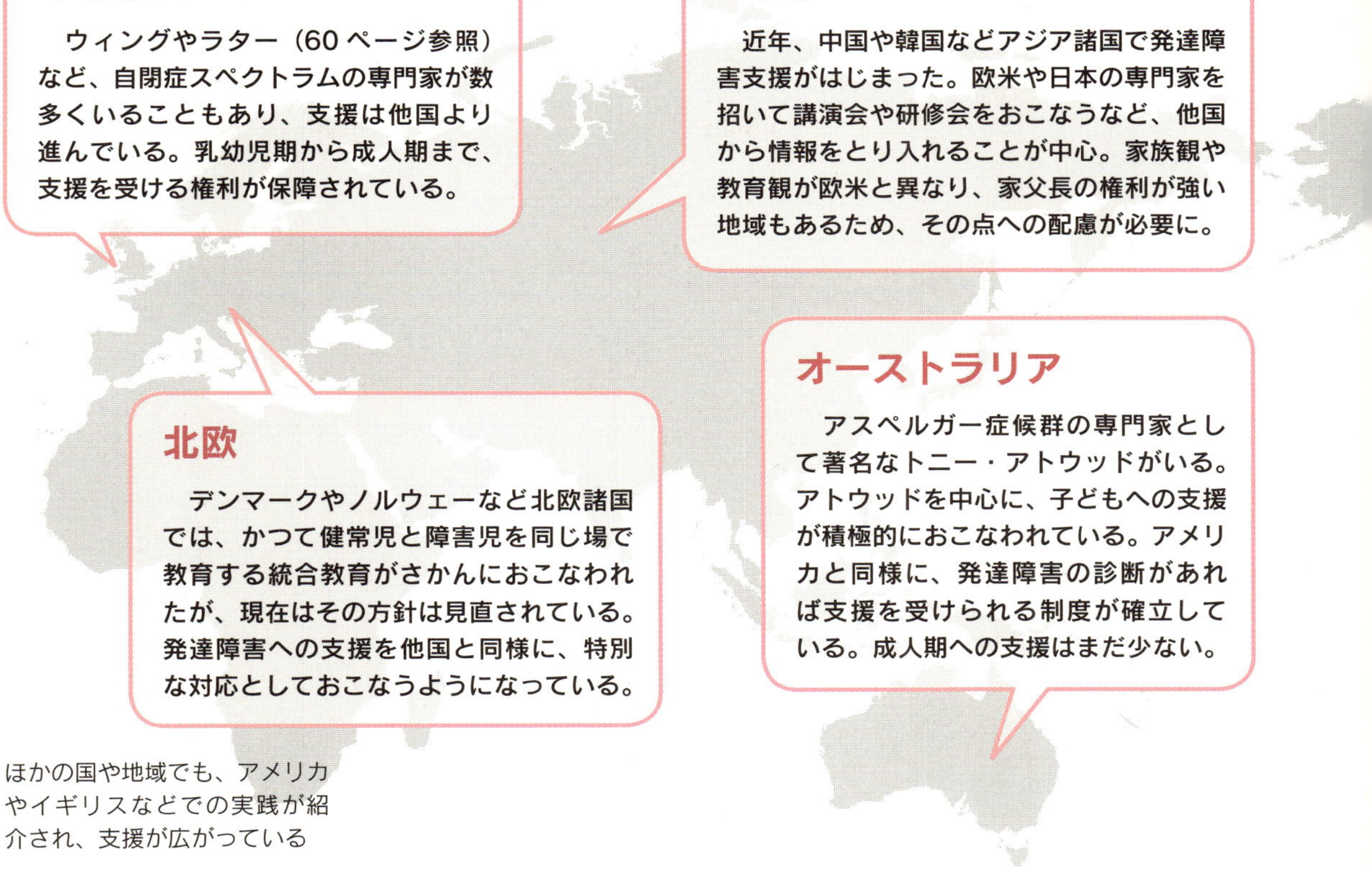

イギリス

ウィングやラター（60ページ参照）など、自閉症スペクトラムの専門家が数多くいることもあり、支援は他国より進んでいる。乳幼児期から成人期まで、支援を受ける権利が保障されている。

アジア

近年、中国や韓国などアジア諸国で発達障害支援がはじまった。欧米や日本の専門家を招いて講演会や研修会をおこなうなど、他国から情報をとり入れることが中心。家族観や教育観が欧米と異なり、家父長の権利が強い地域もあるため、その点への配慮が必要に。

北欧

デンマークやノルウェーなど北欧諸国では、かつて健常児と障害児を同じ場で教育する統合教育がさかんにおこなわれたが、現在はその方針は見直されている。発達障害への支援を他国と同様に、特別な対応としておこなうようになっている。

オーストラリア

アスペルガー症候群の専門家として著名なトニー・アトウッドがいる。アトウッドを中心に、子どもへの支援が積極的におこなわれている。アメリカと同様に、発達障害の診断があれば支援を受けられる制度が確立している。成人期への支援はまだ少ない。

ほかの国や地域でも、アメリカやイギリスなどでの実践が紹介され、支援が広がっている

法律や制度の整備が進んでいる

アメリカやイギリスなど、海外での支援は、日本でおこなわれている支援と、大きな部分は違いません。発達障害の人が生活に適応しやすくなるよう、援助をするというものです。

ただし、海外では日本よりも法整備が進み、発達障害の人が当然の権利として支援を受けることがしやすくなっています。そのため、特性があれば、診断を積極的に求めることが一般的です。

アメリカやイギリスでは成人期の支援が定着

アメリカやイギリスなど、支援が比較的進んでいる国では、成人期の支援が定着しています。

発達障害の人に適する仕事や働き方について、専門家が積極的に情報提供をしており、実際に就業している当事者が大勢います。

トレーニングはSSTからLST、SCITへ

アスペルガー症候群の人の生活適応能力を高めるために、さまざまなトレーニングが開発され、おこなわれてきました。現在はSCITという手法が注目されています。

これまでにもトレーニングはあった

発達障害の人にトレーニングがおこなわれることは、以前からありました。現在は、その手法がよりいっそう増えています。

SST

Social Skills Training、社会技能訓練。社交術や、そのために必要な価値観を学ぶ

トイレットトレーニング

トイレの仕方のトレーニング。主に知的障害のある子の支援策としておこなわれる

ペアレントトレーニング

本人ではなく、親が発達障害の支援について学ぶためのトレーニング

感覚統合訓練

感覚面のかたよりを緩和するトレーニング。触覚や聴覚などの過敏・鈍麻への対策

読み書きのトレーニング

LDの子には、目や手の使い方を個別に指導し、読み書き支援をおこなうことがある

いずれも以前からおこなわれていて、現在もよく実践されている

生活に役立つスキルを重視

アスペルガー症候群の人が、ほかの人とのまじわりを苦手とすることに対して、SSTがおこなわれてきました。しかし、社交術を幅広く学び、柔軟な対応を身につけるこのトレーニングは、アスペルガー症候群の人には難しい場合があります。

そこで近年は、幅広く学ぶことよりも、生活に必要な技能にしぼって、確実に学ぶことをめざすトレーニングが、選択肢として提示されるようになりました。それが、LSTやSCITです。今後は選択肢がさらに増えていくものと考えられます。

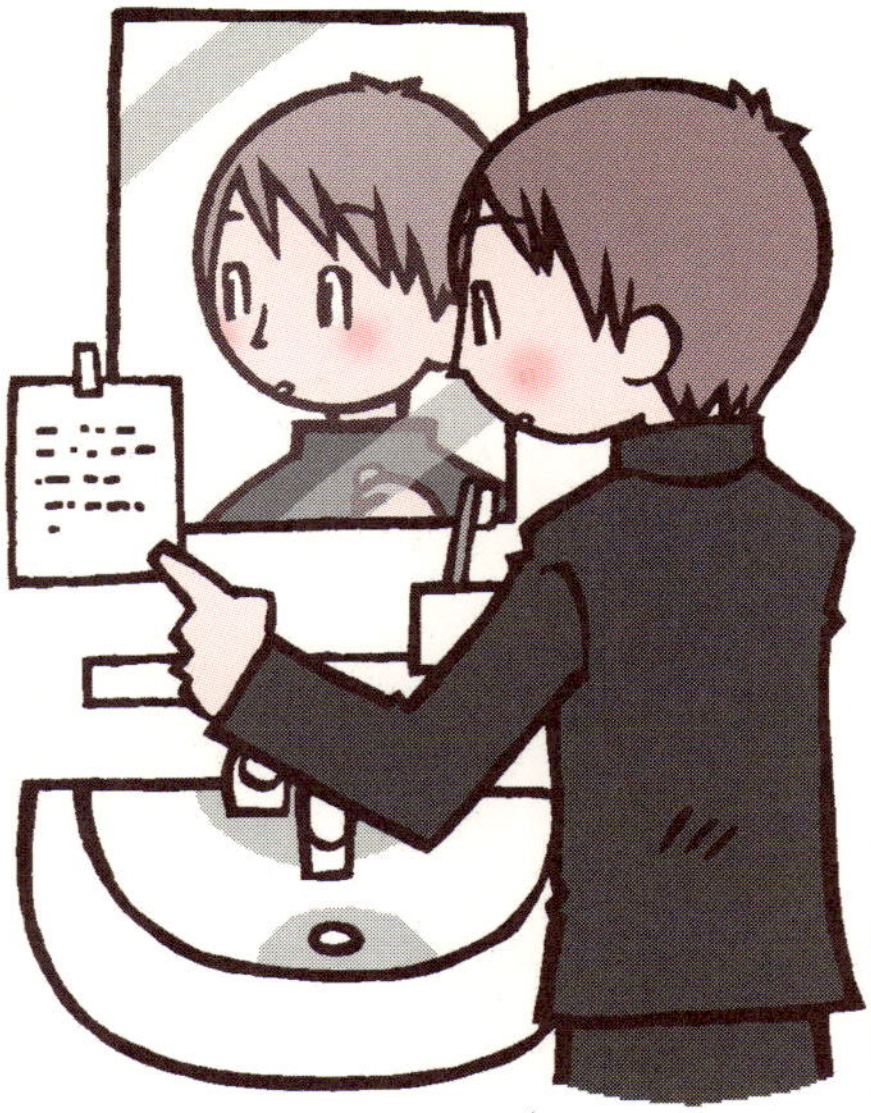

身だしなみを自分でチェックできるようにするなど、生活のための技能を具体的に学ぶ

SCIT《スキット》

Social Cognition & Interaction Training、社会認知と相互交渉のトレーニング。社交術を認知の仕方や交渉の仕方などの具体的な方法として身につける。専門家が、発達障害特性に合わせた学び方になるよう整理しているため、効果が出やすい

LST

Life Skills Training、生活技能訓練。生活術や社交術を技能として学ぶ。社交に対する考え方を柔軟に身につけることはめざさない。社会性を理解することが苦手な自閉症スペクトラムの人には、SSTより適しているといわれる

手法が増えることで選択肢が増え、トレーニングの概念が広がってきた

Point

まったく新しいことではない

新たに注目されているトレーニングはいずれも、これまでにまったくなかったものではない。既存のトレーニングと重なる部分もある。

ビジョントレーニング

視覚機能のかたよりをくわしく調べ、その調整に必要なトレーニングをおこなう。海外ではオプトメトリスト（検眼士）という資格をもつ人が担当。日本でも眼科医や視覚機能の研究者が実践しはじめている

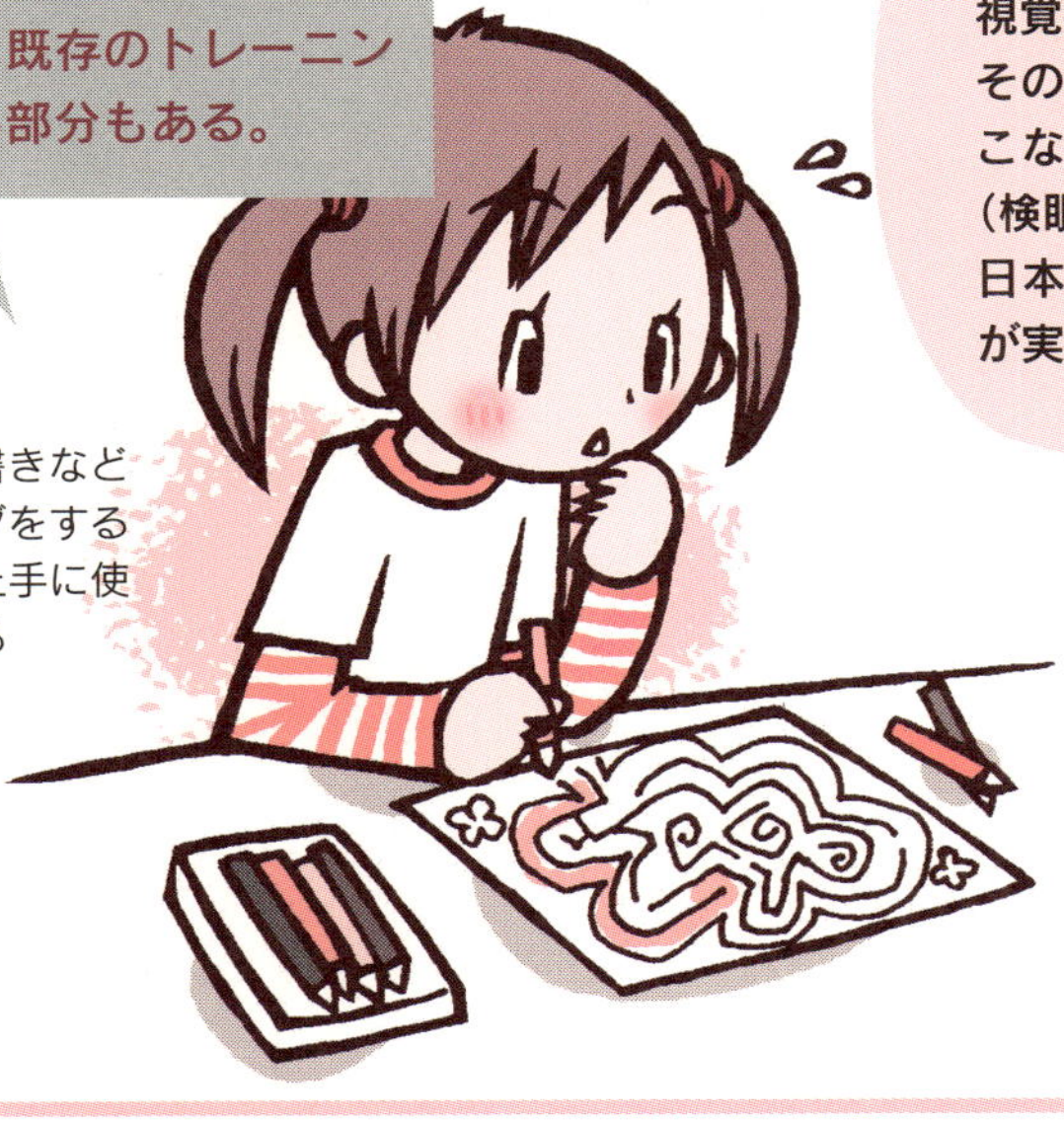

迷路のなぞり書きなどのトレーニングをすることで、目を上手に使えるようになる

生活術の習得につながるプログラムがほかにもある。RDI（167ページ参照）などは、トレーニングという名称ではないが、支援法として役立つ

オキシトシン投与など、薬物療法のこれから

直接的な薬物療法はおこなわれていない

アスペルガー症候群の特性に対して、薬物療法がおこなわれることは、原則としてありません。

特性の背景には、脳機能のかたよりがあります。そのバランスを薬によって整えることは、診療技術として確立していません。日本でも海外でも同様です。

アスペルガー症候群の人に薬物療法がおこなわれるのは、二次的な症状が起きている場合です。二次的に心身の不調が出ている場合、その点には薬が作用するため、薬物療法が適応となります。

日本でも海外でもまだ研究段階

アスペルガー症候群と同じ発達障害のうち、ＡＤ／ＨＤには以前から、脳機能を調節する薬が使われています。アスペルガー症候群にも同様の治療がおこなわれるようになる可能性はあります。

近年は、セロトニンやドーパミンなどの脳内物質と、自閉症スペクトラムとの関連性を調べる研究が進んでいます。日本も海外もまだ研究段階ではありますが、今後に期待がかかります。

オキシトシン投与の報告について

薬物療法について、個別の研究例が報告されることがあります。

二〇一〇年に、オキシトシンというホルモンの投与が、自閉症スペクトラムの社会性向上につながったという報告がありました。有効性の検証が待たれています。

自閉症スペクトラムへの薬物投与については、過去にテトラヒドロビオプテリンやセクレチンなど、一度は効果が報告されながら、検証によって、有効性が明確にならなかった薬もあります。効果の検証を待ち、慎重に対応するための時間が必要です。

2

「自閉症スペクトラム」として考える

知的障害を伴う自閉症と高機能自閉症、アスペルガー症候群は、
これまで、ある程度区別されてきました。
いずれも、同じ三つ組の特性をもつ仲間ですが、
養育や診療、研究の都合上、区分けをしていたのです。
ところが、その区別が近い将来に、なくなろうとしています。
本来、同じ特徴をもち、必要な支援も基本的には同様ですから、
「自閉症スペクトラム」として考えることになるのです。

自閉症は「自ら閉じる症状」ではない

自閉症という診断名は、一九四〇年代に名付けられたものです。現在ではこの障害の特徴を、「自閉」という言葉だけでは説明できないことがわかってきています。

自閉症

他者との相互交流に困難を抱えやすい発達障害です。主に3つの特徴があります。その3種はウィングが1996年に提唱し、現在では国際的な診断基準にも採用されています。

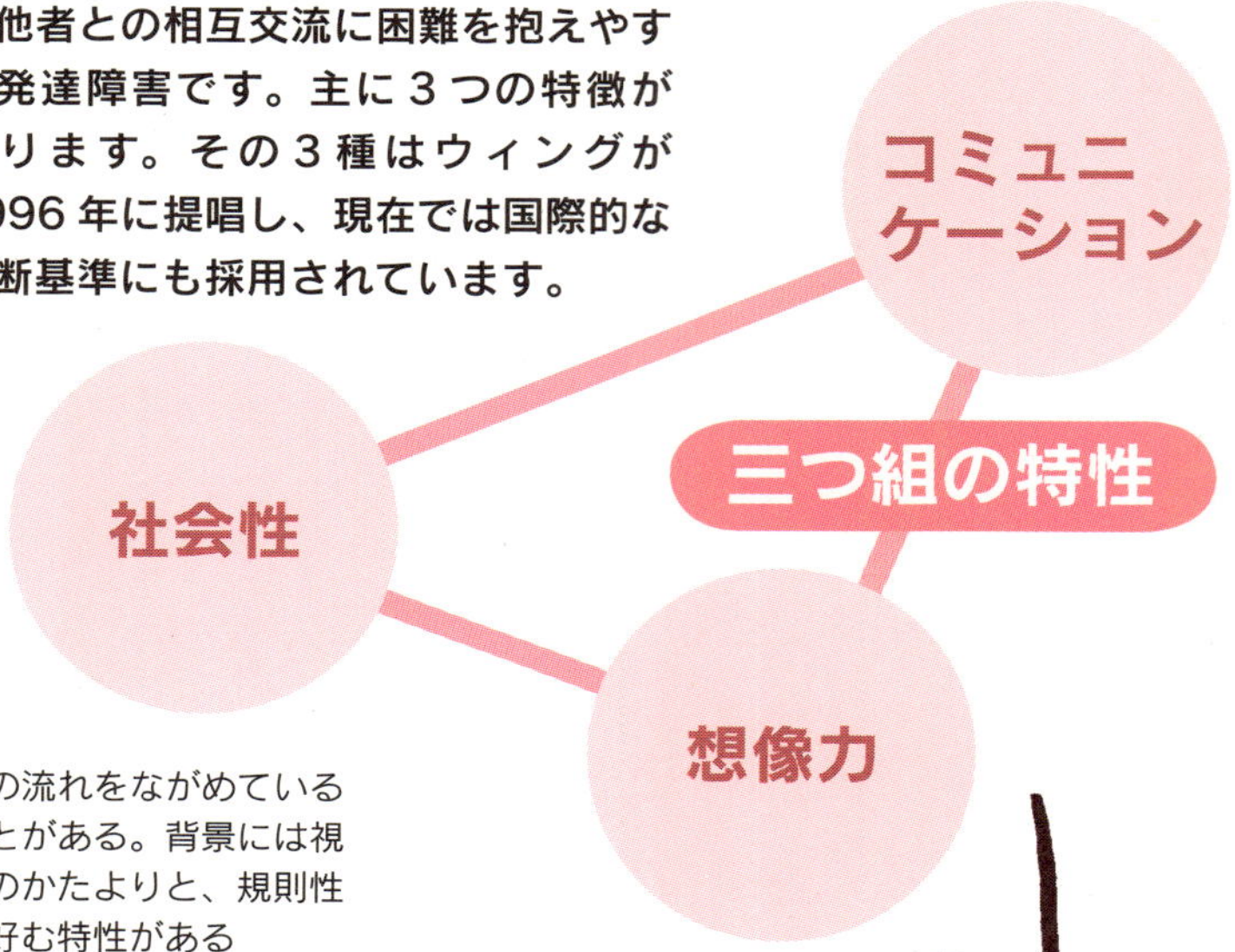

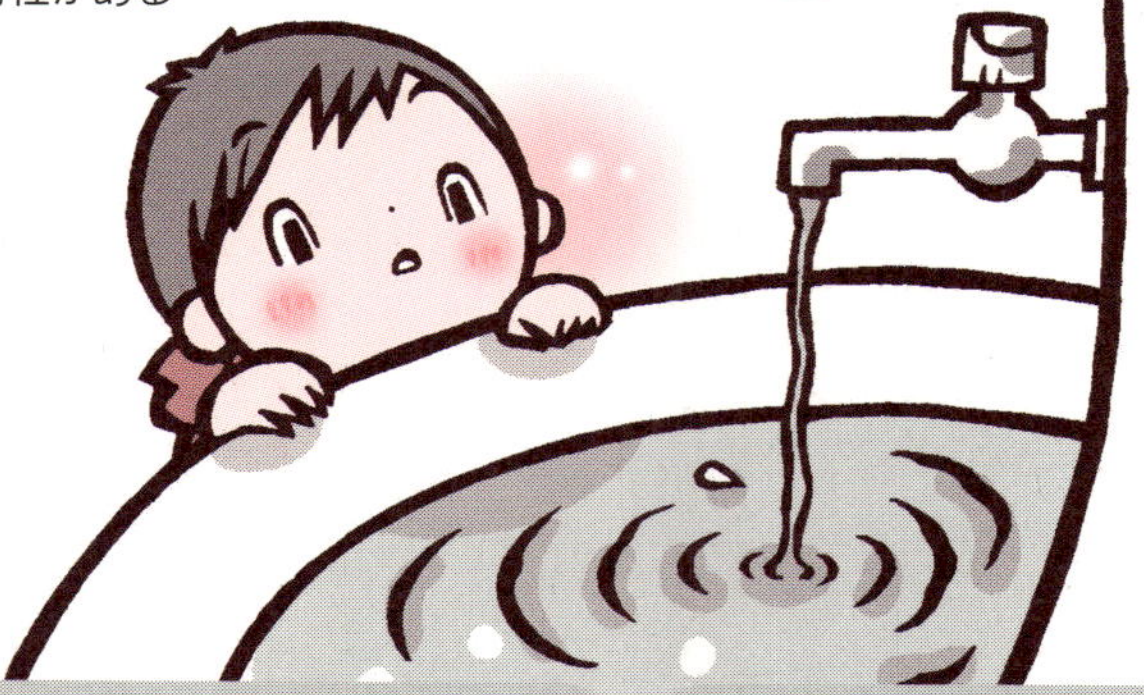

水の流れをながめていることがある。背景には視覚のかたよりと、規則性を好む特性がある

知的能力

知的能力について診断基準はない。一般に、IQ70以上は高機能自閉症、70未満は知的障害を伴う自閉症と呼ばれる。

感覚面や運動面で、極端に鋭いことや鈍いことがある。それを自分で説明できない子は、こだわりやわがままだと思われがち。

※三つ組の特性については62～67ページ参照

最初にカナーが「自閉」と表現した

自閉症という状態がはじめて発見されたのは、一九四三年。アメリカの児童精神科医カナーが、人よりものに興味を示す子をみて、「自閉的孤立」の状態にあると考え、論文を発表しました。

その論文をきっかけに、研究が進められ、やがて「自閉症」の診断基準がつくられました。

「自閉」する心の病気ではない

「自閉」という言葉は、三つ組の特性のうち、とくに社会性の乏しさを表現しています。自閉症の人は脳機能にかたよりがあり、人間関係を築くことが難しいのです。

確かに「自閉」的な言動がみられます。しかし、必ずしも本人の意思で「自ら閉じこもっている」わけではありません。自閉症は、心の病気ではないのです。

心の病気ではなく発達障害

「自閉」はもともと、心の病気の症状のひとつでした。ですから誤解を受けやすいのですが、自閉症は心の病気ではなく、発達障害だと理解してください。

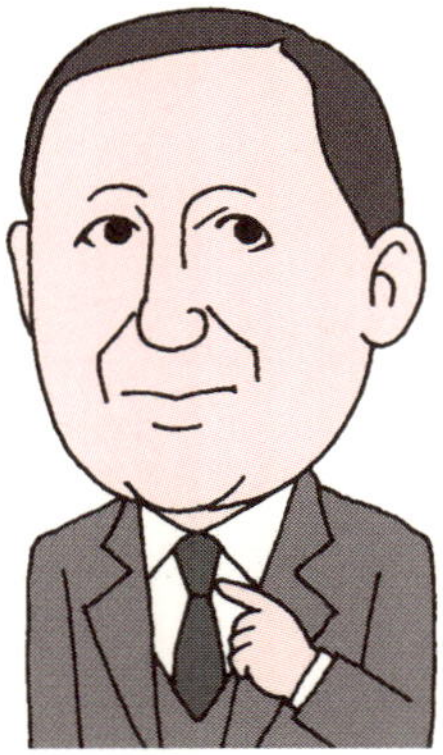

アメリカの児童精神科医
レオ・カナー

カナーが発見

1943年にカナーが子どもの「自閉的孤立」を論文で発表。コミュニケーションに興味を示さないことを、統合失調症の一症状であった「自閉症」という言葉を用いてまとめた。

正しい理解

発達障害

先天的な脳機能のかたよりとして理解する。本人の意思に関係なく、社会性の乏しさがあるために、ほかの人との相互交流が難しい。ほかの人と関わりたくないというわけではない。

誤解

閉じこもる病気

自分の意思で、自分の殻に閉じこもる心の病気として考えるのは誤解。また、本人が社会性を求めていないのだと決めつけるのも誤り。文字からイメージされることと事実は違う。

知能と言葉の遅れのない自閉症

自閉症の人のうち、言葉の発達の遅れが少ない人が、アスペルガー症候群と診断されます。多くの場合、知的能力の遅れもありません。

アスペルガー症候群

自閉症のなかの一群です。自閉症と同様に三つ組の特性がありますが、そのうちコミュニケーションの特性が自閉症の人とは異なります。

言葉の発達

言葉をよく覚え、会話をすることができる。ただし、言葉の使い方が独特。話し相手や場面にそぐわない言葉を選ぶ傾向がある。

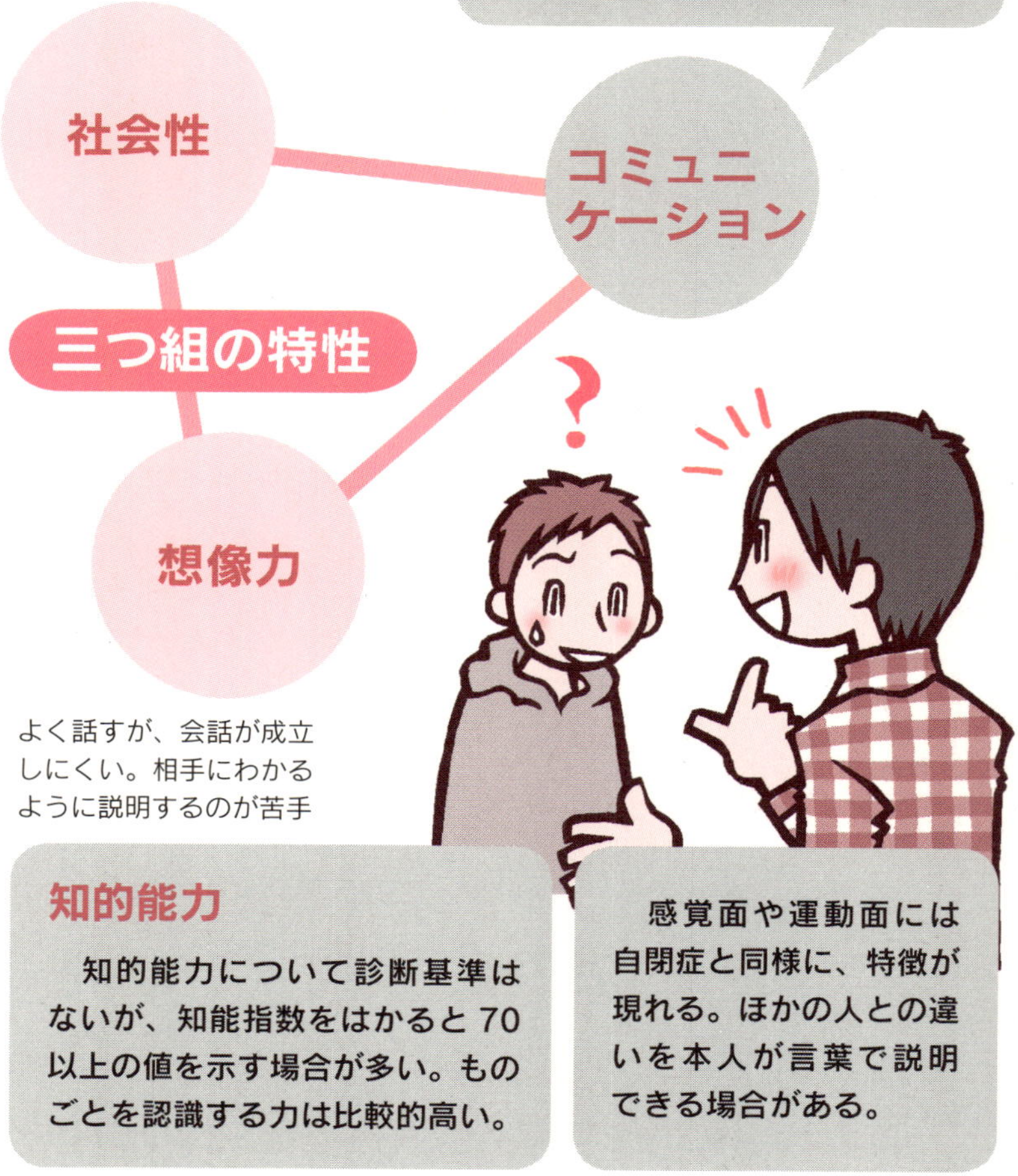
社会性
コミュニケーション
三つ組の特性
想像力

よく話すが、会話が成立しにくい。相手にわかるように説明するのが苦手

知的能力

知的能力について診断基準はないが、知能指数をはかると70以上の値を示す場合が多い。ものごとを認識する力は比較的高い。

感覚面や運動面には自閉症と同様に、特徴が現れる。ほかの人との違いを本人が言葉で説明できる場合がある。

アスペルガーとは誰なのか

アスペルガー症候群の「アスペルガー」とは、人の名前です。オーストリアの小児科医で、彼の論文をもとに、アスペルガー症候群という診断名がつくられました。

アスペルガーが発見

1944年にアスペルガーが、子どもの「自閉性精神病質」を論文で発表。現在の高機能自閉症のような特徴をまとめた。当時は自閉症も高機能自閉症も、診断名として確立しておらず、論文が多くの注目を集めることはなかった。

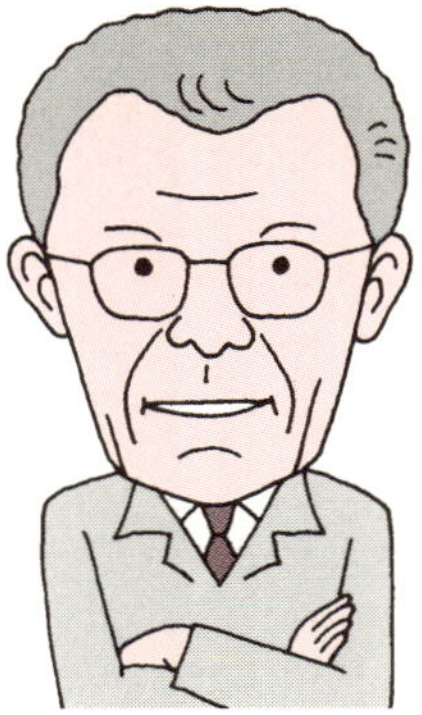

オーストリアの小児科医
ハンス・アスペルガー

ウィングが再発見

1981年にウィングが、アスペルガーの考え方を英語で解説。当時、自閉症はすでに知られていたが、コミュニケーションの障害を含むと考えられていた。ウィングは自閉症を連続体ととらえ、アスペルガーの事例も連続体に含まれるとした。

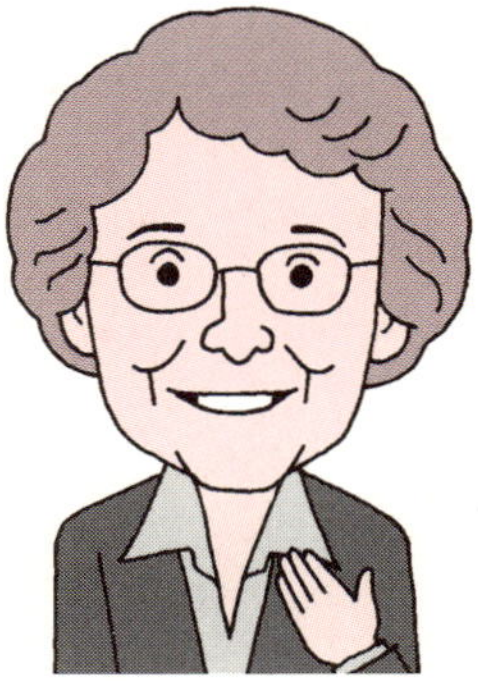

イギリスの児童精神科医
ローナ・ウィング

「症候群」に

ウィングの発表を機に研究が進み、コミュニケーションの障害が軽い子も、自閉症の一群だと認識された。アスペルガーの事例は言葉の使い方にある種の才能をもつ子だったため、そのような特徴をもつ一群が「アスペルガー症候群」と呼ばれた。

自閉症スペクトラムのなかの一群

アスペルガー症候群は、自閉症の大きな連続体である「自閉症スペクトラム」に含まれる一群です。自閉症の一種だといってもよいでしょう。

典型的な自閉症とは、言葉の使い方に違いがみられます。その特徴を最初に明らかにしたのがアスペルガーという小児科医だったため、アスペルガー症候群と名付けられています。

言葉の使い方が独特になる

言葉の記憶や理解はよくできますが、そうして身につけた言葉を適切に使うことが、上手にできません。コミュニケーションがとれているようにみえて、会話がすれ違うという特徴がみられます。

知的能力の発達度に応じてつく診断名

自閉症と知的障害は併存しやすいのですが、アスペルガー症候群の場合、知的障害を伴うことはほとんどありません。知的障害は、知能検査によって診断されます。

自閉症スペクトラムと重複する

三つ組の特徴をもつ典型的な自閉症の子のなかには、さまざまな程度に知的障害を重複している子がいます。

いっぽう、言葉の発達に遅れのないアスペルガー症候群の子は、必然的に知能指数が高くなり、大多数は知的障害を伴いません。

基本的に、知能検査によってはかった知能指数は変化しません。ただし、診察を続けるなかで、自閉症からアスペルガー症候群へと診断が変わることもあります。

自閉症スペクトラムを理解するためには、知的障害のこともよく理解しておく必要があります。

知的障害

各種の知能検査によって、知能指数（IQ）が70未満を示したときにつく診断名。知的能力の発達の遅れを意味するが、詳細は数値だけではわからない。

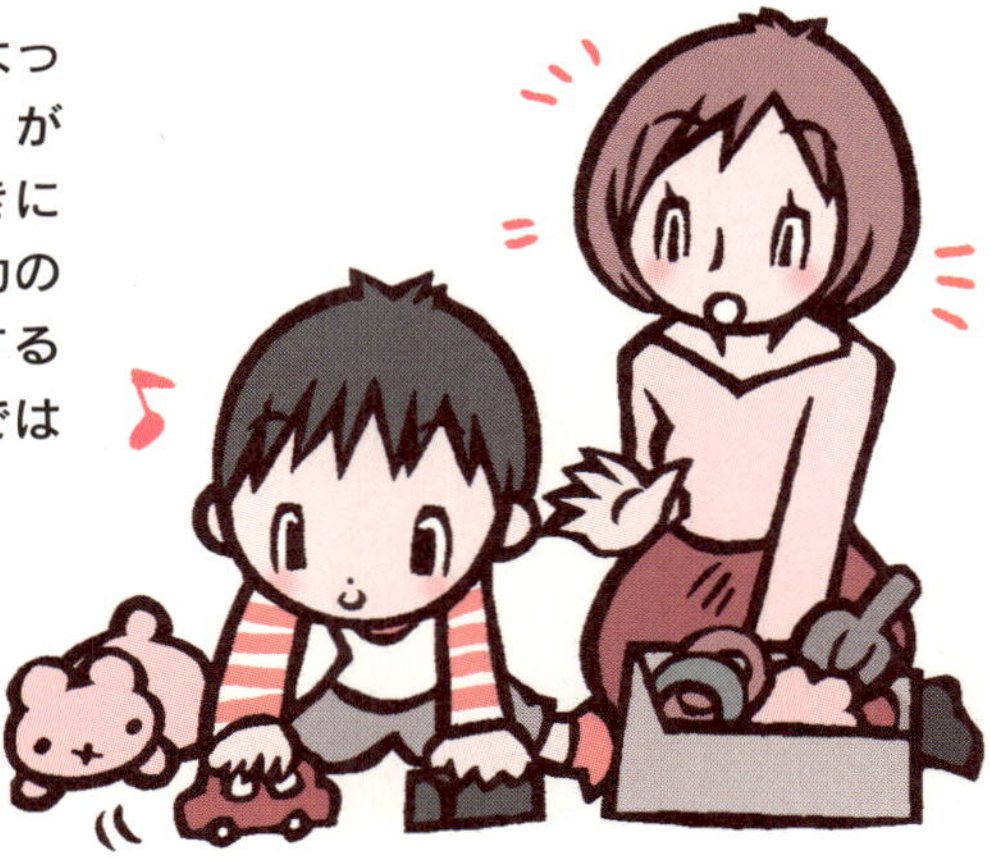

2～3歳になっても親の呼びかけに応えないなど、認知能力の発達の遅れがみられる

知的能力

ものごとを認知・理解する力。知能検査によって総合的に調べ、知能指数で示すことが一般的。ほかにもさまざまな調べ方がある。

幼児期から遅れがみられること、知的発達の遅れが生活への不適応を生じていることも、診断基準に含まれる。

高機能自閉症

自閉症の特性があり、知的能力が比較的高い場合、高機能自閉症と呼ばれる。アスペルガー症候群と同様の特徴をもつが、高機能自閉症には言葉の発達に遅れがあるケースも含まれる

知能指数（IQ）

知的能力を示す数値の代表的なもの。ウェクスラー式知能検査、田中ビネー式知能検査などで調べることができる。全体的なIQと、言語や動作、記憶など特定領域のIQがあり、知的障害の診断は全体的なIQによっておこなわれる。IQはIntelligence Quotient（知能指数）の略。

知能指数が基準に

知的障害の診断基準の中心は、知能指数です。ただし、知能指数だけでなく、生活している様子をよくみることが大切です。

100

IQ85以上は「平均的な知能」

IQ70以上の自閉症は「高機能自閉症」

IQ70～84は「境界知能」

70

IQ70未満が「知的障害」

IQ70未満の自閉症は「知的障害を伴う自閉症」

40

Point

IQは変動する場合も

検査をする大人と子どもの状態によって、IQは変動する場合もある。また、ウェクスラー式は田中ビネー式よりも数値が低くなる傾向がある。

自閉症のほかにAD／HDやLDがある

自閉症は発達障害の一群です。発達障害のなかに自閉症スペクトラムが含まれ、そのなかにアスペルガー症候群が含まれています。

発達障害

脳機能の不均衡によって、生活上の困難が生じやすくなっている状態。困難が発達の遅れとしてみられることがあり、発達障害と呼ばれている。

自閉症スペクトラム

三つ組の特性があり、他者との相互交流に苦手さを抱えやすい。自閉症、高機能自閉症、アスペルガー症候群が含まれる。広汎性発達障害とほぼ同義語として使われている

LD

Learning Disorders。学習障害。読み書きや計算など、学習面で困難が生じやすい。特定の教科が極端に苦手となって悩む

AD/HD

Attention-Deficit / Hyperactivity Disorder。注意欠陥／多動性障害。不注意・多動性・衝動性の３つの特性がある。落ち着きのなさに悩む

ほかに、動作が不器用になる発達性協調運動障害や、感覚面の障害がある。いずれも重複しやすい。

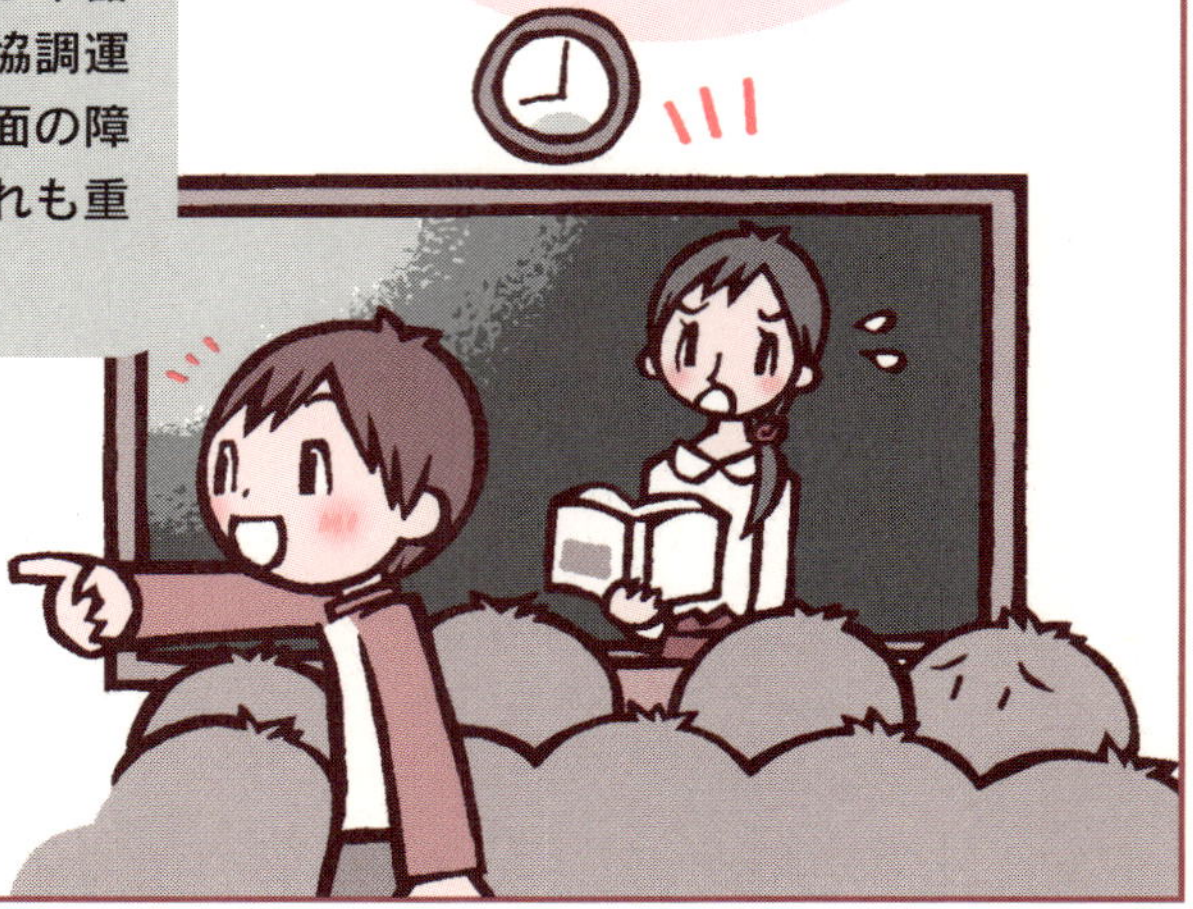

AD/HDの子は授業中に立ち歩くなど、多動性が目立つ

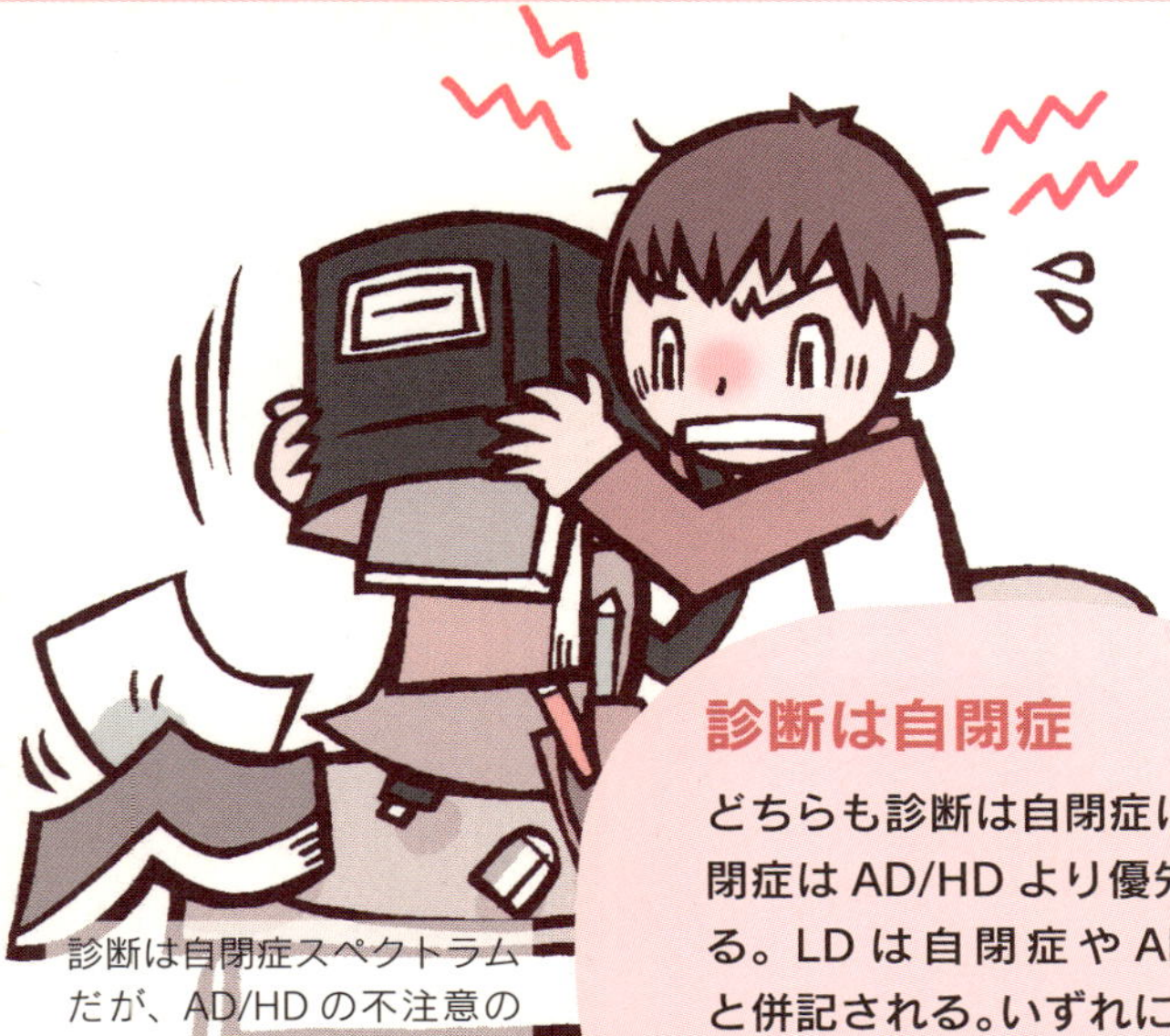

診断は自閉症スペクトラムだが、AD/HDの不注意の特性があり、忘れ物をしやすいという子もいる

診断では自閉症が優先される

自閉症の社会性の乏しさは、生活上重要なポイントになるため、発達障害が重複した場合、自閉症が優先的に診断されることになっています。

診断は自閉症

どちらも診断は自閉症に。自閉症はAD/HDより優先される。LDは自閉症やAD/HDと併記される。いずれにせよ、自閉症の基準を満たす場合、診断の中心は自閉症となる

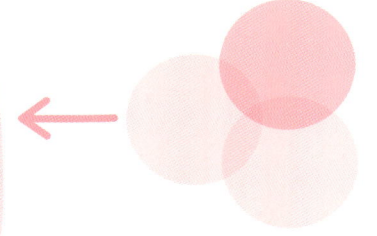

自閉症の診断基準にのみ当てはまる

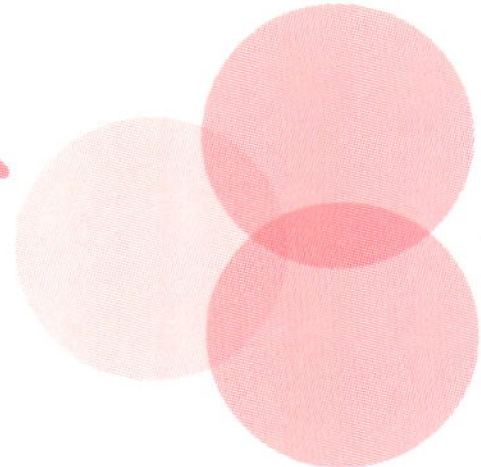

自閉症とAD/HDの両方が当てはまる

Point

診断名にとらわれない

診断はあくまでも目安。検査結果が変わったり、子どもが成長すると診断名が変わることがある。名称にとらわれず、特性をみて対応する。

発達障害はひとつながりのもの

発達障害には主に三つの診断名がありますが、それらはひとつながりの連続体を形作っています。

自閉症とほかの発達障害には明確な境界線はなく、多くの場合、さまざまな程度に重複します。

診断名は医学的な対応のための、ひとつの目安にすぎません。実際には、発達障害全体への理解が必要だと考えてください。

AD／HD、LDを知っておく

アスペルガー症候群と診断された場合、AD／HDやLDの特性を重複していることがあります。

診断時にははっきりと示されていなくても、今後の診察のなかでわかっていく場合があります。

AD／HDとLDの特性を理解し、当てはまることがあれば、その点にも支援を求めましょう。

ひと目でわかる！

自閉症スペクトラムの相関図

広汎性発達障害

Pervasive Developmental Disorders、略称 PDD。自閉症スペクトラムの総称として使われている。自閉症ではさまざまな領域に発達の遅れがみられることから、広い範囲の発達障害という名称になっている。

高機能自閉症

IQ70 以上の自閉症をさすことが多い。アスペルガー症候群とほぼ重複し、対応は同様となる。DSM には記載なし

アスペルガー症候群

Asperger's Disorder。アスペルガー障害ともいう。言葉の発達の遅れを伴わない自閉症。高機能自閉症とほぼ重複し、対応は同様となる

特定不能の広汎性発達障害

PDD Not Otherwise Specified、略称 PDDNOS。サブグループの診断基準をいずれも満たさない場合に診断される

2011 年現在、DSM-Ⅳでは自閉症スペクトラムを広汎性発達障害としている。その下のサブグループに、アスペルガー症候群や自閉症が含まれている。研究の都合上、サブグループを明確に区分けしていることが特徴。

症例数は少ないが、小児期崩壊性障害とレット障害という 2 つの障害も広汎性発達障害に含まれる

知的障害を伴う自閉症

Autistic Disorder。自閉性障害ともいう。IQ70 未満の自閉症

高　知的能力　低

※小児期崩壊性障害とレット障害は、正常な発達のあとに技能の喪失が起こる障害。
手の技能、対人関係、言語発達などの領域に喪失がみられる

サブグループがなくなる

自閉症スペクトラムは、大きな連続体としてとらえると、理解しやすくなります。

アメリカ精神医学会の診断基準が近々、改訂される予定ですが、そこでも自閉症スペクトラムをひとまとまりの連続体としてとらえなおすことになっています。

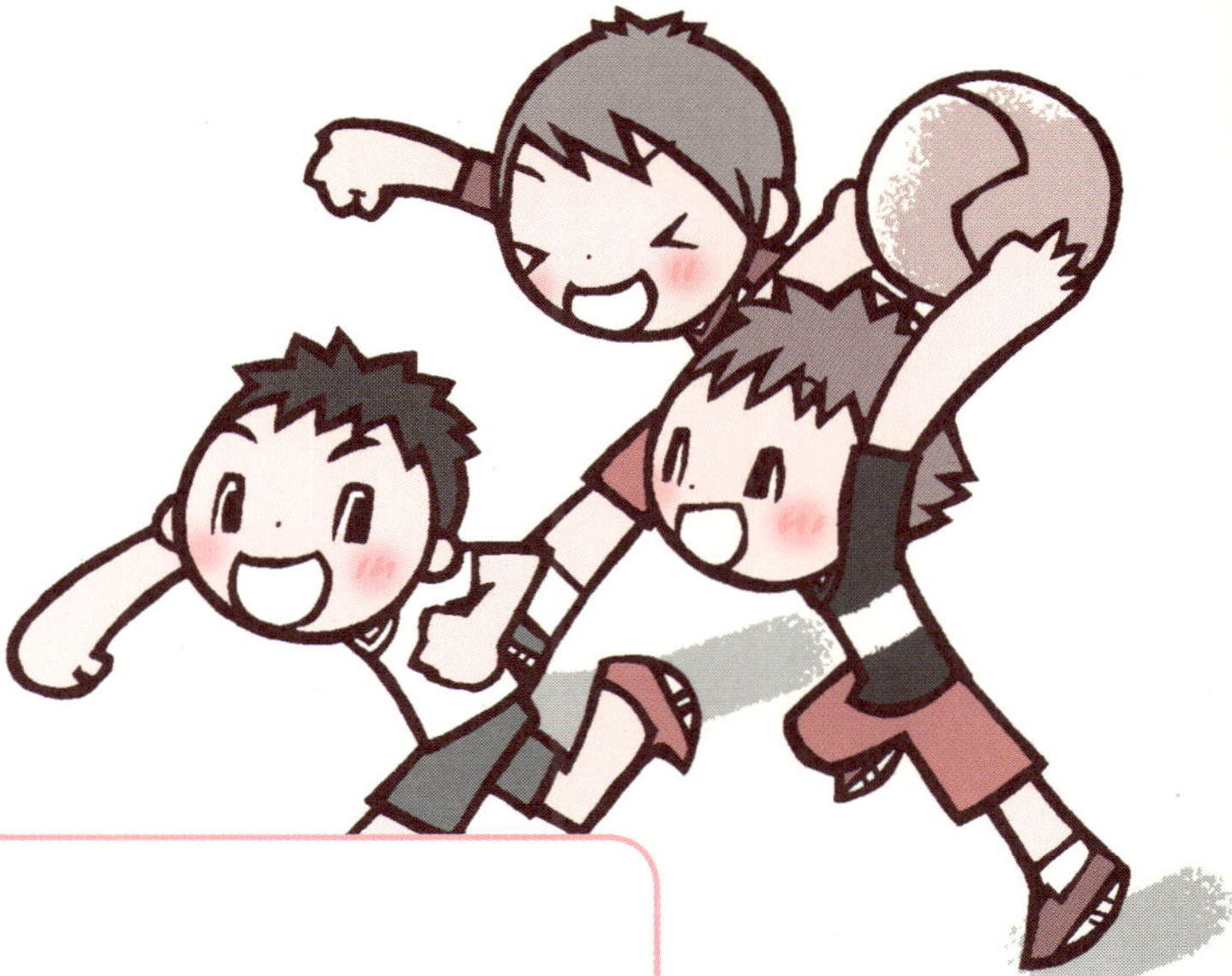

現在も、子どもが遊んだり、勉強をしたりするときに、診断名だけで対応を明確に分けてはいない

自閉症スペクトラム障害

Autism Spectrum Disorder。自閉症がスペクトラム（連続体）であることを診断名で示している。その名称のとおり、自閉症スペクトラムの仲間すべてをひとつの診断名のなかに含む。知的能力や言葉の発達など、特性の詳細については、個別に把握することになる。

診断基準が改訂され、DSM-Vになると、自閉症スペクトラム障害というひとつの診断名に統一される予定になっている。サブグループはなく、全体を大きな連続体としてとらえているのが特徴。

知的能力の発達

知能指数に応じて診断名が分かれることもなくなる。知的能力に応じて、対応をおこなう

言葉の発達

言葉の使い方に困難があれば、その対応をおこなう。アスペルガー症候群と診断されることはなくなる

三つ組の特性

診断基準には三つ組の特性が明記される予定。今後は、三つ組の特性をもつことがひとつの基準で、それ以外の特徴は個別のものとされる

2011年9月現在、DSM-Vはまだ正式に利用されはじめてはいない。改訂後の内容が予定として示されているが、今後変更となる可能性がある。

親のしつけが悪かったわけではない

自閉症スペクトラムは、先天性のものです。親のしつけが悪くて引き起こされるものではありません。誰の責任でもないのです。

原因の詳細はわかっていない

自閉症スペクトラムは、複雑な背景によって生じています。親のしつけのせい、子どもの性格のせいなどという単純な原因によって起きることではありません。

おおもとには遺伝子の異常があるといわれていますが、その詳細はまだわかっていません。

先天的な要因によって、さまざまな機能的変化が生じます。その結果、行動特性が現れるのだと考えられています。

こうしたメカニズムがわかるにつれ、自閉症スペクトラムへの理解が深まり、親への支援もおこなわれるようになってきました。

子育てとは無関係

精神科医マイケル・ラターが1970年代に家族関係をくわしく調査・分析し、自閉症スペクトラムの子は母親の子育ての仕方と無関係にいることを証明しました。

かつては

1960年代には、アメリカの精神分析学者ブルーノ・ベッテルハイムが自閉症は親子関係のくずれによって起きる、後天的な障害だと提唱していた

いまは

1970年代のラターの発表以来、先天性の脳機能不全によって生じると考えられるように。親のしつけが原因ではないとわかり、多くの親が救われた

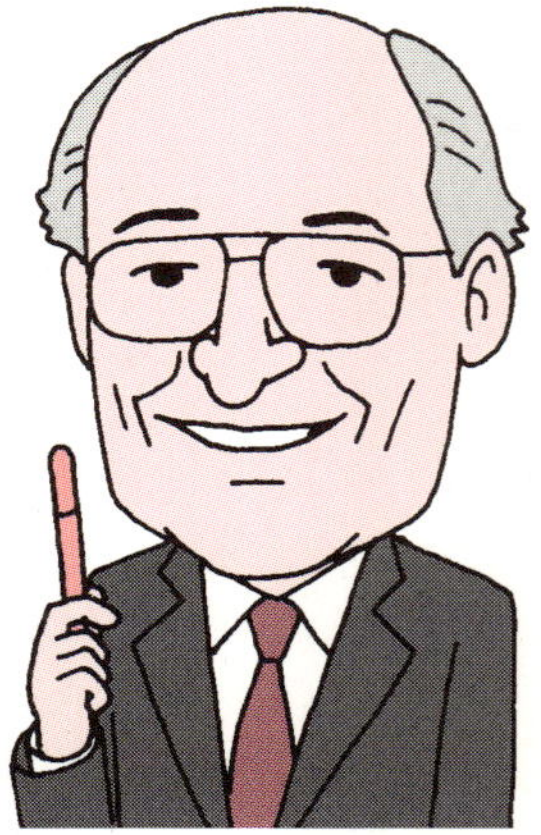

イギリスの精神科医
マイケル・ラター

自閉症スペクトラム発現のしくみ

先天的な要因によって脳機能の不均衡が生じ、認知や感覚などにかたよりが出ることで、独特の行動特性が現れます。そのメカニズム全体に、生活環境が関わると考えられています。

言動などのかたより

表面的には、風変わりな言動として現れる。言動自体に問題はなく、それらの言動が生活上の困難を引き起こしたとき、はじめて発達障害と診断される。

認知などのかたより

独特の言動は、目にみえないものごとを理解することや、人の気持ちを察することの苦手さによって生じている。認知のかたよりがある。

心の理論の障害？

他者の視点でものごとを考える「心の理論」が身につきにくいともいわれる。そのため相互交流が苦手なのだと考えられている

実行機能の障害？

日常生活の活動をコントロールする「実行機能」に障害が起きやすいといわれる。計画的な行動や気持ちの切り替えが苦手となる

脳機能などのかたより

認知のかたよりは、脳機能の不均衡によって生じている。脳機能のかたよりが自閉症スペクトラムの中心的な原因だと考えられる。

ホルモンバランスの障害？

オキシトシンというホルモンの働きが低下しているという報告がある。性別に関連するホルモンの働きとの関連が研究されている

脳機能の障害？

扁桃体や前頭前野、小脳など脳の各部位の機能障害だとする説がある。また、セロトニンやドーパミンなど脳内物質の働きの乱れも指摘されている

おおもとの原因

脳機能の不均衡は、先天的要因によって生じている。複数の遺伝子が関与するともいわれるが、生活環境も関わるため、遺伝だけの問題ではない。

おおもとの原因は先天的要素にあることがわかってきている。それによって引き起こされる機能的な問題については、さまざまな仮説が出されている

不自然な「コミュニケーション」

自閉症スペクトラムには三つ組の特性がありますが、そのうちコミュニケーションの特性は、アスペルガー症候群の人の場合、独特の現れ方をします。

よくしゃべるが会話がすれ違う

典型的な自閉症の人は、言葉を覚えることを苦手とする場合が多く、コミュニケーションの方法が限定されがちです。それがコミュニケーションの特性となります。

いっぽう、アスペルガー症候群の人は言葉を覚えることが得意です。問題は、覚えた言葉を適切に使うことの苦手さ。難しい言葉を知っていて、意味も理解しているのに、それをふさわしい場面で使うことがなかなかできません。

また、表情やしぐさなど、言葉以外を使っておこなうコミュニケーションは、理解することも使用することも苦手とします。

コミュニケーションとは

言葉を使って対話することをコミュニケーションだと考えがちですが、コミュニケーションには非言語的なやりとりもあります。意思を伝え合うためのやりとりすべてをコミュニケーションだと考えてください。

非言語的なやりとり

視線や表情、しぐさ、口調、態度などを使って、言葉を出さずに意思を表現することができる。ノンバーバル・コミュニケーションという。

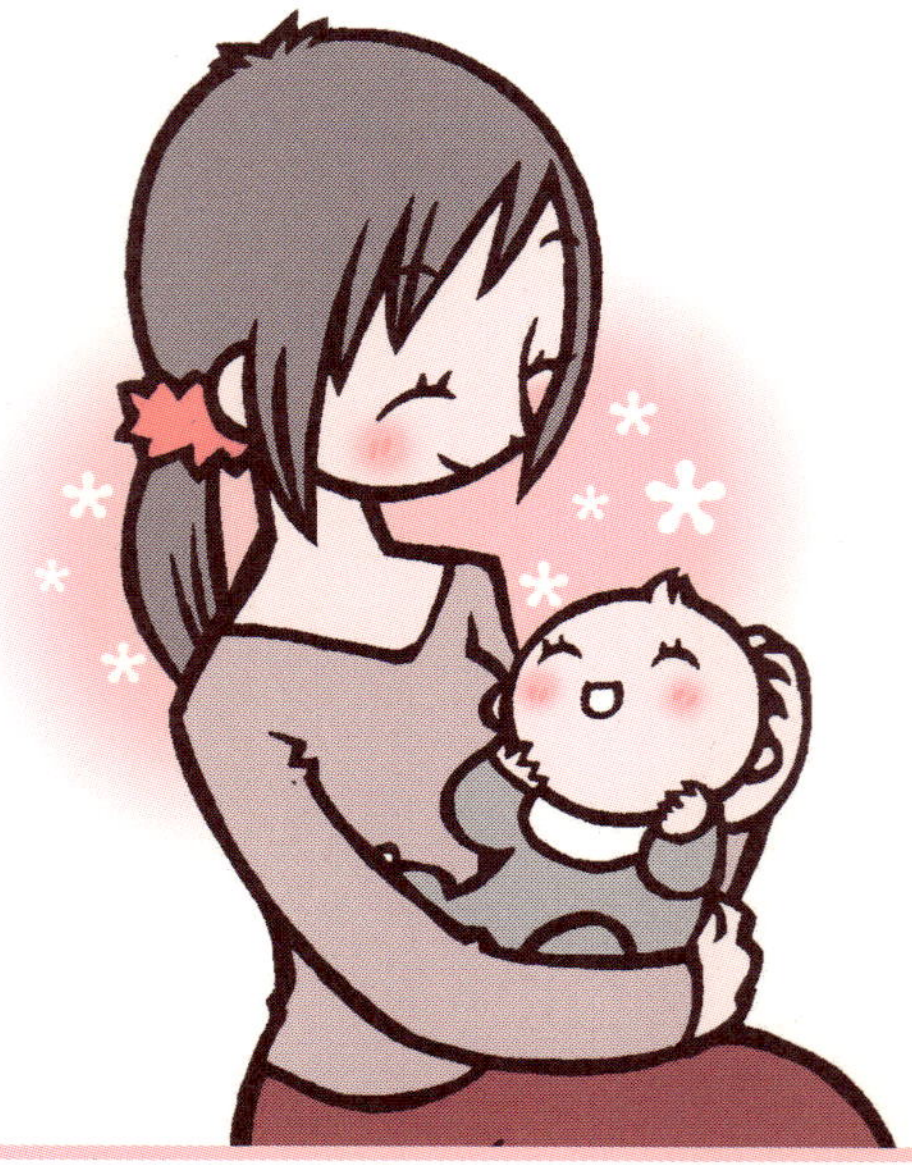

赤ちゃんは言葉が話せないが、泣いたり、母親をみつめたりすることでコミュニケーションをとっている

言語的なやりとり

話し言葉や書き文字で言語を示し、具体的に意思を表現することをバーバル・コミュニケーションという。コミュニケーションのすべてではない。

アスペルガー症候群の人は

　言語的なやりとりも、非言語的なやりとりも苦手です。また、自分から発信するときも相手の意図を読みとるときも、ずれが生じがちです。コミュニケーション全般に不自然さが現れます。

相手の発言を待ったり、意見を聞いたりせず、自分の言いたいことだけを話しがち

ひとり言が多い。ふいにひと言話すのではなく、自分の考えを延々と語り続ける

立場の違いが理解しづらい。帰宅時に「お帰り」と言う、敬語が使えないなど

話し相手が時間を気にして時計をみたり、退屈そうにしていたりしても、気にせず会話を続けてしまう

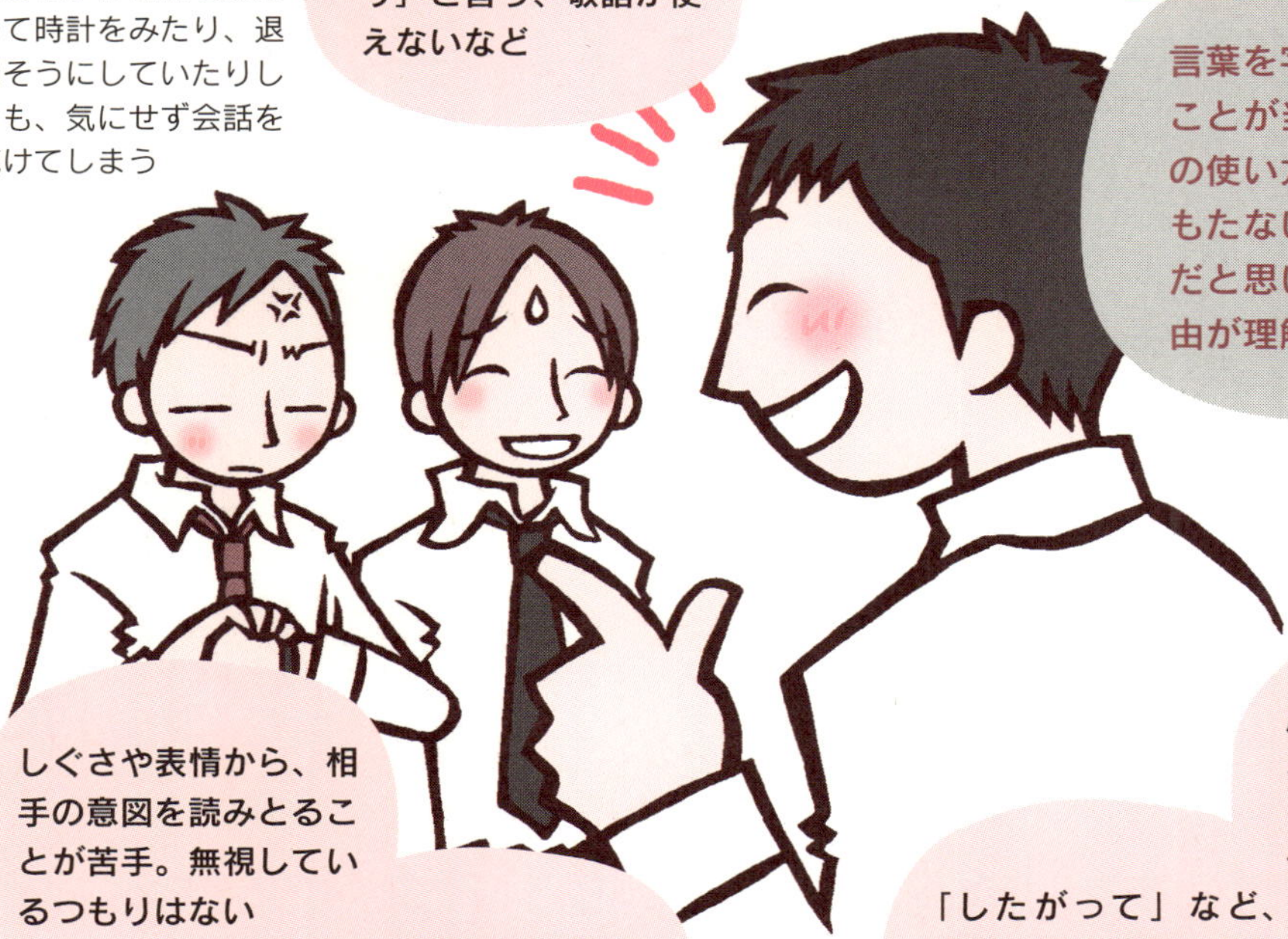

本人の気持ち

言葉を字義的に正しく使うことが当然だと思い、言葉の使い方のずれに違和感をもたない。会話がずれて変だと思いながらも、その理由が理解できていない

しぐさや表情から、相手の意図を読みとることが苦手。無視しているつもりはない

しぐさや表情で感情表現をすることも苦手。言葉でストレートに言うことを好む

指さしなどのしぐさでほかの人と意思を共有することも不得意。理解しづらい

皮肉や冗談、誇張表現を本気にとってしまう。また、嘘を信じやすい人もいる

「したがって」など、通常、話し言葉では使わない、かたい言い回しを好んで使う

「顔が広い」「羽をのばす」などの慣用句を文字どおりにとって誤解することが多い

道具に独自の名前をつけるなど、自分にだけ通じる新語をつくり、平然と使う

「社会性」を理解すること、築くことが苦手

自閉症スペクトラムの人は、ほかの人との間に相互にやりとりをして、関係を築いていくことが苦手です。適切な築き方がわからないのです。

関係の築き方がぎこちない

友達がほしいと言いながら、まわりの子といっしょに遊ぼうとはしない。もしくは、ケンカをしてしまう。アスペルガー症候群の子は、そのような、ぎこちない人間関係を築きがちです。

社会性の乏しさがあるため、友達のつくり方やほかの人との適切な接し方が、なかなか理解できません。マイペースなふるまいをして、集団から敬遠されがちです。

本人に悪気はなく、本人は仲間がほしいと思っています。そのギャップを理解し、支援してください。

社会性とは

社会性とは、他者との相互交流に関わる、さまざまな性質のこと。とくに重要なのは、人間関係を築くことと、他者となにかを共有することです。

関係をもつこと

ほかの人と会話や行動を通じてやりとりし、人間関係を築く。相手の意思や立場を理解することで、より豊かな関係を築ける。

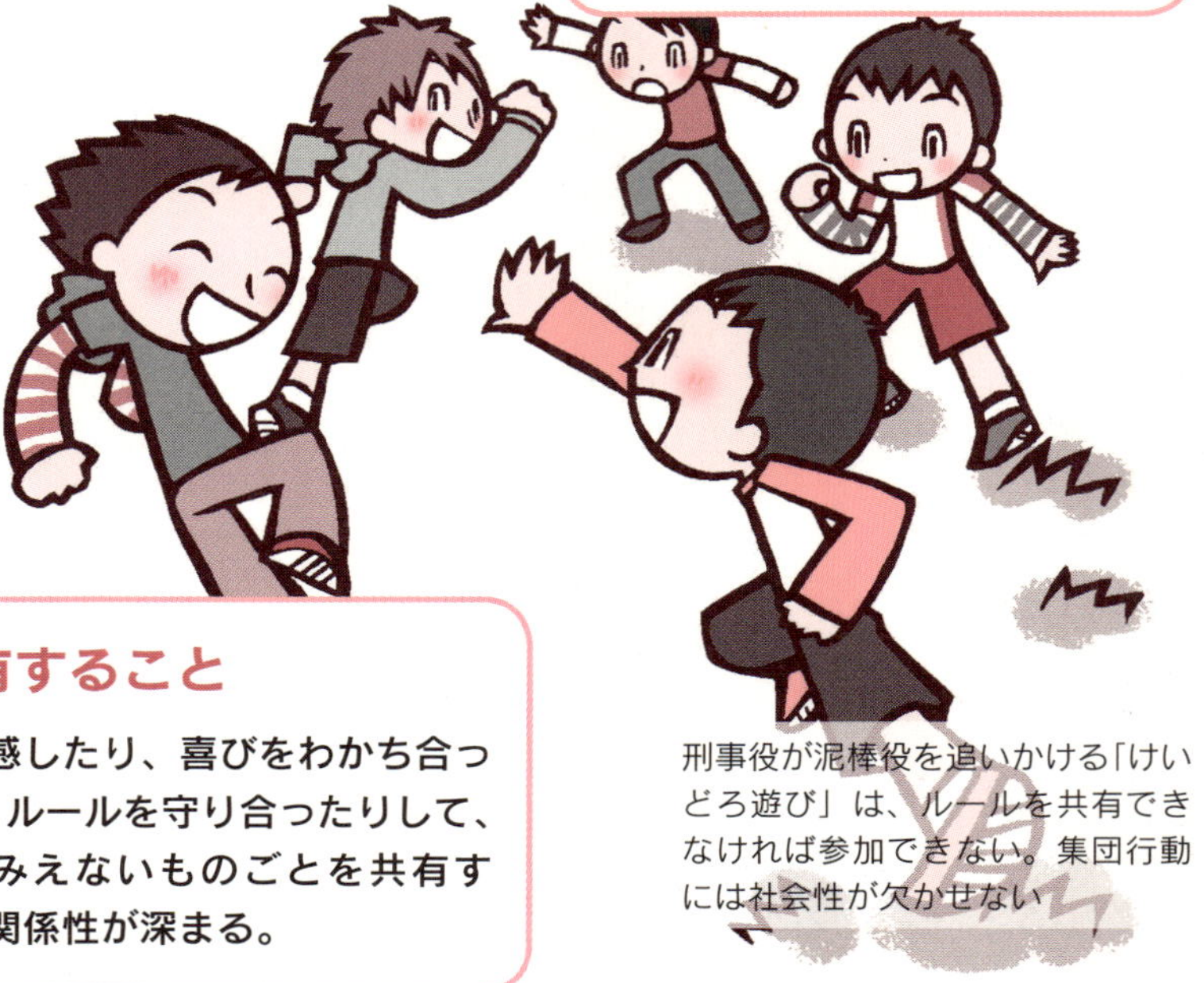

刑事役が泥棒役を追いかける「けいどろ遊び」は、ルールを共有できなければ参加できない。集団行動には社会性が欠かせない

共有すること

共感したり、喜びをわかち合ったり、ルールを守り合ったりして、目にみえないものごとを共有する。関係性が深まる。

本人の気持ち

他人に興味がないわけではない。性格が冷たいわけでもない。豊かな交流を求めていても、そのための方法がわからず、身につかず、困っている

アスペルガー症候群の人は

友達がほしい、集団行動を上手にしたいという思いをもちながら、それがうまくできずに苦しんでいます。社会性に乏しいため、ほかの人と意思が通じ合いにくいのです。

家族との間に愛着関係が育ちにくい。家族と目を合わせようとしない

見ず知らずの他人に親しげに接することがある。関係性が理解できにくい

友達関係が築きにくい。とくに大勢が苦手。少数の友達と仲良くするほうが気持ちが楽

ほかの子がサッカーを楽しんでいる休み時間に、ひとり離れて花壇の虫をながめている。そのくり返しで、じょじょに孤立していく

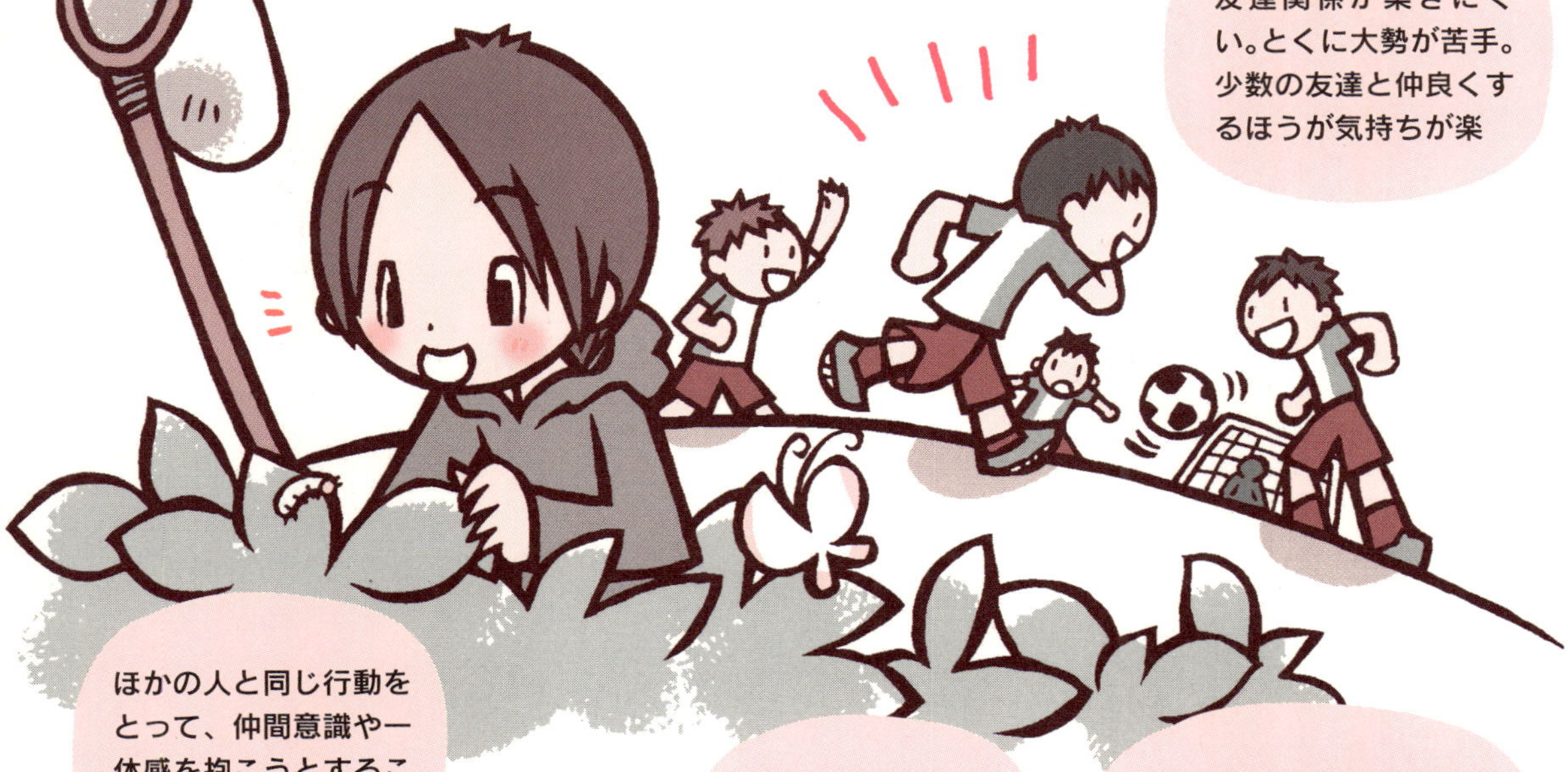

ほかの人と同じ行動をとって、仲間意識や一体感を抱こうとすることがあまりない

一般常識やルールを最初は守らず、注意・説明されてから、はじめて守る

喜びや悲しみをほかの人と分かち合い、共感することに意味を感じにくい

ほかの人と同じ行動がとれなかったり、共感できなかったりしても、それに気づかない。説明してもらわないとわからない

三つ組の特性

「想像力」を働かせ、応用するのが苦手

具体的なものはよく理解できるのに対して、抽象的なものごとの理解には非常に苦しみます。みえないものを想像することが苦手なのです。

想像力とは

目にみえないものや抽象的なことを理解して、生活に活用する能力です。ものごとの応用や変更をおこなう際に役立っています。

応用すること

ルールを場面に応じて調整することができる。調整した場合の結果を想像し、適切な判断が下せる。

予測すること

言葉による具体的な情報がなくても、場の様子をみれば、先々のことがある程度、想像できる。

仮定すること

「○時になったら」「相手の立場になったら」など、仮定の話をしたとき、その状況が想像できる。

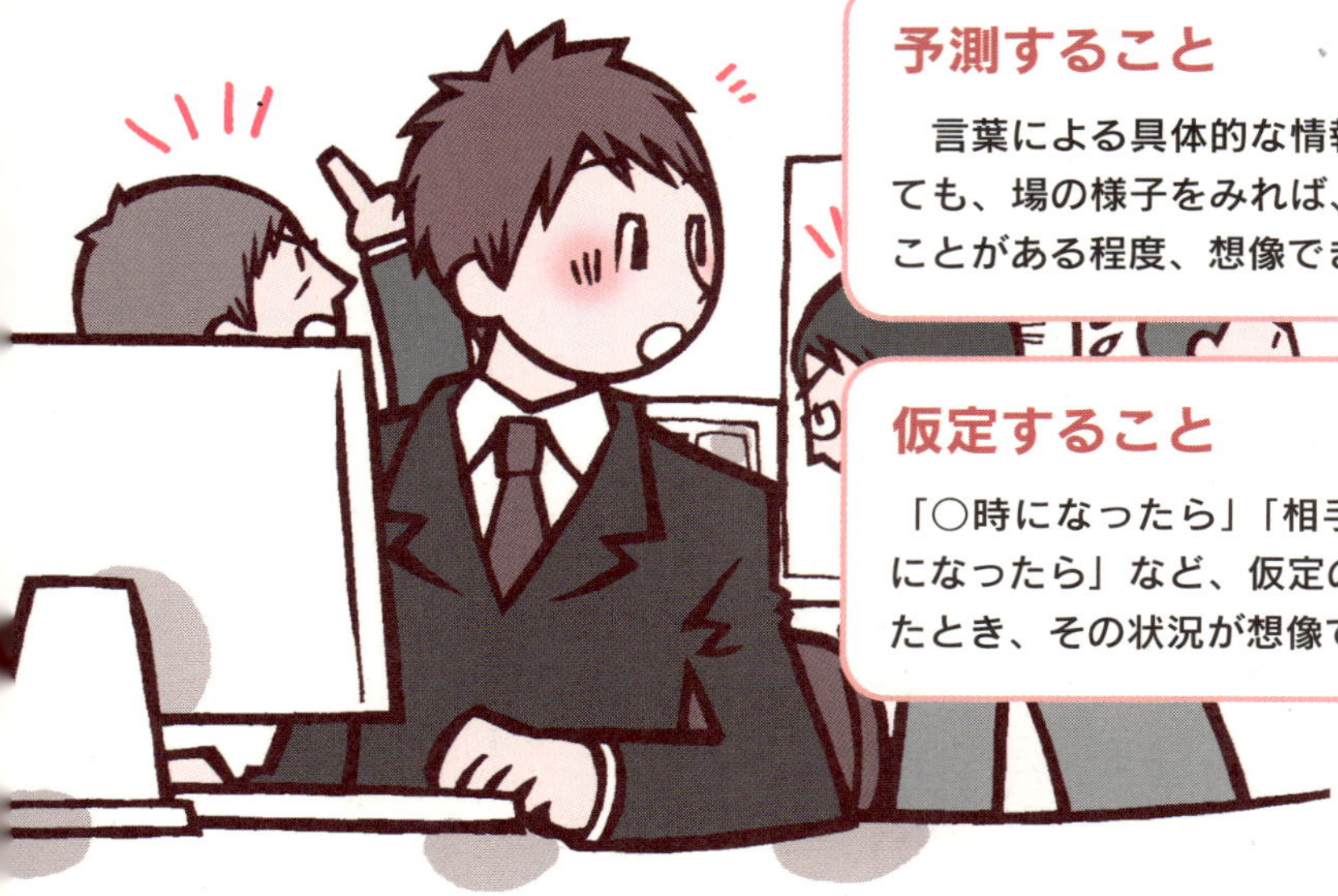

同僚があわただしく動きはじめたのをみて、トラブルがあったことに気づく

みえないものが理解しづらい

文字や話し言葉、数などの具体的な情報は、理解力や記憶力によって処理できます。アスペルガー症候群の人にとって、得意な領域となります。

いっぽう、人の気持ちや一般常識、明文化されていないルールなどの抽象的な情報は、想像力を働かせて把握するものです。

想像力を使うことが苦手なアスペルガー症候群の人には、困難な領域です。

目にみえないものごとを理解するのに、非常に苦労しています。具体的・視覚的に示してください。

アスペルガー症候群の人は

応用・予測・仮定など、想像力を使うこと全般が苦手になります。具体的に示された情報を好み、あいまいな情報には混乱しがちです。

はじめて体験することに、すぐには対応できない。未知のものごとをさけたがる

予定外のできごとがあると不安になる。生活がいつもどおりに進むと安心する

あいまいな説明をされると混乱する。おおまかに理解することができない

興味のあることに没頭し、それ以外のことには興味を示さない傾向がある

道順や家具の配置、言葉づかいなどに本人なりの秩序があり、それを守りたがる

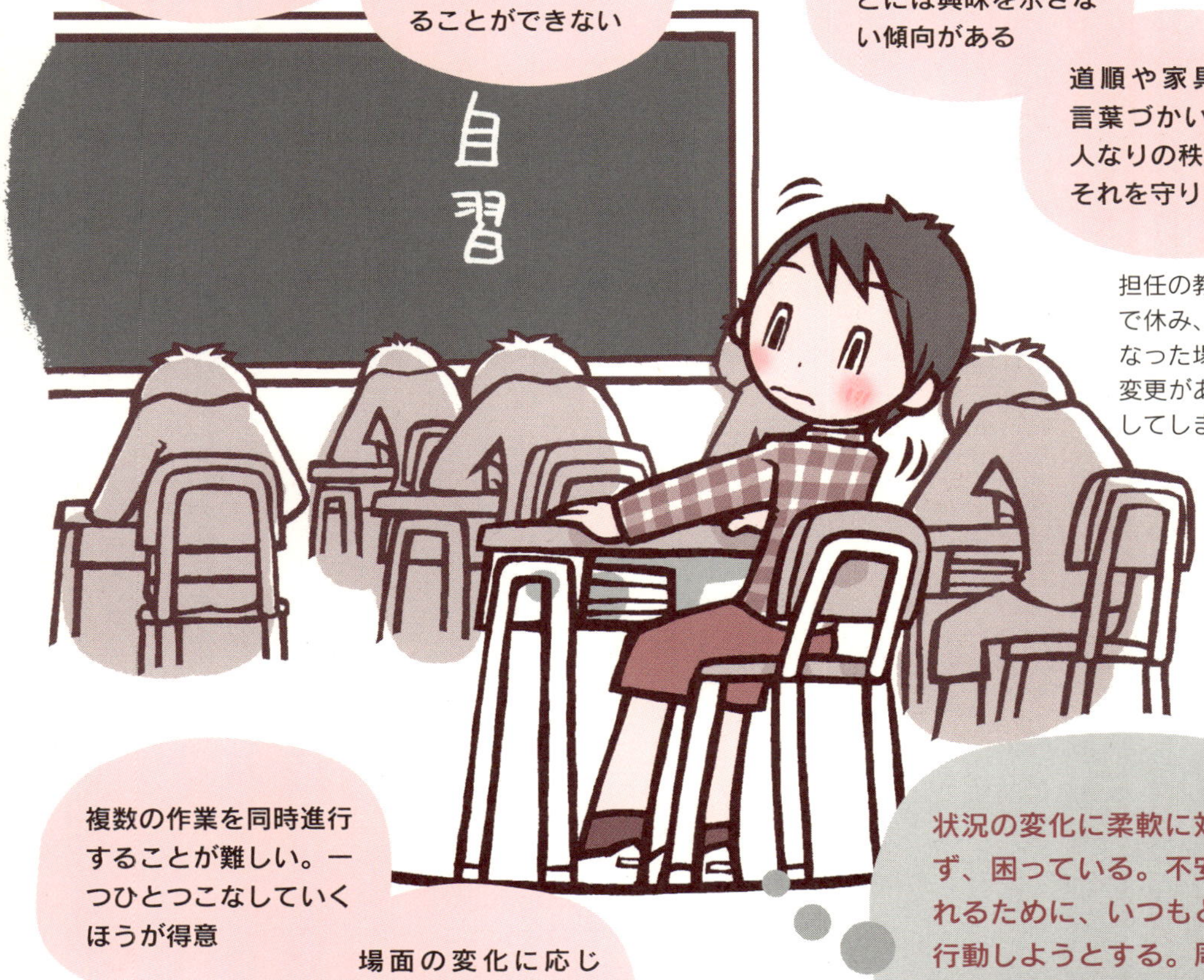

担任の教師が体調不良で休み、授業が自習になった場合など、急な変更があるとソワソワしてしまう

複数の作業を同時進行することが難しい。一つひとつこなしていくほうが得意

場面の変化に応じて、気持ちを切り替えることが苦手。時間が必要になる

本人の気持ち

状況の変化に柔軟に対応できず、困っている。不安から逃れるために、いつもどおりに行動しようとする。周囲にはわがままだと思われがち

味覚や触覚など、感覚面のかたより

アスペルガー症候群にかぎらず、発達障害の人は感覚面や運動面に苦手さをもっている場合があります。中核的な特性と並存します。

感覚面のかたよりが出やすい

目や耳、鼻などを使って、外部の情報をとり入れるとき、感覚が極端に鋭くなったり、鈍くなったりすることがあります。

比較的静かな場所なのに、耳をおさえて座りこむ。冷暖房の送風音や機械のモーター音などに過敏に反応する

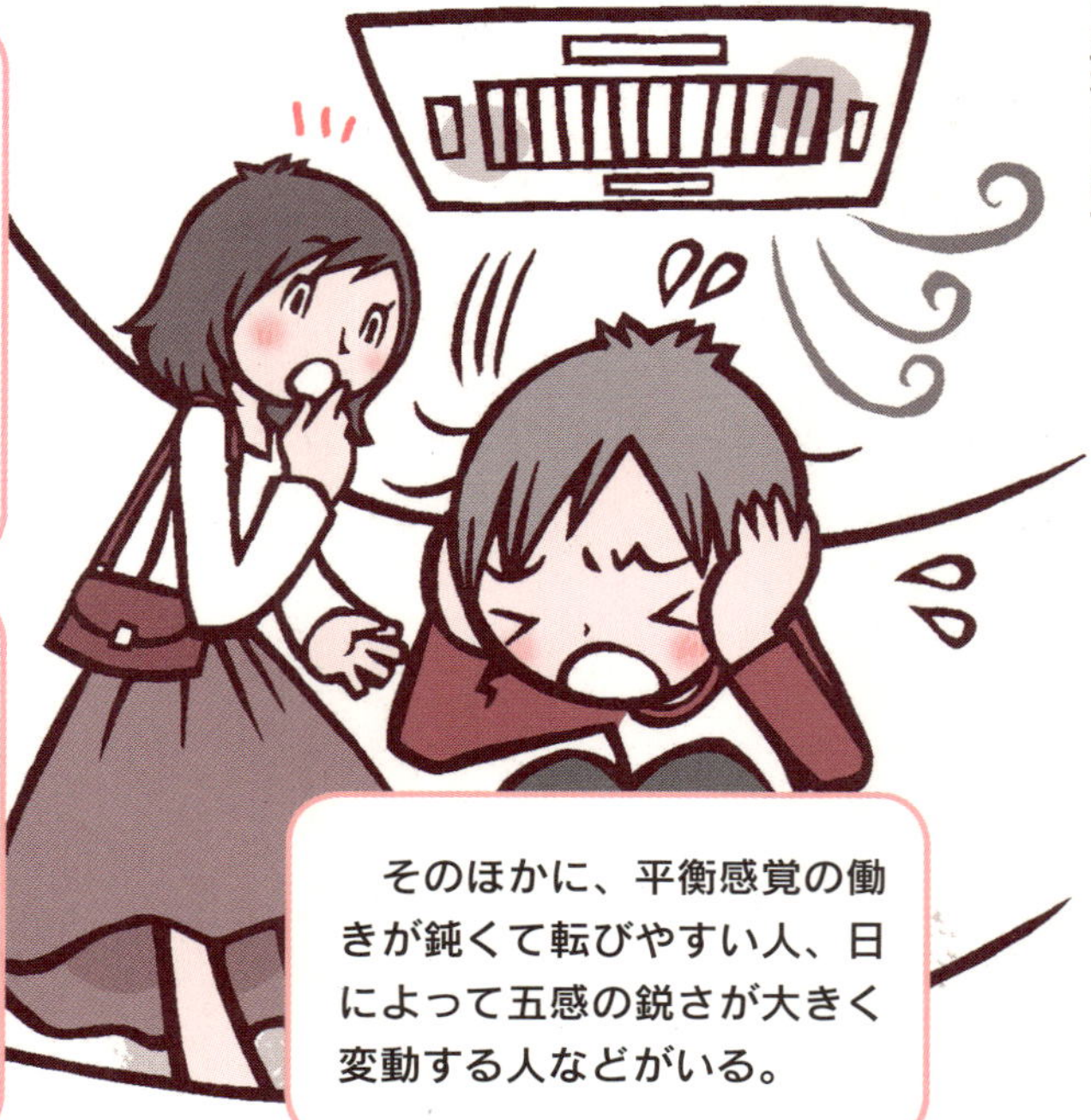

聴覚

運動会のピストル音や店舗のBGMなどの大きな音を嫌がる。そのほか、機械音や大勢の人の声を嫌がる場合も。

視覚

キラキラ光るものや回るものをみるのが好き。流れる水やアリの行列、扇風機の羽根などをあきずにながめている。

味覚

ネバネバした納豆や汁物、ザラザラした揚げ物など、特定の食べ物を極端に嫌がる。反対に、辛いものをひどく好む場合もある。

そのほかに、平衡感覚の働きが鈍くて転びやすい人、日によって五感の鋭さが大きく変動する人などがいる。

嗅覚

わずかな香りを感じとり、好き嫌いを示す。特定の香水を嫌がる場合や、香りに対して鈍感になる場合もある。

触覚

チクチクする服、ベタベタする教材など、特定の感触を極端に嫌がる。冷たい感触などを強く好む場合もある。

運動面や生活面にも特徴が現れる

運動や生活の悩みは、感覚面のかたよりと深く関わっています。感覚の働き方が平均と異なるために、平均的にふるまうことが難しいのです。

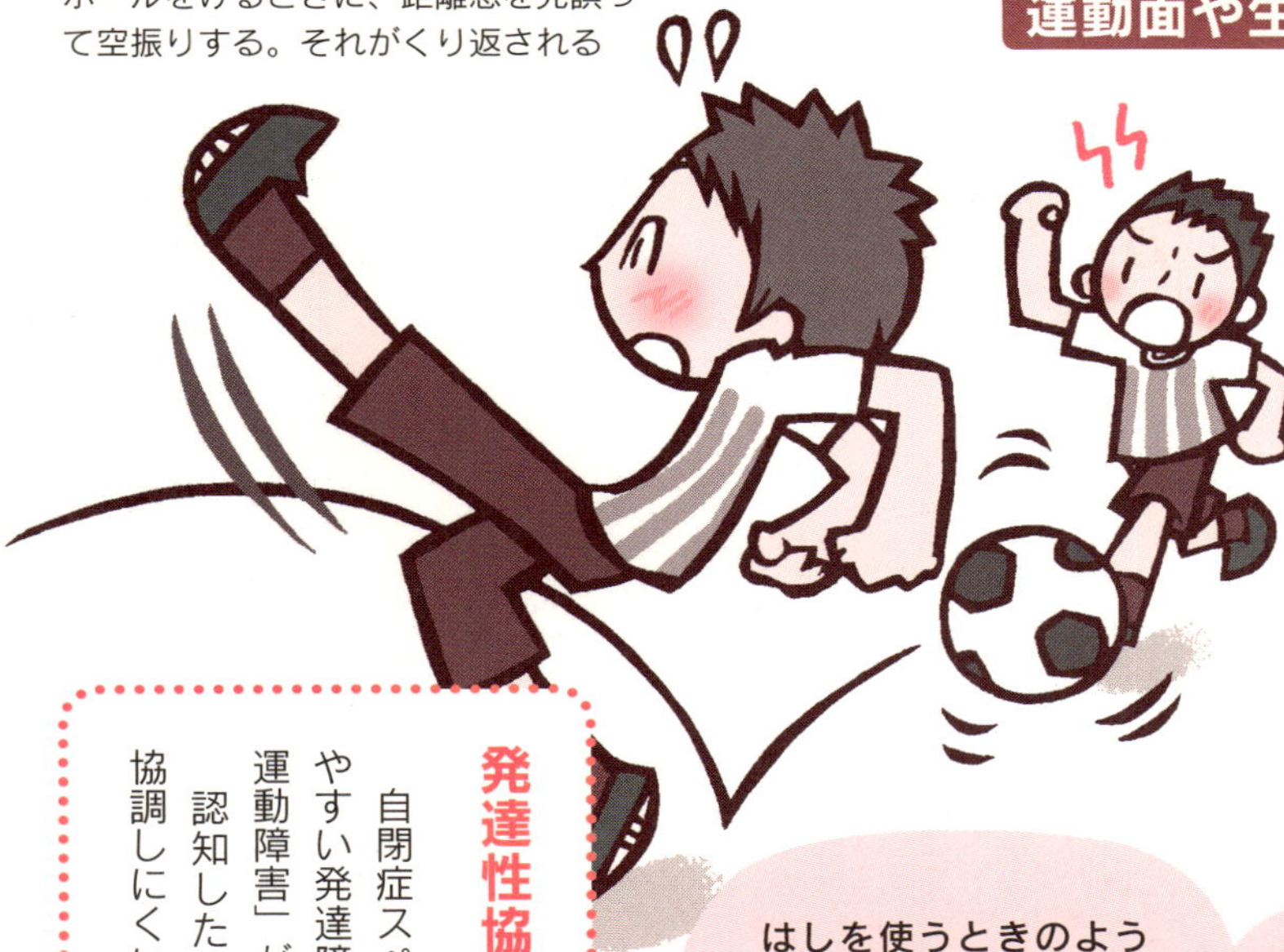

ボールをけるときに、距離感を見誤って空振りする。それがくり返される

極度の偏食や、マナーの無視など、食事に関する悩みが起こりやすい。ルールを具体的に示すとともに、感覚面のかたよりに配慮する

はしを使うときのようなこまかな動きから、体育での全身運動まで、体を動かすこと全般に、苦手意識が生じやすい

音や光への過敏性があるために、ぐっすりと眠れない子がいる。アイマスクなどの道具を使って苦手さを解消する必要がある

食事や睡眠の悩みが出やすい

感覚面・運動面のかたよりがある子は、食事や睡眠など、生活上必要不可欠なことに悩みが出やすくなります。

食事の際には、食べるときにはしやスプーンを上手に使えなかったり、偏食がはげしくなったりしがちです。睡眠はリズムが不規則になり、体に悪影響が出ます。

いずれも、感覚のかたよりを理解して、環境を調整すれば軽減できることです。ここでもまず理解することが重要です。

発達性協調運動障害

自閉症スペクトラムと並存しやすい発達障害に「発達性協調運動障害」があります。

認知したことと体の動きが、協調しにくい状態をさす診断名です。生活上は、手先の不器用さや、運動の苦手さとして現れます。

単純に動作の特訓をしても改善しないことがあります。発達障害の特性や、感覚面のかたよりに配慮してください。

不適切な環境では、二次障害が起きる

アスペルガー症候群の人が精神的に落ちこんでしまうことがありますが、これは本来の特性ではありません。生活上の困難から、二次的に生じた症状です。

困りやすさは共通

アスペルガー症候群の特性は、適切に理解して対応していないと、生活上の困難を生じやすくなります。それは当事者すべてに共通することです。

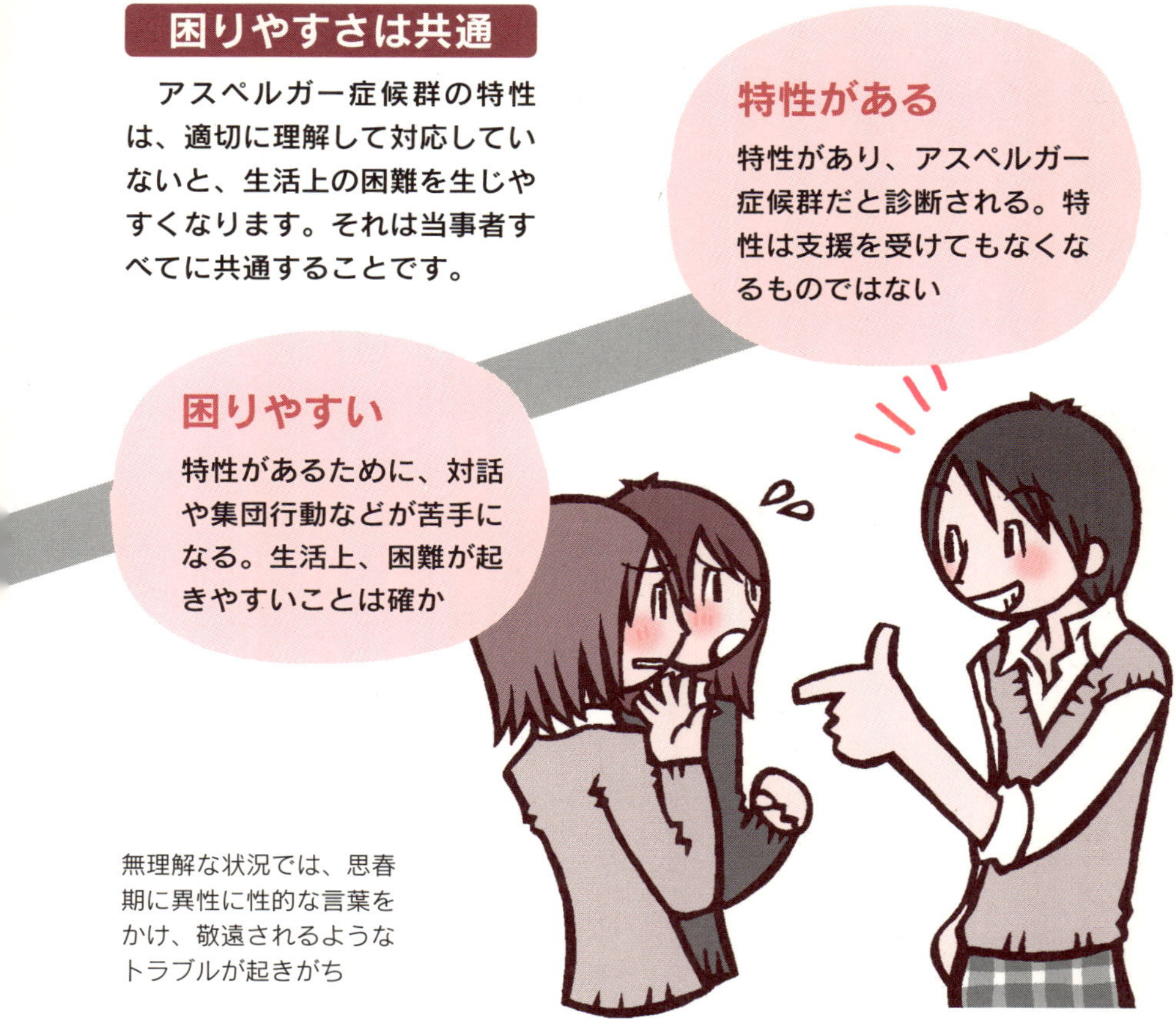
特性がある
特性があり、アスペルガー症候群だと診断される。特性は支援を受けてもなくなるものではない
困りやすい
特性があるために、対話や集団行動などが苦手になる。生活上、困難が起きやすいことは確か

無理解な状況では、思春期に異性に性的な言葉をかけ、敬遠されるようなトラブルが起きがち

治療が必要になる場合も

アスペルガー症候群は、心の病気ではありません。くり返し解説しているとおり、脳機能の不均衡によって引き起こされる、行動のかたよりです。

ただし、無理解な状況におかれ続けると、アスペルガー症候群の人が心の病気を発症することがあります。ですから、アスペルガー症候群とうつ病の併存という診断が下る場合はあるのです。

心の病気を発症するのは、理解と支援が不足した場合です。長期的な薬物療法が必要な状態にまで陥ることもあります。理解不足はそれだけ危険なことなのです。

二次障害は防げる

アスペルガー症候群の人は特性を理解されず、不適切な努力を強要され続けると、二次的な障害を起こしてしまうことがあります。これは対応しだいで防げます。

適応する

生活に適応できることが増えていく。理解と支援によって、特性が困難を引き起こすのを止めることは十分に可能

支援する

困りやすい点を本人と周囲の人が理解して、必要な支援をおこなう。本人も生活スタイルを見直す

理解と支援があるかどうかで、その後の経過は大きく異なる。精神的に落ちこむのは理解が不足した場合にかぎられる

努力させる

困難の原因は努力不足にあると考え、本人も周囲の人も、よりいっそうの努力をめざす。状況がなかなか改善しない

不適応に

生活に適応できない場面が増え、本人も周囲の人もなすすべがなくなっていく。本人は心身ともに疲弊する

よくある症状・病気

- うつ病
- 強迫性障害
- 不登校・ひきこもり
- 触法行為

二次障害

発達障害の特性から派生して起きる、二次的な障害のこと。誰にでも起きるわけではない。軽度の疲れや、心身の不調から、明確な診断が下る病気の状態まで、さまざまな程度に現れる。

PET、MRIなど脳画像検査でわかってきたこと

機能や構造の違いがはっきりしてきた

自閉症スペクトラムの人は、脳の一部領域の構造や機能が、平均と異なります。とくに小脳や扁桃体、前頭前野の働きに違いがみられると報告されています。

いずれも、PETやMRIなどの脳画像検査によって科学的に確かめられたことです。

小脳は行動・運動の習得に、扁桃体や前頭前野は感情のコントロールに関わる領域です。自閉症スペクトラムの行動特性と、密接に関係しています。

まねをする機能「ミラーニューロン」

生物は、ほかの生物の行動をみて、まねをすることがありますが、そのとき脳内では「ミラーニューロン」という神経ネットワークが働いています。他者の表情や動作を読みとる機能です。

自閉症スペクトラムの人は、そのネットワークに不均衡があります。人のまねをする機能が働きにくいために、集団行動の困難を生じるのでしょう。見本をみせるだけでなく、具体的に説明をしたほうが伝わりやすいのは、そのような背景があるためです。

いずれは画像診断が可能になる?

脳機能の研究が進み、自閉症の人の行動特性には、脳機能の不均衡が関わっていることが、あらためて確認されました。

セロトニンやドーパミンなどの脳内物質の分泌バランスについても、研究が進んでいます。今後はさらにくわしいことが判明していくでしょう。

二〇一一年現在では、脳画像検査によって診断が下されることはありませんが、今後は画像検査が診断のたすけとなる可能性も、十分に考えられます。

3

特性は人それぞれ異なるもの

アスペルガー症候群の人の特徴は、
一般に、三つ組の行動特性として表現されます。
それらは困難につながるネガティブなものとして示されがちですが、
実際には、生活に役立つポジティブな側面ももっています。
また、誰もが典型例そのままの特徴をもつわけではありません。
典型例を理解するとともに、人それぞれの特徴にも目を向けましょう。
とくに、よい面に注目することが大切です。

主に行動面に現れる、特別な性質のこと

発達障害の人の「特性」とは、ほかの大多数の人にはあまりみられない特徴のこと。主に行動面に現れ、そのほか、感覚の使い方などにもみられます。

特性とは行動特徴

発達障害の人は、脳機能の不均衡があるために、考え方や感じ方がほかの人と異なり、独特の行動特徴が現れます。それが特性です。

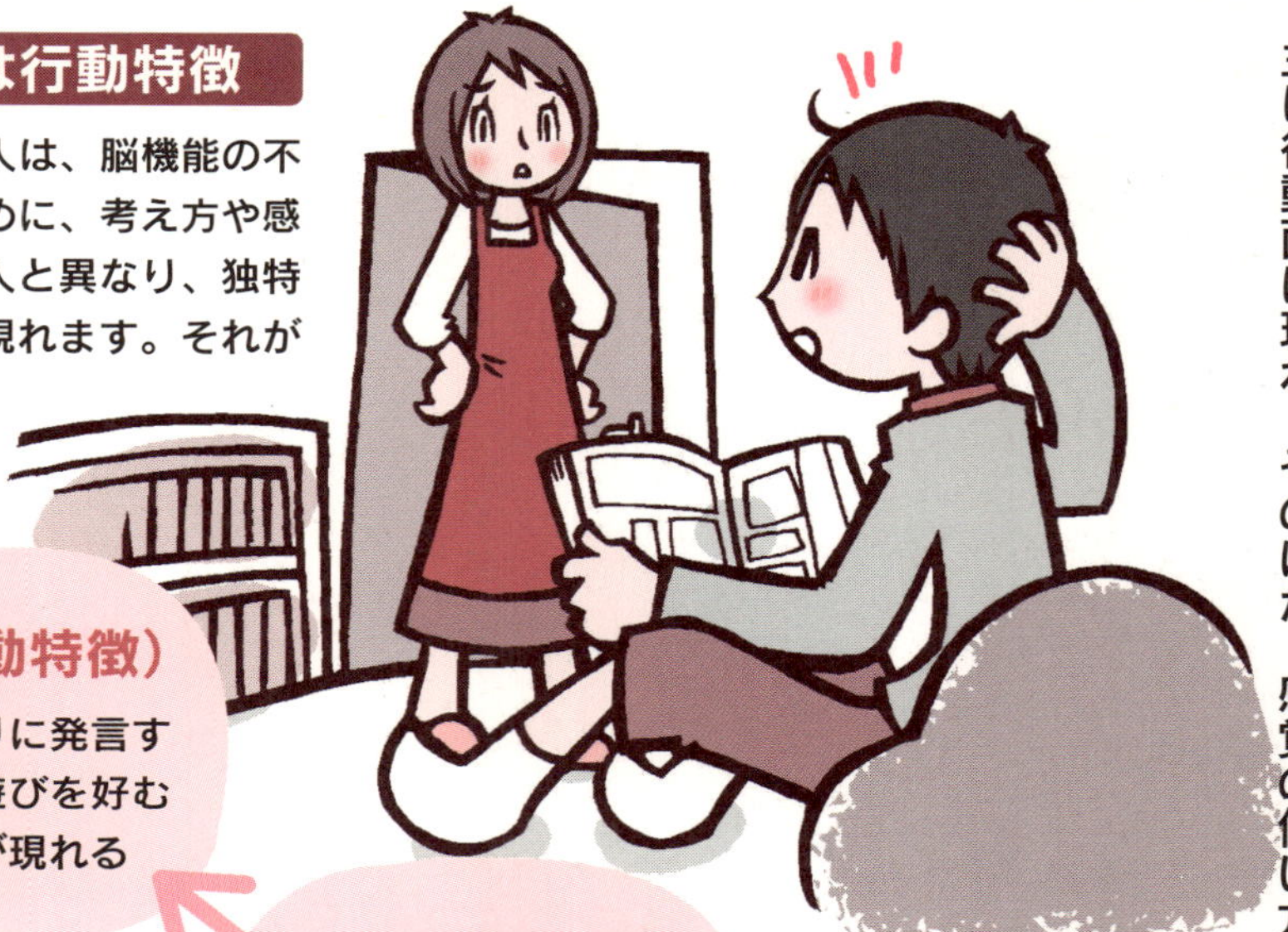

お使いのおつりで勝手にマンガを買い、叱られる。こづかいと、買い物のおつりの区別がついていない

脳機能
扁桃体や前頭前野などの働きが不均衡で、平均的な人と異なる

考え方・感じ方
ほかの人との共感のしにくさなど、思考パターンにも不均衡がある

特性（行動特徴）
思ったとおりに発言する、ひとり遊びを好むなどの特徴が現れる

特性は、あくまでも典型例。生活によって行動パターンが変わり、特性に当てはまらない行動をとることもある

叱られたとき、理由が理解できず、「お金を使ったと言うと叱られる」などと誤解してしまうことがある

誤解にそって行動パターンが変わる。お金のことを聞かれたら「使っていない」などと嘘をついてしまう場合もある

行動パターンの傾向のこと

特性として示されているのは、いずれも行動の傾向です。脳機能のかたよりから、特定の行動が多くなることを意味しています。

アスペルガー症候群の人が必ず同一の行動特徴をみせるという意味ではありません。特性はひとつの傾向として理解してください。

典型的な特性とその人の特性を理解する

特性の現れ方には、個人差があります。典型的な傾向を理解するとともに、それが個々に異なって現れることも知っておくと、より柔軟な対応がとれます。

経験や生活習慣によっても、行動は変化します。画一的・断定的な見方をしないことが大切です。

知って生活に役立てる

特性をよりくわしく知ることで、支援策もより適切になります。特性を理解するのはレッテルをはるためではなく、生活環境を改善するためです。

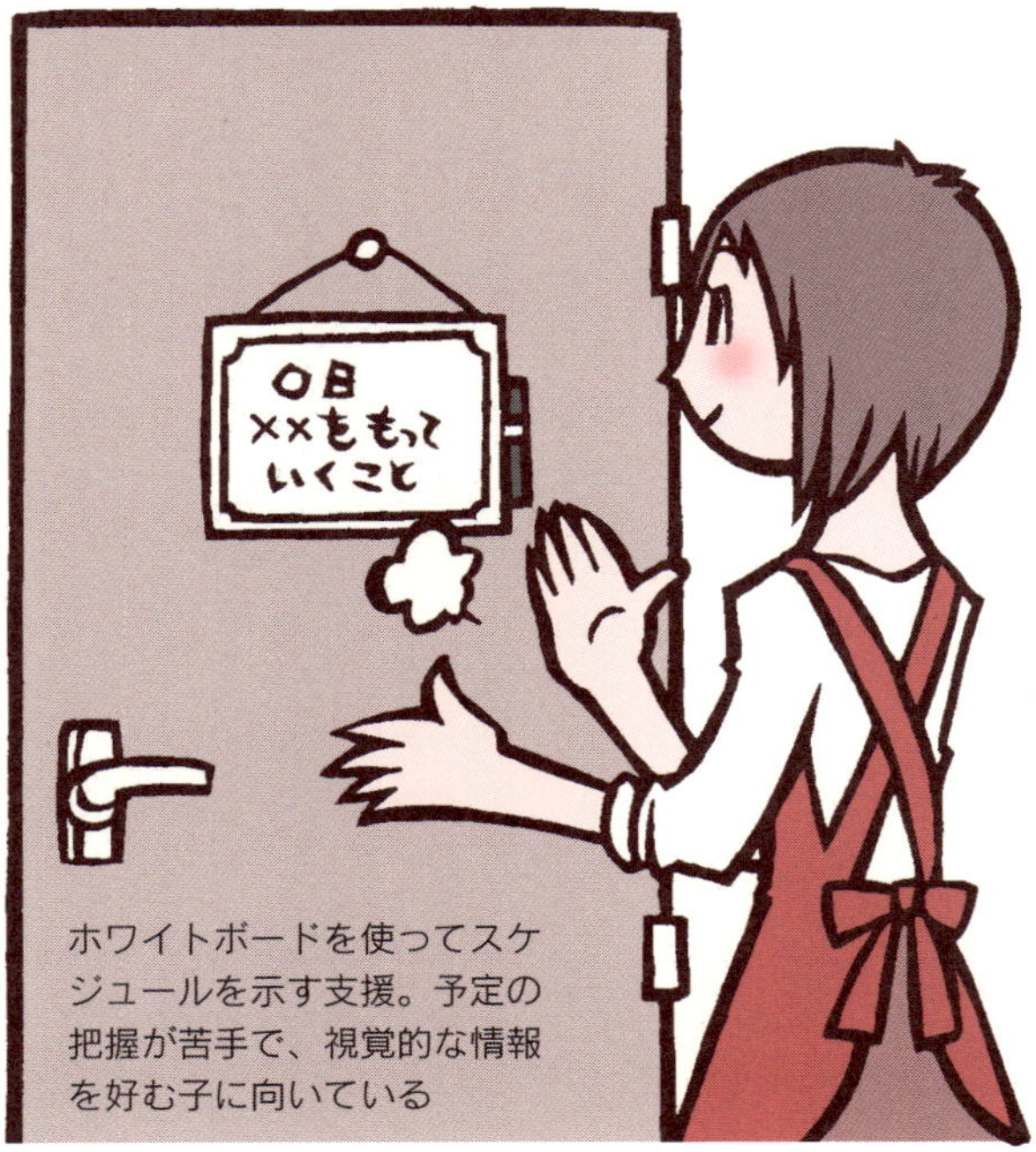

ホワイトボードを使ってスケジュールを示す支援。予定の把握が苦手で、視覚的な情報を好む子に向いている

理解する

その子・その人の場合には特性がどのような現れ方をしているか、理解する。典型例の枠組みにはめこまず、現状をそのまま把握する

↓

支援する

理解したことに基づいて、支援策を講じる。特性の現れ方が個々に異なるため、支援策も一人ひとり違う

特性のポジティブな面にも目を向ける

発達障害の特性は「〇〇が苦手」というネガティブな表現で示されがちです。しかし特性にはすぐれた側面もあります。ポジティブな面を理解することも大切です。

もともと、よしあしはない

特性とは、行動の特徴です。そこには本来、よい意味も悪い意味もありません。コミュニケーションや社会性、想像力の発揮の仕方が、大多数の人と違うだけです。劣っているわけではないのです。

ただし、大多数の人と違うわけですから、なにかしらの配慮が必要です。違いが困難や欠点にならないよう、支えなければいけません。そのために、特性を理解することが求められるのです。

先入観をもたずに特性をみる

特性のひとつに、言葉を字義どおりに使うことがあります。場面によっては言葉の誤用ともとれるものですが、別の場面では、言葉の正確な使用として、ほめられることもあります。

どの特性にも、このような多面性があります。困難を招くネガティブな性質だと決めつけず、よいところもあるのだと理解してください。

できないことに目が向きがち

現代社会では柔軟なコミュニケーションや、集団行動への適応性を求められることが多く、アスペルガー症候群の特性がネガティブな要素として目立ってしまいがちです。

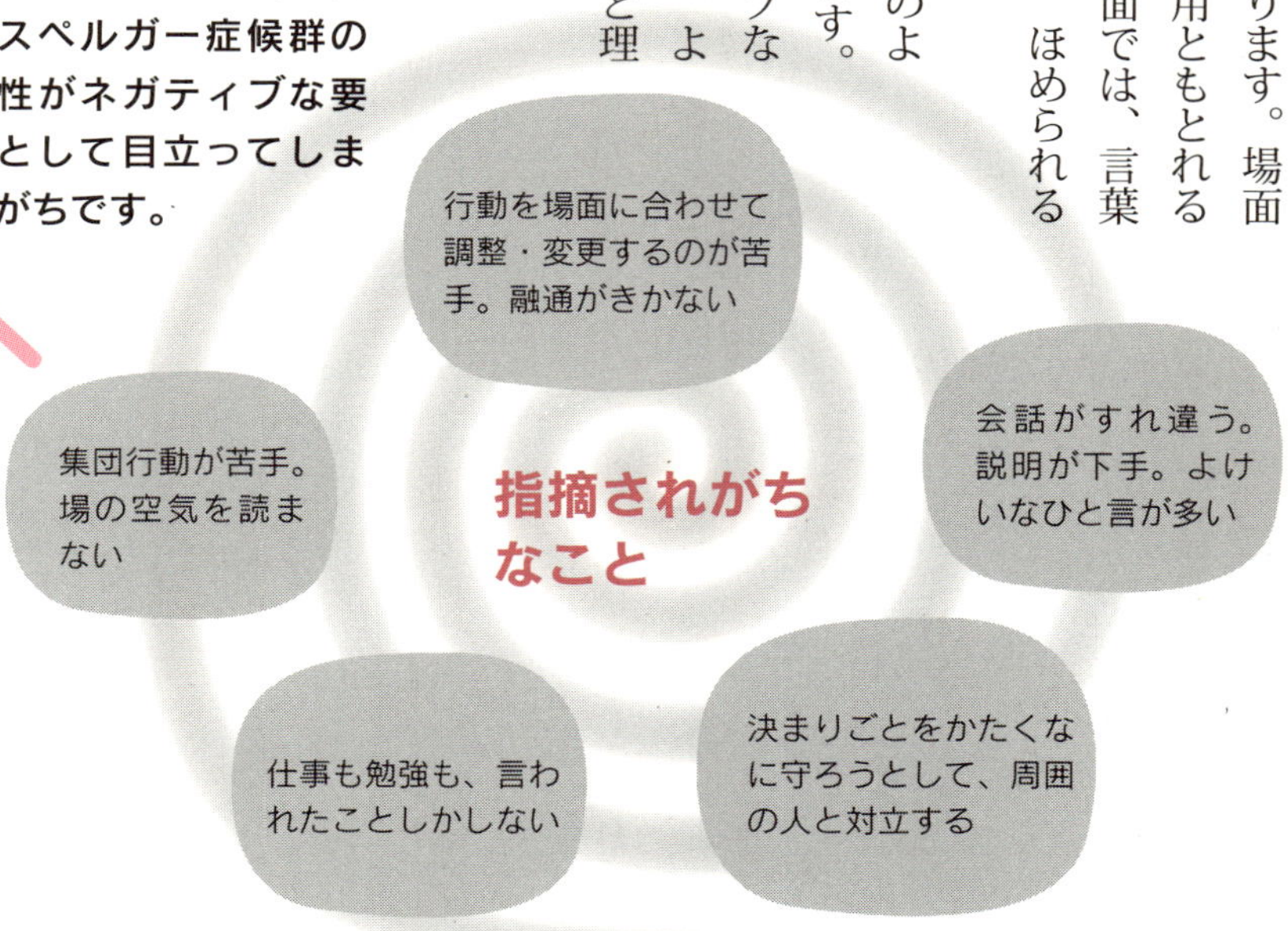
指摘されがちなこと
行動を場面に合わせて調整・変更するのが苦手。融通がきかない
会話がすれ違う。説明が下手。よけいなひと言が多い
決まりごとをかたくなに守ろうとして、周囲の人と対立する
仕事も勉強も、言われたことしかしない
集団行動が苦手。場の空気を読まない

できることをみる！

特性のポジティブな側面に目を向けるコツは「できること」探しです。できて当然だと考えるのをやめると、それぞれの人の魅力がみえてきます。

パターンを守る

日常生活でも勉強や仕事でも、一定のパターンができると、それを守って規則正しく活動できる

好奇心をもつ

特定のものに強い好奇心をもつ。その領域では大多数の人が努力してもかなわないような成果を出す

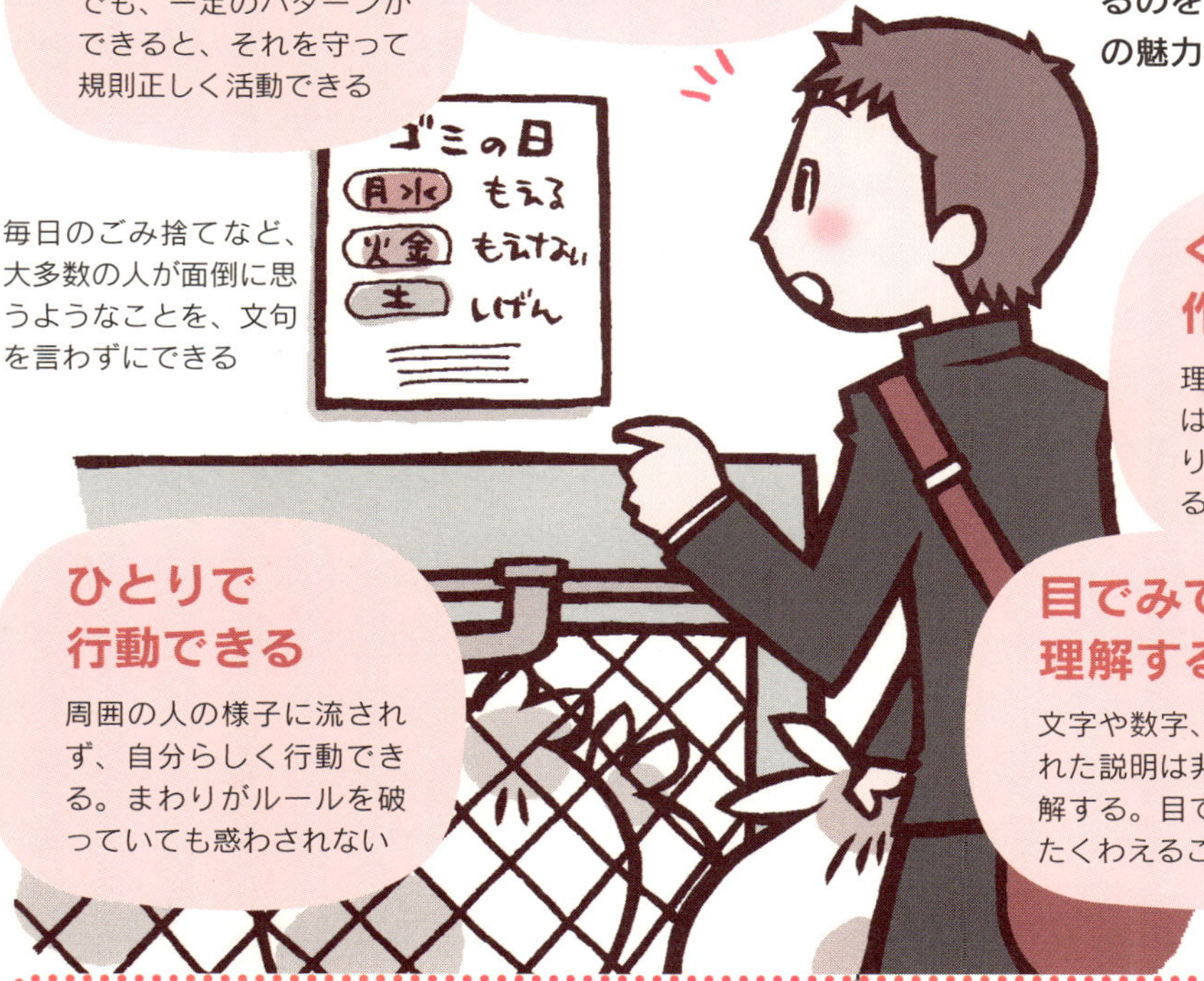

毎日のごみ捨てなど、大多数の人が面倒に思うようなことを、文句を言わずにできる

くり返し作業する

理解し納得した作業については、労をいとわずくり返しとりくめる。とくに規則性のある作業をこなすのが上手

ひとりで行動できる

周囲の人の様子に流されず、自分らしく行動できる。まわりがルールを破っていても惑わされない

目でみて理解する

文字や数字、図形で書かれた説明は非常によく理解する。目でみて知識をたくわえることが得意

視覚的な世界を生きる人が多い

アスペルガー症候群の人には、話し言葉よりも書き文字をよく理解する傾向があります。

話し言葉で説明されても理解できなかったことが、一枚のメモを渡されることで、瞬時に理解できたりします。

聴覚を使わないわけではないのですが、視覚をより重点的に使う、いわば視覚的な世界を生きる人が多いのです。

ビジュアル・ラーナーとも呼ばれる

視覚的な情報でものごとを学んでいくため、英語圏では「ビジュアル・ラーナー」と呼ばれることがあります。

高機能自閉症の当事者、テンプル・グランディンは著書に、自分は「シンキング・イン・ピクチャーズ」、つまり絵で考えているのだと書いています。

視覚的な情報の大切さがよくわかります。

ひと目でわかる！

特性のすぐれた一面

特性

論理的な発言（コミュニケーション）

言葉を字義どおりに使い、柔軟性や配慮に欠けるということは、見方を変えれば言葉を論理的に、感情をまじえずに使えるということでもあります。正確な文章をつくる作業についたときには、特性が強みになります。

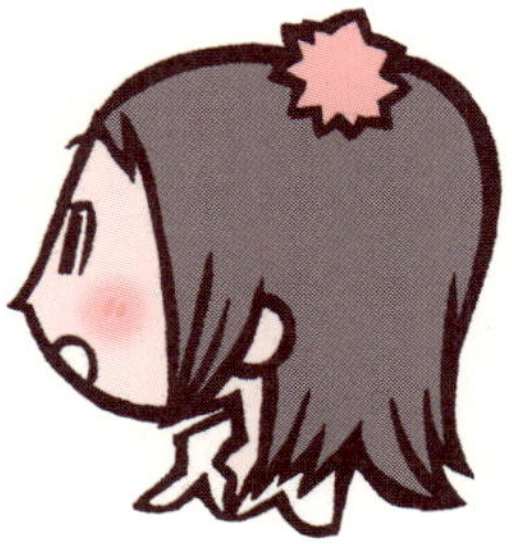

実際に活躍している人がいる

特性にはすぐれた一面があるといっても、なかなか実感できないかもしれません。しかし、実際に活躍している人がいます。

高機能自閉症の当事者として講演活動などをしているテンプル・グランディンは、農場経営の分野に特性をいかし、すぐれた業績を残しています。その詳細は彼女の著書で知ることができます。

また、科学者のアインシュタインやダーウィンに、アスペルガー症候群の特性があったと推測している研究者もいます。

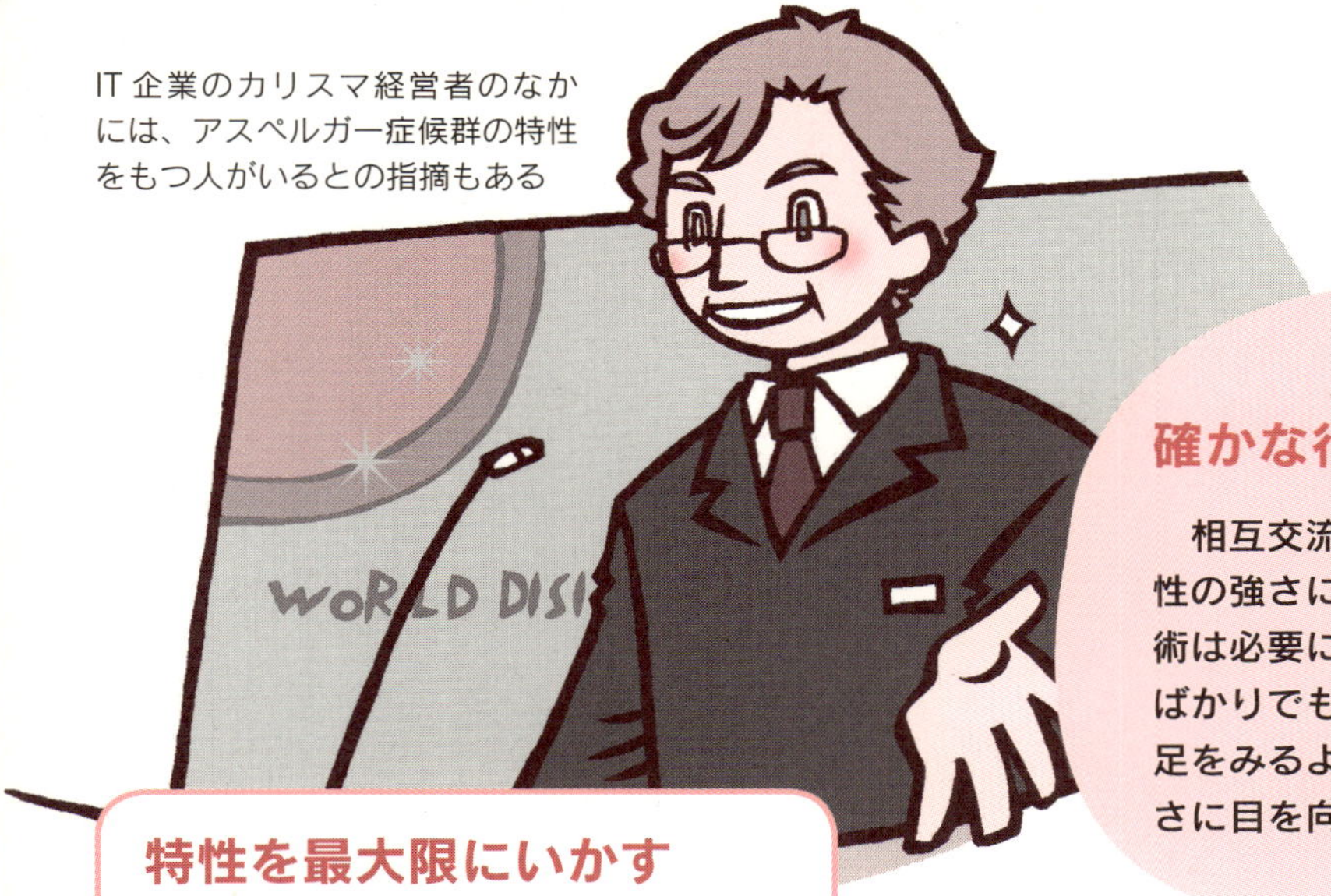

IT 企業のカリスマ経営者のなかには、アスペルガー症候群の特性をもつ人がいるとの指摘もある

確かな行動力（社会性）

相互交流の不足は、いっぽうでは個性の強さにもなります。最低限の社交術は必要になりますが、人に合わせてばかりでも、生きてはいけません。不足をみるよりも、行動力や発言力の強さに目を向けてみましょう。

強い好奇心（想像力）

規則的なことや好きなことへの好奇心の強さは、他の追随を許しません。そのなかには生活や仕事にいかせる、すぐれたこだわりもあります。好奇心の強さをいかして、ひとつの分野で大成する人もいるのです。

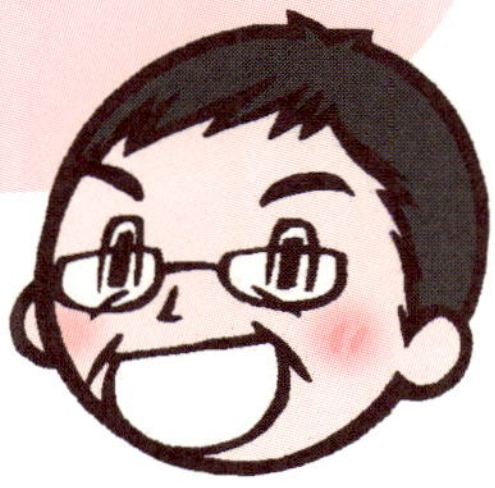

特性を最大限にいかす

論理性・行動力・好奇心を活用しましょう。いずれも強すぎて一般常識から逸脱してしまう場合がありますが、それだけの強さがあるということでもあるのです。フォローを受けながら、強さをいかしましょう。

＋

最小限のライフスキルを身につける

社会生活に最低限必要なライフスキルを身につけることで、問題にならないよう、フォローすることができます。あいさつや会話の基本、各種マナー、スケジュール管理などを人に手伝ってもらいながら覚えます。

思ったことをなんでも素直に話す

言葉を選ぶとき、相手の感情に配慮できないところが悩みの種です。しかし、それを無神経ととらえず、よい意味での図太さとしていかすことだって、できるのです。

ネガティブなとらえ方 ×

空気が読めない

自分や相手の立場、場の状況を考えず、率直に発言するため、空気が読めない人だと思われがちです。小学校に入り、友人グループができたときによく指摘されます。

正直で悪意はない

アスペルガー症候群の人は、太っている人に「太っていますね」とわざわざ告げることがあります。社会経験の少ない子ども時代に、よくあるトラブルです。

本人には、相手を傷つけるつもりはありません。正直に話しているだけなのです。しかし、悪意がないからといって、相手が納得してくれるわけではありません。

相手の気持ちを想像できていない

どうしてわざわざ相手が聞きたくないことを言うのか。アスペルガー症候群の人は、人の気持ちを察するのが苦手だからです。

話し相手の表情やしぐさ、遠まわしな発言から、真意をはかることが不得意です。また、自分の発言を相手がどう思うか、想像することも困難です。

コミュニケーションの特性と想像力の特性が総合的に、不用意な発言を生み出しているのです。

「嘘の世界」をもつことができない

大多数の人は、相手が傷つくことがわかっていれば、嘘をついてでも発言を調整します。

アスペルガー症候群の人にはそれができません。「嘘の世界」をもつことができないのです。それが短所とも長所ともなります。

ポジティブなとらえ方

自分の意見が言える

場の雰囲気にしりごみせず、自分の意見が言えるのは長所です。意見の内容が適切であれば、ほめてあげてください。多数派から反対され、自尊感情を傷つけることのないよう、周囲がフォローする必要があります。

道にごみを捨てるのはよくないと、誰に対しても言える。友達相手でも注意できるのがよいところ

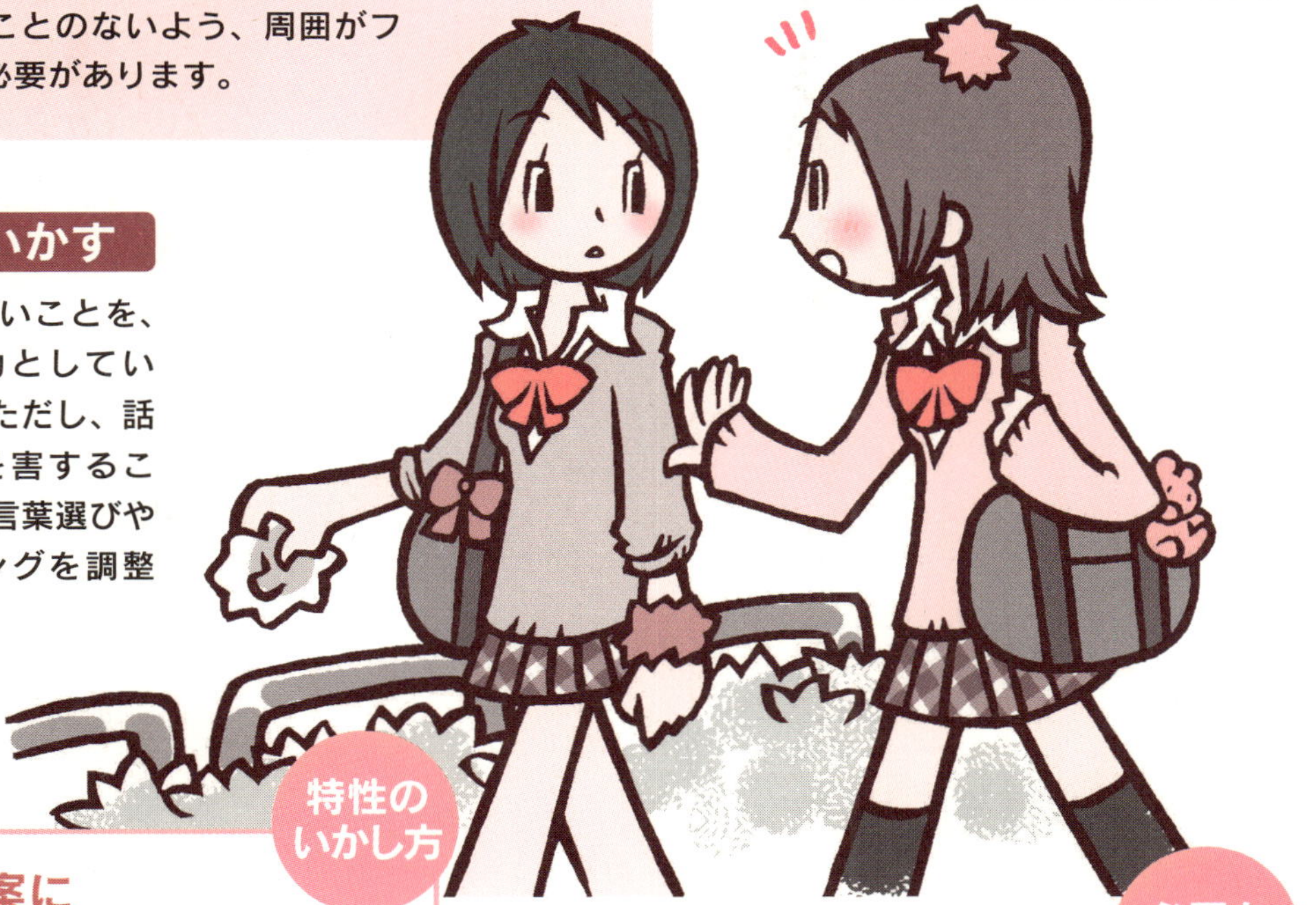

発信力をいかす

空気が読めないことを、自己主張する力としていかしましょう。ただし、話し相手が気分を害することのないよう、言葉選びや発言のタイミングを調整してください。

特性のいかし方

意見や提案に

本人は、文句や悪口ではなく、意見や提案になるように、一定のルールを守って発言しましょう。相手の考えや容姿を否定しないこと、交互に発言することなどをルールとします。

＋

必要な支援

フォローが欠かせない

ルールをつくって気をつけていても、トラブルになることはあります。本人も周囲の人も、悪気がないことを説明するとともに、誤解があればそのつど解消しましょう。

言葉を字義どおりに正しく使う

コミュニケーションとしては不完全でも、言葉を文法上正しく使うことができ、語いも豊富なのが、アスペルガー症候群の人の特徴です。

ネガティブなとらえ方 ×

発言が仰々しい

言葉を正確な意味で、正しい文法で使おうとするあまり、言い方が仰々しいと批判されがちです。わざと難しい言葉を使って、からかっているのだと誤解されることもあります。

「小さな大人」のような話し方

アスペルガーは、アスペルガー症候群の子を「小さな大人」のようだと記述しました。年齢に似合わず、難解な言葉を使うことを、大人にたとえたのです。

たまたま大人びた表現をすることは、誰にでもあるでしょう。しかしそれが続くのが、アスペルガー症候群の人たちです。言葉に対する感覚が根本的に違います。

年齢や場面に合わない言葉

アスペルガー症候群の人は、本などで覚えた言葉をそのまま、場面を選ばずに使う傾向があります。日常生活では使わない言い回しでも、気にせず使います。

それが、年齢や場面に合わない言葉づかいとなり、まわりの人には奇妙にうつります。

言外の意味を理解しにくい

難解な言い回しを使ういっぽうで、簡単な言い方を理解できないことがあります。文脈の理解が苦手です。

たとえば来客に「お母さんはいますか」と聞かれ、「います」とだけ答えます。母親を呼んできてほしいという、言外の意味がつかめません。

得意なのは、あくまでも字義どおりの理解なのです。

ポジティブなとらえ方

語いが豊富で論理的

　言葉へのこだわりは、使い方しだいで強みになります。くだけた表現が求められる場ではなく、正確な文章が求められる場を選んで、論理性をいかしましょう。勉強にも仕事にもいかせる特徴です。

文書作成の仕事につき、活躍している人がいる。複雑な説明でも正確にまとめることができる

文章力に変えていく

　正確な言葉づかいは、話し言葉としてはどうしてもかたくるしいものになります。書き言葉として活用するほうがよいでしょう。

特性のいかし方

正確さをいかす

　文章を正確に書く能力として、いかすことができます。とくに形式的な文書の作成にいきます。文章を書くことを通じて言葉づかいの調整を身につければ、話し言葉にもよい影響が出ます。

＋

必要な支援

物語より事実を

　文法はよく理解できますが、文脈を理解するのは苦手です。とくにフィクションの読み物は理解しづらい場合があります。創作より、事実の記述にとりくめるようにするとよいでしょう。

人に流されず、いつでもマイペース

アスペルガー症候群の人は本来、マイペースです。それがよい方向につながれば、行動力のある人になっていきます。

ネガティブなとらえ方 ×

集団行動が苦手

一般常識や仲間どうしのしきたりなど、目にみえない決まりごとを理解するのが苦手です。集団行動ができないと叱られ、気にしすぎて単独行動にも消極的になる人がいます。

自分勝手だと思われがち

常識やマナー、人間関係、しきたり、しがらみなど、目にみえない社会的通念がよくわからず、困っています。

周囲の人は「自分勝手だ」などと言って困惑しますが、本人もまた、暗黙の了解に戸惑い「なぜ説明してくれないんだ」などと困っているのです。

お互いにとって不幸な、この誤解をとく必要があります。

マイペースを尊重したい

本人は、常識を理解できないのではありません。説明を受けていないので、知らないのです。説明なしで、他人のふるまいから常識を把握するのは、アスペルガー症候群の人には難しいことです。

一般常識を具体的に説明するとともに、マイペースな言動もある程度許容することで、本人のよい面が発揮されはじめます。

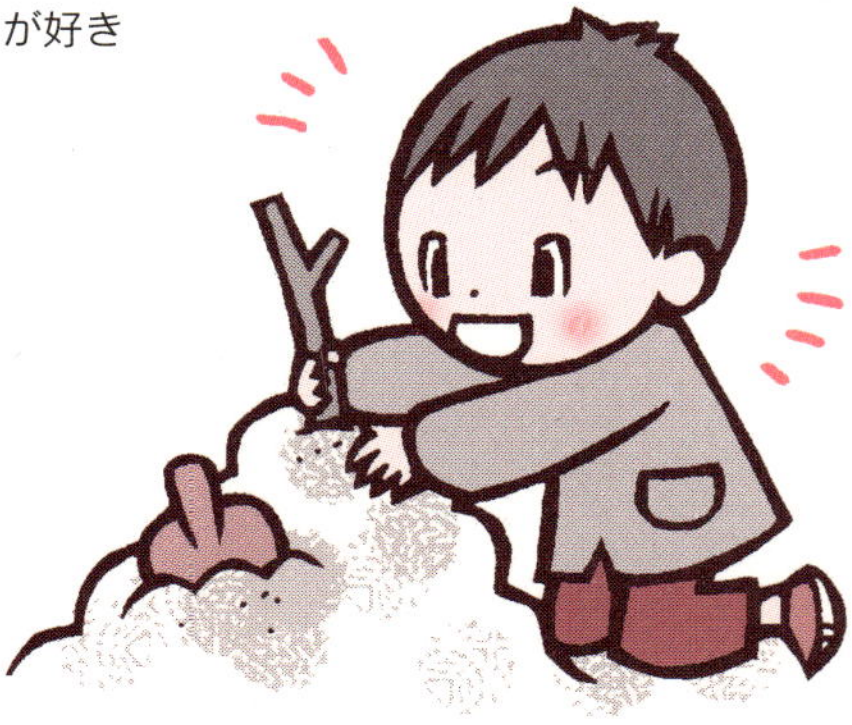

乳幼児期から、友達と遊ぶよりもひとり遊びを好む。砂遊びなどが好き

ポジティブなとらえ方

ひとりで行動する力がある

　しがらみを気にしすぎて、がんじがらめになり、行動できなくなることが基本的にありません。なにもかも集団に合わせるよう強要するのではなく、しきたりにしばられない行動力は、そのままいかしましょう。

特性のいかし方

単独行動を止めない

　孤立することをおそれて、単独行動をやめさせるのは、いきすぎた対応です。ひとりでいると落ち着くのであれば、その時間は大切にしましょう。

＋

必要な支援

集団行動もさせる

　参加しやすいグループがあれば、入りましょう。本人や家族から特性を説明し、理解してもらったうえで参加すると、よい経験がつめます。

行動力を育てていく

　マイペースな一面を、行動力として育てていきましょう。身勝手なふるまいにならないよう、適度に集団行動を経験することがポイントです。

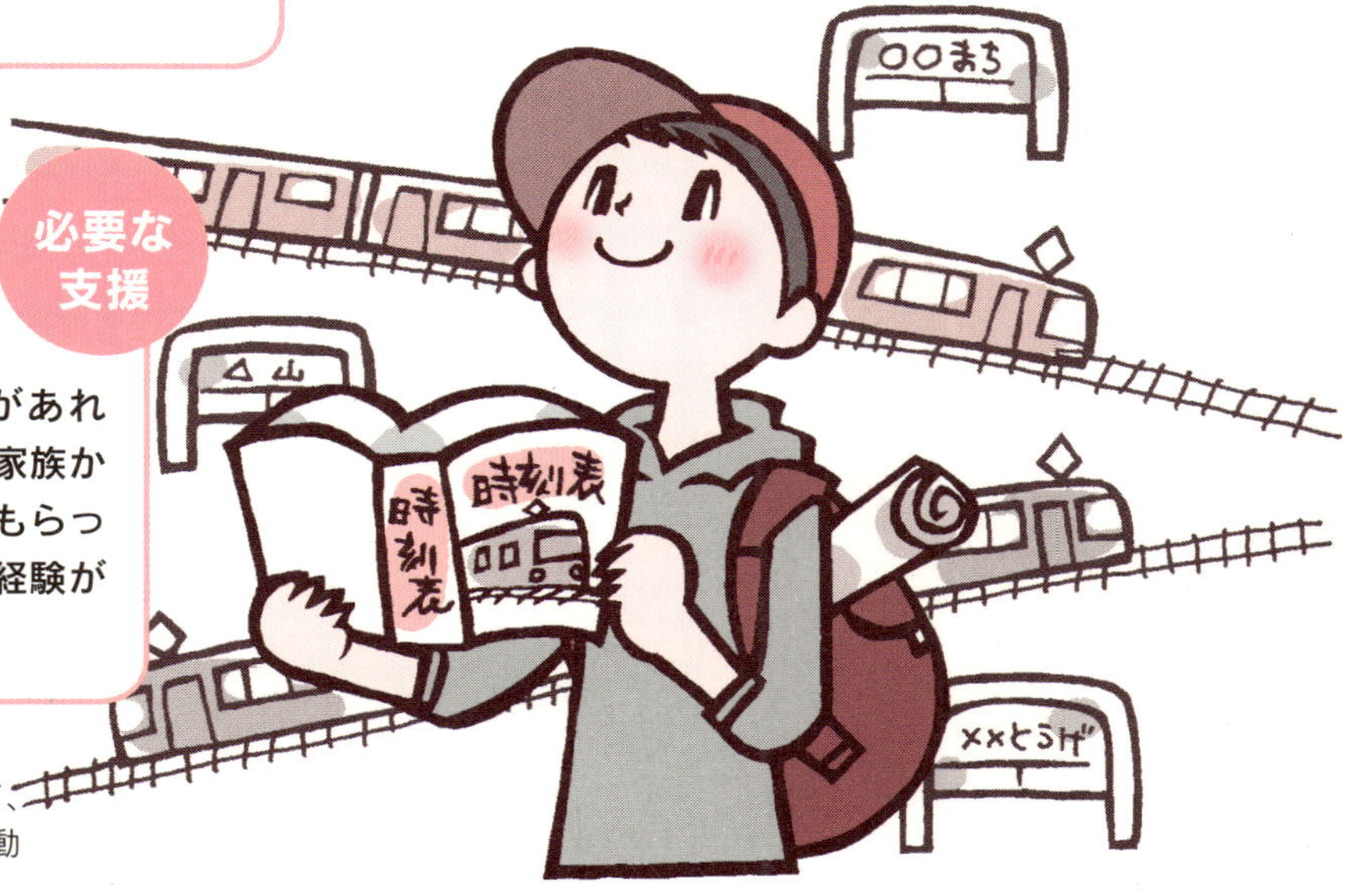

電車への興味をいかして、ひとり旅に挑戦。単独行動で学べることも多い

決まりごとは納得できればしっかり守る

常識は形のないものです。目にみえません。だからアスペルガー症候群の人には理解しづらいのです。目にみえる形、たとえば文章で示せば、納得でき、守ることもできます。

ネガティブなとらえ方 ×

非常識だ

わざわざ言わなくてもわかること、たとえば「教室から無断で出ない」という常識が守れない子がいます。そのできごとだけを知った人は非常識だと感じるでしょう。

決まりを破りたいわけではない

一見、非常識にみえる行動をすることがありますが、決まりを破りたいわけではありません。本人なりの理由があります。

たとえば、教室から無断で出るというトラブル。本人にわけをたずねてみると、「その日はドアが開いていたから出た」などと、思いもよらぬ理由がわかる場合があります。

本人なりの秩序をもっている

アスペルガー症候群の人は、一般常識を完全に把握することはできなくても、部分的に理解し、自分なりの秩序をつくっている場合があります。

「授業中は外に出ない」という常識が、「ドアが閉まったら外に出ない」という具合に、少しずれた理解になっていても、叱らないでください。

目にみえない、理解しづらいことを一生懸命学んでつくった秩序です。尊重してください。

一般常識にも納得できる

本人なりの秩序を尊重したうえで、一般常識を説明し、納得してもらいましょう。具体的に文章で示すと理解しやすくなります。一度、納得できれば、それを規則として守ることは得意です。

ポジティブなとらえ方

本人なりの秩序に忠実

アスペルガー症候群の人は、自分なりの秩序に基づいて行動しています。非常識ではあっても、無秩序ではありません。本人の考えを聞いたうえで、常識を具体的に説明し、納得してもらうと、今度は常識を非常によく守ります。

秩序を常識的なものに

守るべき秩序を、本人のオリジナルなものではなく、常識的なものに変えていきましょう。無理やり守らせる必要はありません。具体的に、丁寧に説明すれば、納得します。

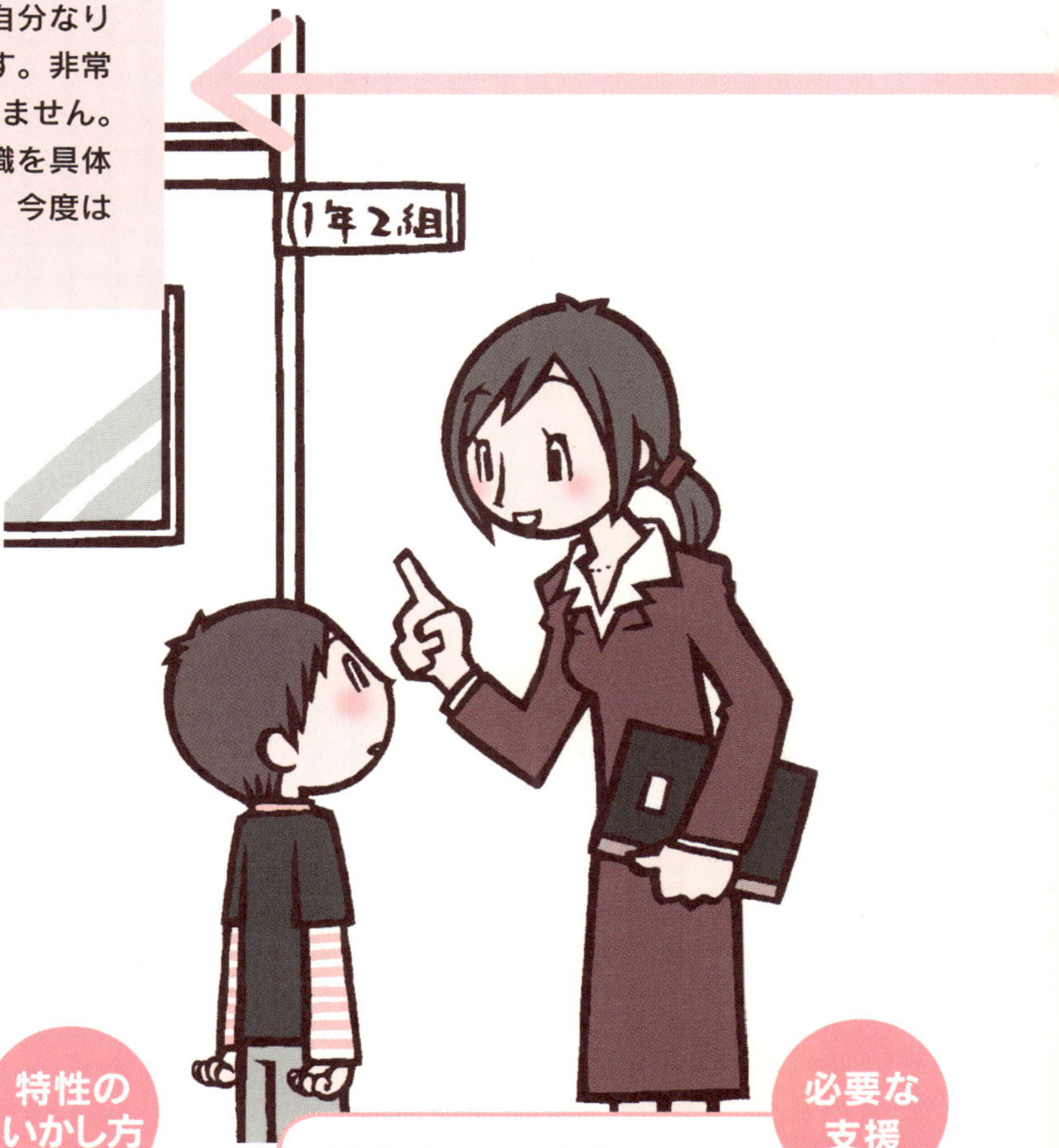

ドアが閉まっていても開いていても、授業中は無断で廊下に出ないよう、説明する

特性のいかし方

厳格さは残す

規則や秩序を順守できるまじめさは、いかしたいものです。周囲はまじめさを「こだわり」だと非難しないように、本人も自己否定をしないようにしましょう。

＋

必要な支援

秩序をすり合わせる

秩序を常識的なものにするためには、説明を受ける必要があります。信頼できる家族や友人に、文書などを使って、わかりやすく説明してもらいます。

興味のあることへの探求心が人一倍強い

興味の対象が、狭く深くなります。人付き合いをさけて、好きなことだけを追いかける傾向がありますが、それを情熱の強さとしてポジティブにとらえることもできます。

ネガティブなとらえ方 ✕

こだわりが強い

周囲の人は、せっかく誘っても反応が弱いため、こだわりの強い人だという印象をもってしまいがちです。付き合いづらいと言われ、敬遠される場合があります。

せまく深く興味をもつ

アスペルガー症候群の人は、特定のものに強い興味をもつ傾向があります。興味の範囲が狭いのです。ものを認識するときにも、狭い範囲に目を向けがちです。一点に集中しやすく、全体を認識するのは苦手です。

自閉症の子を育てた親のひとり、チャールズ・ハートは、その特性を「シングル・フォーカス」と表現しました。

勉強や仕事に興味をいかす

ひとつのものごとにスポットライトを当て、シングル・フォーカスで考えるのは、必ずしも欠点とはなりません。

視野の狭さは、探求心の強さでもあります。興味に対する情熱を勉強や仕事につなげると、ほかの人にはできないような、独自の成果をあげることができます。

ひとつのことで大成する人も

視野の広い人は、多くの分野で活躍できます。いっぽう、シングル・フォーカスの人は、特定の分野で活躍します。その道の権威として大成する人もいます。

視野を広げることよりも、一点に集中して、強い好奇心をいかすことを考えましょう。それが本人の特性に合っています。

ポジティブなとらえ方

好きなことへの情熱が強い

反応が弱いのは、興味をもてないことだから。興味のある分野であれば、誘われなくても情熱的にとりくみます。興味のないことに時間を費やすことはさけ、情熱をもてることにエネルギーを注ぎましょう。

好奇心をのばす

人の迷惑にならず、経済的な損害を出さないことなら、積極的にとりくみましょう。虫探しや貝殻集めなど、将来、役に立ちそうにないことでもかまいません。情熱的にとりくむ経験そのものに価値があります。

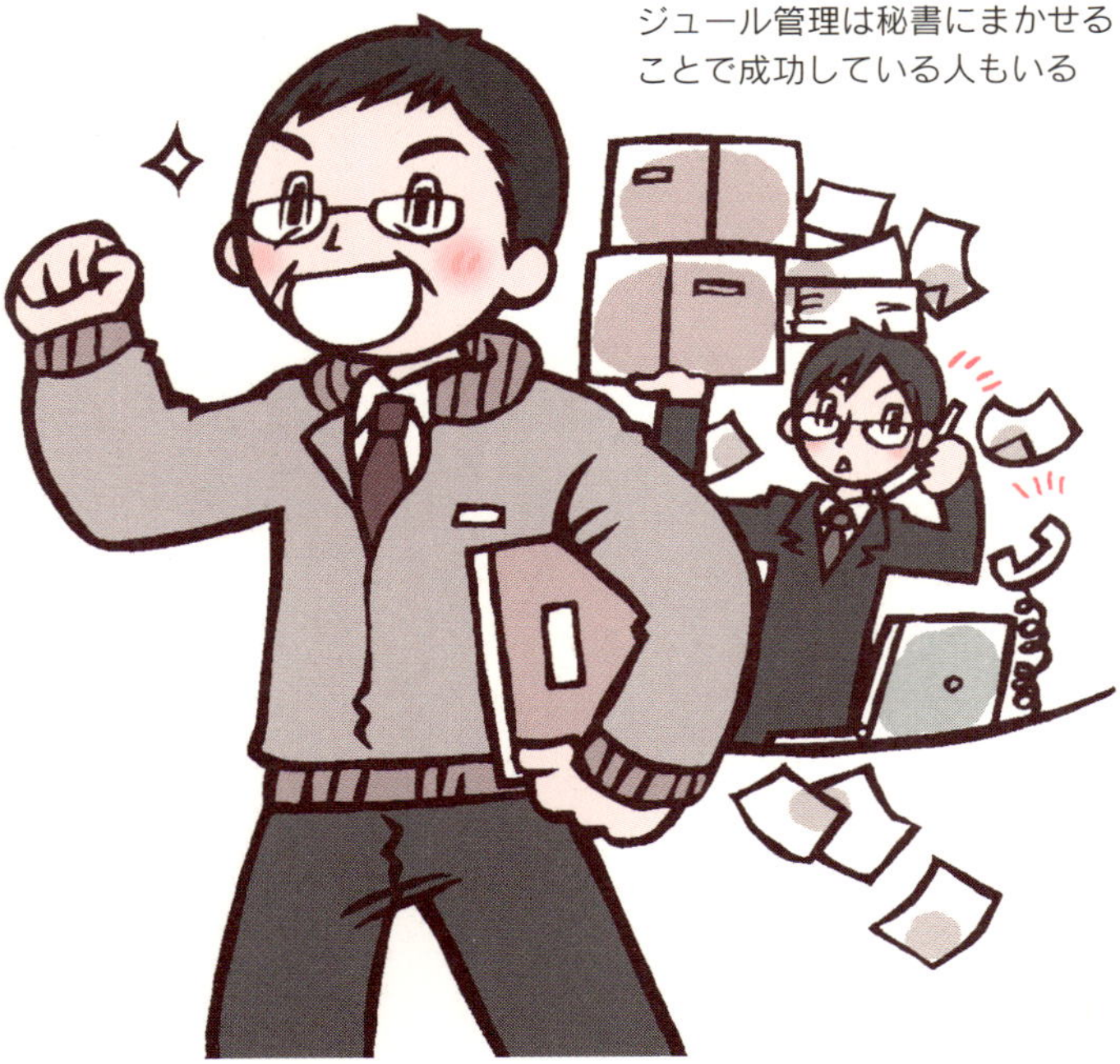

新商品の開発に尽力し、スケジュール管理は秘書にまかせることで成功している人もいる

特性のいかし方

とことんこだわる

興味・関心へのこだわりを肯定的にとらえましょう。とことんこだわって、その領域の知識や経験が長所になるくらい、努力を重ねます。

＋

必要な支援

ほかのことは人を頼る

全体をみることや、浅く広く知識を得ることなど、苦手な作業は人の力を借りておこないます。そのぶん、興味をもった対象には力を尽くします。

勉強も仕事も、応用より基本が適している

人間関係の機微のように、目にみえないものごとはなかなか理解できませんが、その反面、目にみえる具体的なものを理解し、とりくむ力がすぐれています。

ネガティブなとらえ方

柔軟性がない

ルールやスケジュールを守ろうとするあまり、相手に応じた調整や、予定の変更など、柔軟な対応をすることがうまくできません。融通がきかない人だと指摘されがちです。

急な変更には対応しきれない

アスペルガー症候群の人の多くは、目にみえる具体的なものを主な情報源として生活しています。

ルールやスケジュールは、明文化されていれば理解しやすく、そうでないと、把握するのに時間がかかります。

プリントで予告されていた行事が当日の朝に中止になるなど、急な変更への対応は苦手です。

規則的なことにはよくとりくめる

ものごとが予定どおりに進んでいて、自分の知っている作業をしているときには、すぐれた集中力を発揮します。

できることをくり返すのは、基本的に好きです。たとえば食材の下ごしらえのような、想像や予測の必要がない作業をまかせておくと、誠実にこなしてくれます。

適性のある分野に進みたい

大人になって、接客業やサービス業の仕事につくと、どうしても対応の柔軟性が求められます。

学校でも、対話中心の授業やグループ活動には、発言に柔軟性・応用力が必要でしょう。

勉強も仕事も、具体的・規則的な作業を中心とする分野に進むと、特性がいきます。研究系や技術系に適性があります。

ポジティブなとらえ方

基本を着実にこなす

状況をみて応用することは苦手ですが、その代わり、どのような状況でも基本を着実にこなすことができます。作業の規則性・継続性を維持できることは、十分に強みとなります。その点をいかしましょう。

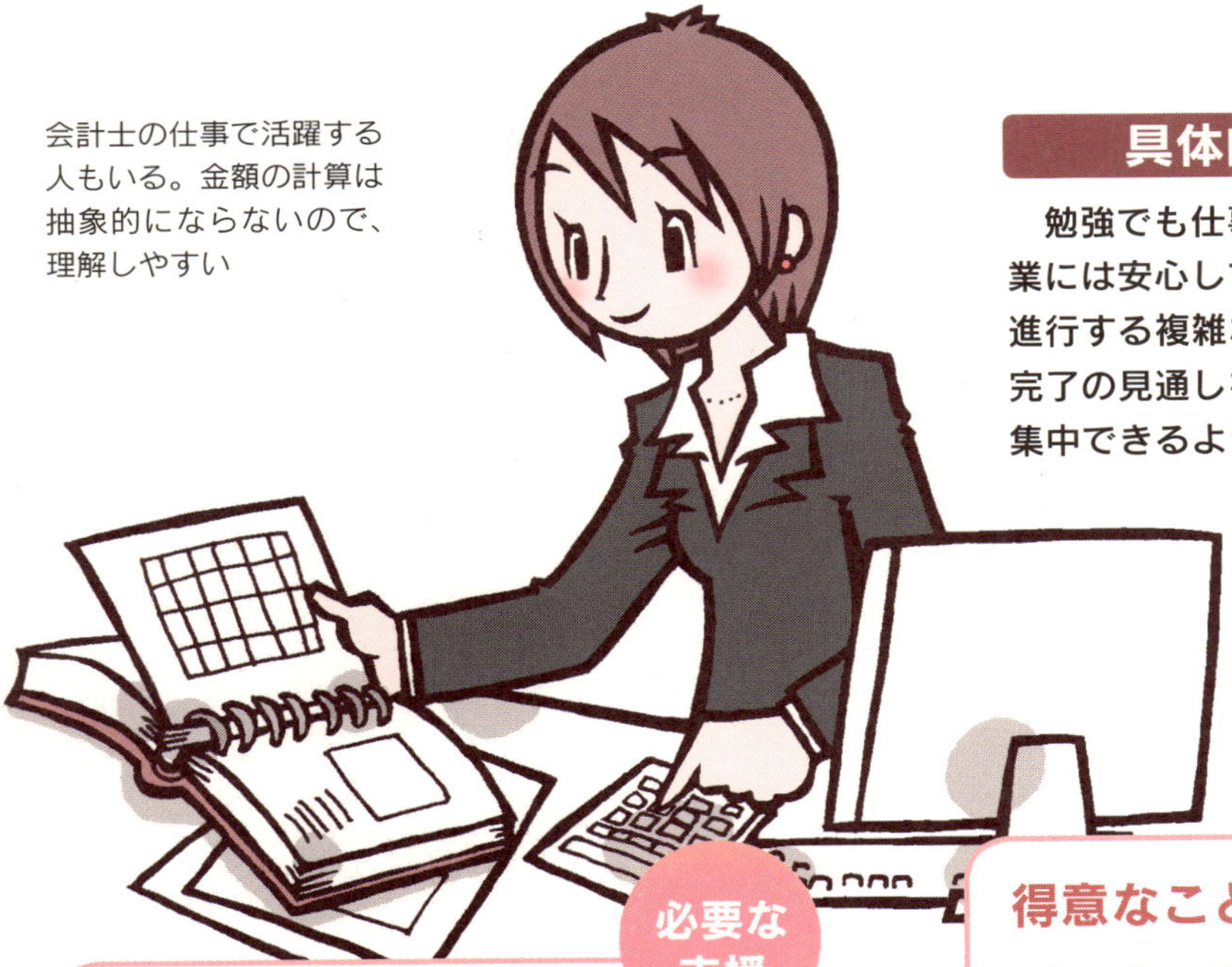

会計士の仕事で活躍する人もいる。金額の計算は抽象的にならないので、理解しやすい

具体的な作業をする

勉強でも仕事でも、具体的に示された作業には安心してとりくめます。作業を同時進行する複雑な予定は立てないこと、作業完了の見通しを示すことで、よりいっそう、集中できるようになります。

特性のいかし方

得意なことをする

扱うものが具体的であればあるほど、理解しやすくなります。コンピューターや工業製品など、形のあるものにたずさわると、特性がいきます。

必要な支援

見通しを立ててもらう

扱うものが具体的でも、作業工程が抽象的では、混乱しやすくなります。周囲の人と相談して、作業の見通しを立てるようにすると、特性がいかせます。

感覚面に独特の鋭さをもっている

感覚面のかたよりは、生活のなかで強い拒絶反応として現れることがあります。それをわがままや欠点だと考えず、ほかの人との違いとして理解していきます。

ネガティブなとらえ方 ✕

感じ方が異常

水の流れを飽きずにながめているかと思えば、ありふれた音を極端に嫌がって騒ぎ出す。そのような行動をみると、感じ方が異常だとネガティブにとらえる人もいます。

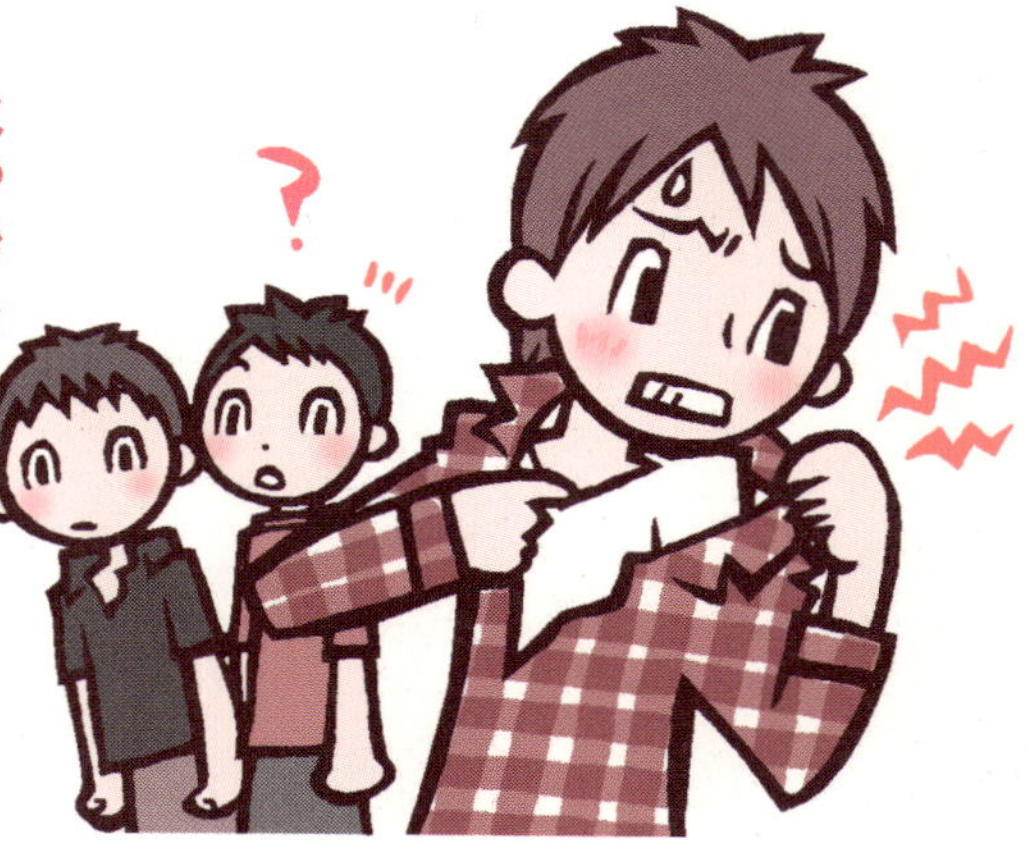

ごくふつうの生地を使った服なのに、えりがチクチクすると言って、ひどく嫌がる

水や砂を飽きずにみている

三つ組の特性以外のことで、悩みになりやすいのは、感覚面のかたよりです。とくに視覚や聴覚、触覚の鋭敏性が、ほかの人とは違う悩みを引き起こします。

たとえば視覚の鋭さは、水の流れや砂のこぼれ落ちる様子をながめるという、不思議な行動につながります。周囲の人がやめさせようとすると、本人は抵抗します。

本人にとっては落ち着くひととき

水や砂をながめることが、その子にとって、落ち着くひとときになっている場合があります。

安心すること、不安に感じることが、大多数の人と違います。水道代がかかるなど、現実的な損害が出ないかぎり見守りましょう。

みつめられることや、小さな機械音、服のえりの感触など、ありふれたことをひどく拒絶する場合があります。それもわがままや悪いくせだと非難せず、感じ方の違いとして受け止めてください。

ポジティブなとらえ方

感じ方が違う

感覚の使い方は、人それぞれ違います。自分とほかの人の味覚を比べれば、それがよくわかります。味覚の違いは、よしあしではありません。ただの違いです。発達障害の人の感覚面のかたよりも、違いとして理解しましょう。

環境づくりの参考に

感覚の違いを理解して、それにそって生活環境を調整します。本人がストレスを感じにくく、安心感を抱きやすい空間をつくりましょう。安心できる環境では、感覚面の鋭さがよい意味で働きます。

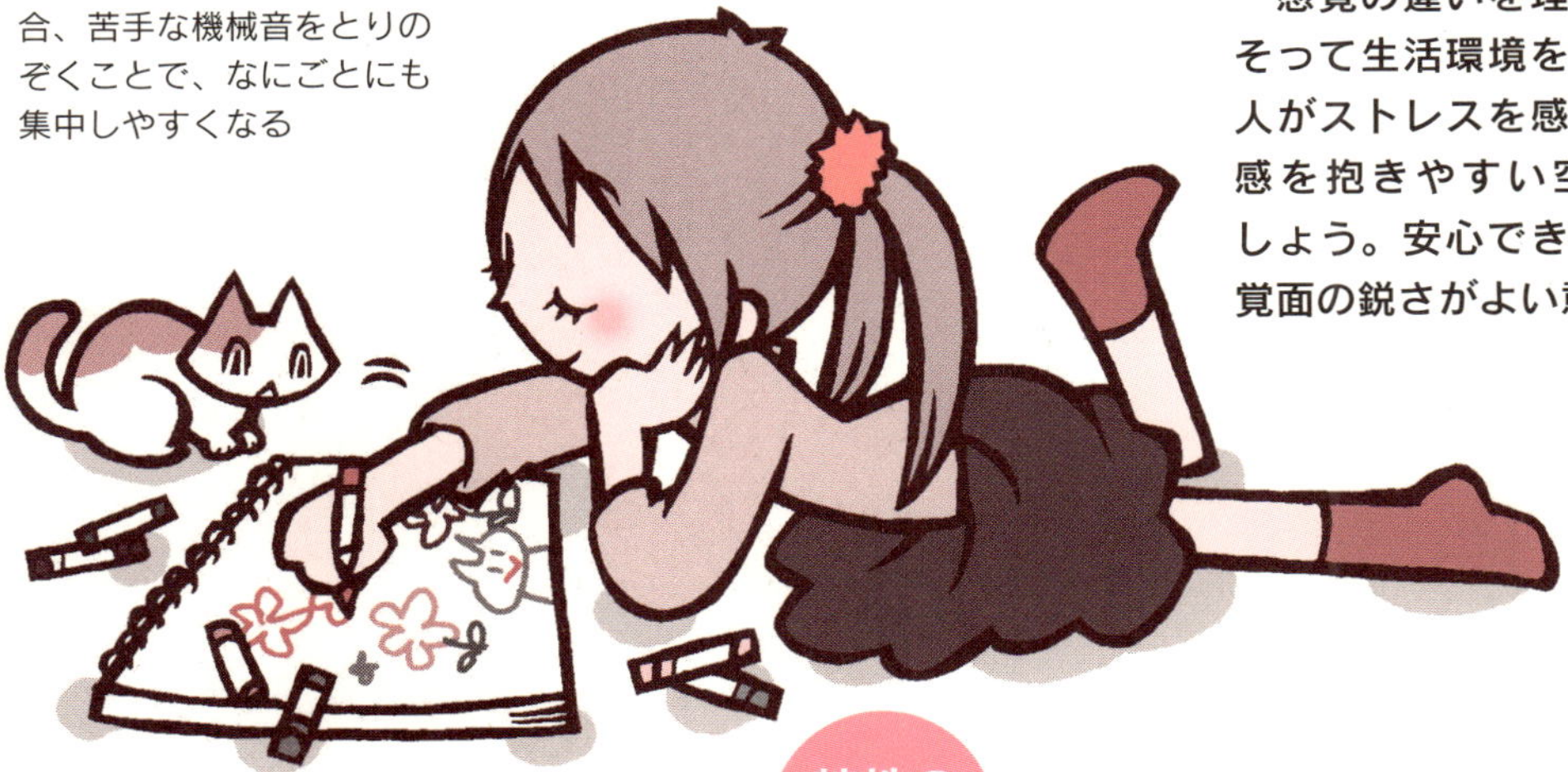

聴覚の過敏性がある子の場合、苦手な機械音をとりのぞくことで、なにごとにも集中しやすくなる

特性のいかし方

ストレス解消にいかす

水の流れをみることや、特定の音や服を好むことは、本人が自分の好む感覚刺激をとり入れ、気持ちを落ち着かせる「自己刺激行動」です。損害がなければ、行動を止めず、ストレス解消の一環として尊重しましょう。

＋

必要な支援

感じ方に合う環境を

本人が感覚的に苦手としていることは、気のもちようでは変えられません。家具や衣服、機械をとり替えるなどして、ストレスのもとはとりのぞきます。

サヴァン症候群などの天才的性質

サヴァン症候群

脳機能障害のひとつ。自閉症スペクトラムとは異なるが、併存する場合もある。カレンダーを何十年分、百科事典をすべて覚えてしまうほど、記憶力がすぐれている

生後二七三二回目の木曜日だとわかる

特性のすぐれた面に目を向けはじめると、自閉症スペクトラムはある種の天才だと感じることがあるかもしれません。

脳機能のかたよりによって、語いの豊富さや記憶力など、特定の能力が突出することは、けっして珍しくないのです。

サヴァン症候群という脳機能障害は、天才的性質をもつことで有名です。自閉症スペクトラムと併存することのある障害で、記憶力がとくにすぐれています。当事者の手記を読むと、「生まれて二七三二回目の木曜日」などという特異な記述があります。

自閉症スペクトラムに共通の特性ではない

サヴァン症候群に代表されるような天才的な性質は、残念ながら、自閉症スペクトラムの人に共通の性質ではありません。しかし、自閉症の特性にすぐれた一面が必ずあることは確かです。

アメリカでは自閉症スペクトラムの子への教育のなかで、苦手なことへの支援とともに、才能をのばすことも実践しています。

今後は日本でも、天才児教育とまではいかないまでも、自閉症スペクトラムの子の才能をのばす支援がおこなわれるでしょう。

4 乳幼児期

発達障害の特性に気づく

日本では、子どもが１歳半になる時期と、３歳になる時期に、
子どもの健康状態を確かめる、乳幼児健診がおこなわれます。
そのとき、医師や保健師が子どもの独特の行動に気づき、
自閉症スペクトラムだとわかることがあります。
本人はもちろん、親も、行動特徴にはまだ気づきにくい時期です。
すぐには理解できなくて当然ですが、
少しずつ理解して、支援をはじめれば、子どもは安心できます。

乳幼児期や学童期はひとつの目安

本書では乳幼児期から成人期まで、各年代の支援策をまとめていますが、それぞれの時期は目安にすぎません。

それぞれの時期に「危機的な主題」があります

精神科医エリクソンは、人間の生涯を大きく８つに分け、それぞれの時期のテーマを「危機的な主題」としました。各時期に、乗り越えなければ危機をむかえるような課題があることを示したのです。本書ではその考え方をもとに、各時期の対応を考えています。

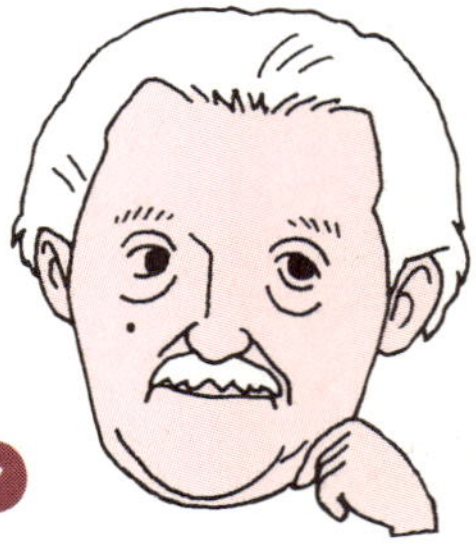

エリクソン

それぞれの時期に明確な境界線はない

エリクソンはライフサイクルを八つの時期に分けました。本書ではもう少しおおまかに、四つの時期で区切っています。

それぞれの時期には、目安となる年齢がありますが、あくまでも目安です。何歳で思春期をむかえ、何歳で思春期の主題を乗り越えるか、人によって異なります。

時期を便宜上区切るのは、それによって、いま対応すべきことがみえやすくなるからです。「何歳になったら、これができなければいけない」と重圧をかけるためではないことを理解してください。

乳児期

０～２歳頃。危機的な主題は「基本的信頼」の獲得。母親との間に愛着関係をつくり、母親や家庭に安心感をもつことで、他者を信頼できるようになる。これが生涯の人間関係の基盤になる

幼児期

２～４歳頃。「自律性」を獲得する時期。頼りになる母親・家庭があることを実感できた子は、自律的に活動しはじめる。歩いて自ら移動し、社会を探検することを楽しむ

ライフサイクル・モデル

エリクソンが1960年代に提唱した、人間の発達の基本形を「ライフサイクル・モデル」といいます。人間の発達は、乳児期に母親を信頼することからはじまり、階段を一段一段のぼるように、ゆっくりと進みます。

児童期

4～7歳頃。自律性に続いて「積極性」が発揮されはじめる。こわいことがあったら母親のところに帰ればよいという強い安心感が、その支えとなっている。アスペルガー症候群の子は特定の分野に積極性をもちやすい

学童期

7～12歳頃。ほかの子どもと協力しながらさまざまなことを学ぶ。自発的・習慣的にものごとを学習しようとする「勤勉性」が育つ。アスペルガー症候群の子はほかの子との共感がしにくく、悩みやすい時期

思春期

13～22歳頃。自分とほかの子を比べながら「アイデンティティ」を確立する時期。アスペルガー症候群の子は特性をより深く理解し、得意なことを認識する

成人期

23～35歳頃。他者との間に「親密性」をもつ。人間関係が深くなっていく。アスペルガー症候群の人は孤立しやすいので、人に相談することを習慣にする

壮年期

36～55歳頃。自分の得てきたものを子どもや若者に引き継ごうと考え、「世代性」を意識する時期

老年期

56歳頃から生涯を通して。過去を振り返るなどして、人生の意味を「統合」的にみつめ直す

Point

発達にとび級はない

発達は必ず順番に進んでいく。一段とばすように成長することは絶対にない。信頼感や勤勉性を習得せずに思春期をむかえた子は、アイデンティティの獲得に苦労する。まず周囲を信頼することからはじめる必要がある。

人間性の基盤ができあがる時期

人間の心理的な成長・発達は、基本的信頼の誕生からはじまります。乳児期に母親に守られ、安心感を抱くことで、人を信じる力が生まれるのです。

基本的信頼がこの時期に生まれます

乳児期には、母親に守られることで、人間や家庭を、そして社会を基本的に信じることのできる感情、基本的信頼が生まれます。この感情こそが、心の成長や人間関係の広がりにとって欠かせない、もっとも重要なものです。

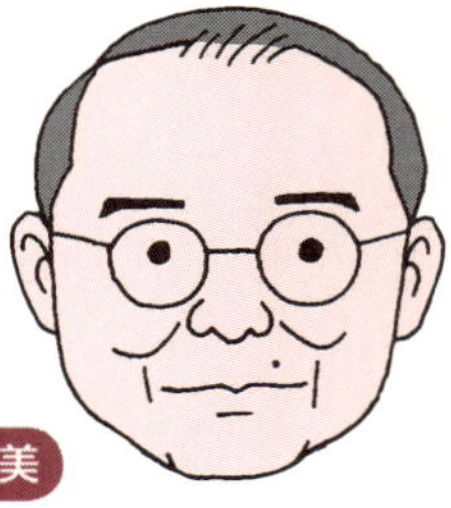

佐々木正美

母親との間に愛着ができる

生まれてから二歳頃までの乳児期には、基本的信頼が発達の主題となります。

これは、アスペルガー症候群の子も、定型発達の子も、同じです。すべての子どもにとって、この時期に重要なのは、基本的な信頼感や安心感です。

基本的信頼は、母親との愛着関係によって生まれてきます。愛着は英語でアタッチメントといい、この言葉には結合という意味もあります。

母子がむすびつき、絆をつくる時期といってもよいでしょう。

愛着が人間関係の基盤になる

母親との間にできた愛着関係は、それから続く長い人生の、すべての人間関係の基盤となります。

おおげさに思えるかもしれませんが、本当にそうなのです。精神科医ロバート・エムディの研究によれば、非行に走る子の多くが、幼い頃に母親との充分な愛着関係を築けていなかったそうです。

エムディは、たくさんの子どもを、生まれてからずっと追跡調査して、データを蓄え、分析して、そのような報告をしました。

愛着関係を築けた子は、健全な人間関係を築くこともでき、非行に走る可能性が低くなるのです。

信頼感ができると次に自律性が育つ

母子の絆ができ、子どもの心に信頼感が育つと、子どもは自律した行動をとろうとしはじめます。二歳すぎからの幼児期によくみられる発達です。

母親を信じる気持ちが、自分を信じる気持ちを生み出します。それによって、母から少し離れ、自らの意思で行動しようとするのです。自律性の獲得といいます。

自律性は、必ず信頼感のあとに発達します。信頼感をとばして、いきなり自律性を獲得することは基本的にありません。心の発達はひとつずつ、順番に進んでいくのです。

子どもが望むように育児をする

この時期の子どもがいる場合には、なによりもまず安心感を重視して、接してください。

そのためには、親の希望、祖父母の希望を子どもに伝えるのではなく、子どもの望みを大人が読みとり、子どもの望むように対応してあげることが必要です。

子どもは、自分の望みがかなう経験をくり返すると、母親を信頼します。

泣いたときにおっぱいがもらえた、振り返ったときに母親が見守っていてくれた、手をひっぱったら応えてくれた。そういった小さなことの積み重ねが、子どもにとって、強い安心感につながっていきます。子どもに応えることを心がけてください。

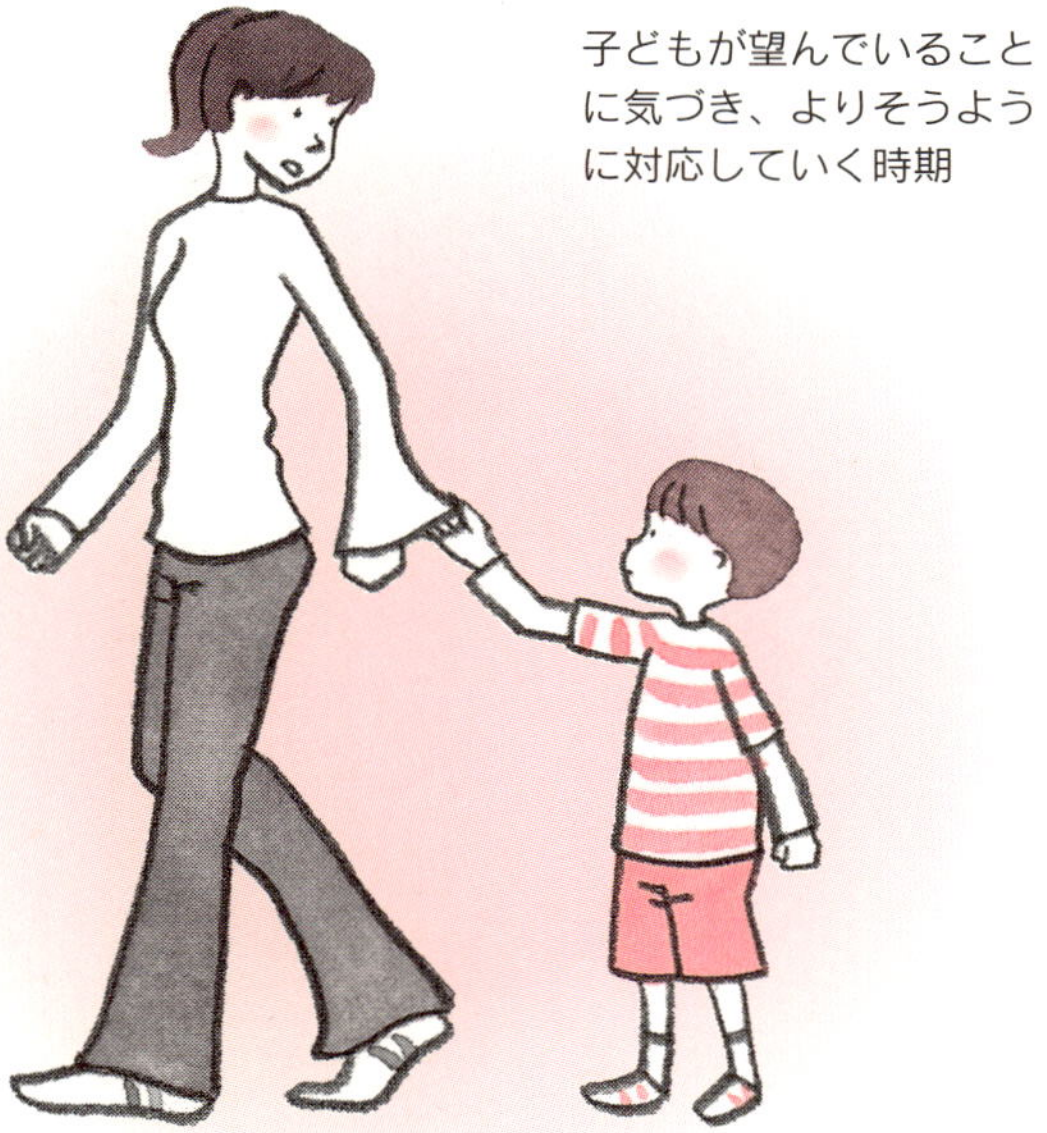
子どもが望んでいることに気づき、よりそうように対応していく時期

既刊『アスペルガー症候群のすべてがわかる本』8ページより

自閉症スペクトラムの子は乳幼児期に、家族に愛着をもちにくい場合があります。既刊『アスペルガー症候群のすべてがわかる本』でくわしく解説しています。

理解・支援以前に、安心感が必要

子どもが安心感をもつ前に、特性を調べよう、支援をはじめようとあせると、子どもの気持ちに負担をかけます。まずは愛すること、かわいがることからです。

十分に愛されて、はじめて安心します

ただ世話をされ、守られているだけでは、子どもは本当の意味では安心できません。安心感は、母親や家族から十分に愛されているという実感から生まれます。あえて言います。子どもを過保護に育ててください。

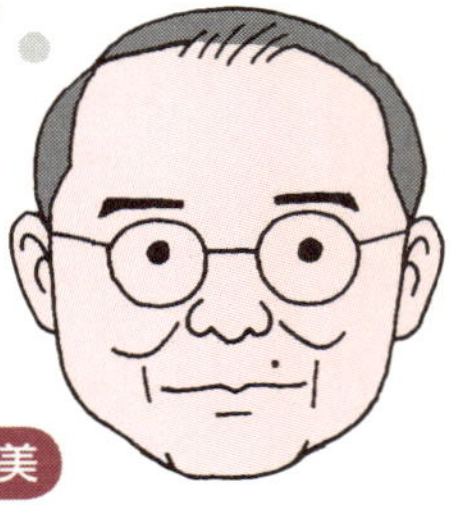

佐々木正美

乳児は不安で母親を頼る

乳幼児は、はいはいをしたり、ひとりで歩いたりして、よくわからない状況に陥ると、母親を探し、甘え、頼ります。

頼れる人がいるということを確認し、安心感を抱きます。そして安心できるから、またひとりで行動できるのです。いつも母親が見守っていてくれるという実感が、この時期の発達を支えます。

安心感と自律性の関係は成長してからも同じ

これは、その後の生活でも基本となる心理です。

安心できる環境があるからこそ、挑戦できる。挑戦して失敗しても、頼れる人のところに帰れば、また安心できる。そのように考えられるかどうかで、発達の仕方が変わってきます。

アスペルガー症候群の子は、周囲で起きていることを読みとるのが苦手です。ほかの子よりも、不安を感じることが多いのです。

そういう状態にある子が、安心感を抱き、自律性をはぐくむためには、家族が守ってくれるという確信が必要です。

発達障害を理解し、支援するのも大切ですが、それ以前の課題として、子どもに家族・家庭は信頼できるのだと実感させることが、もっと大切なのです。

基本的信頼は自尊心につながる

基本的信頼をもっている子は、自分に対しても信頼感を抱けます。信頼感は挑戦しようという意欲や自信になり、失敗した自分を励ます支えにもなります。それは自尊心につながっています。

乳幼児期には、アスペルガー症候群の子が安心できる環境づくりをしましょう。ほめること、暮らしやすい環境をつくることが大切です。自分と家族を基本的に信じられるようになると、生活が落ち着きます。

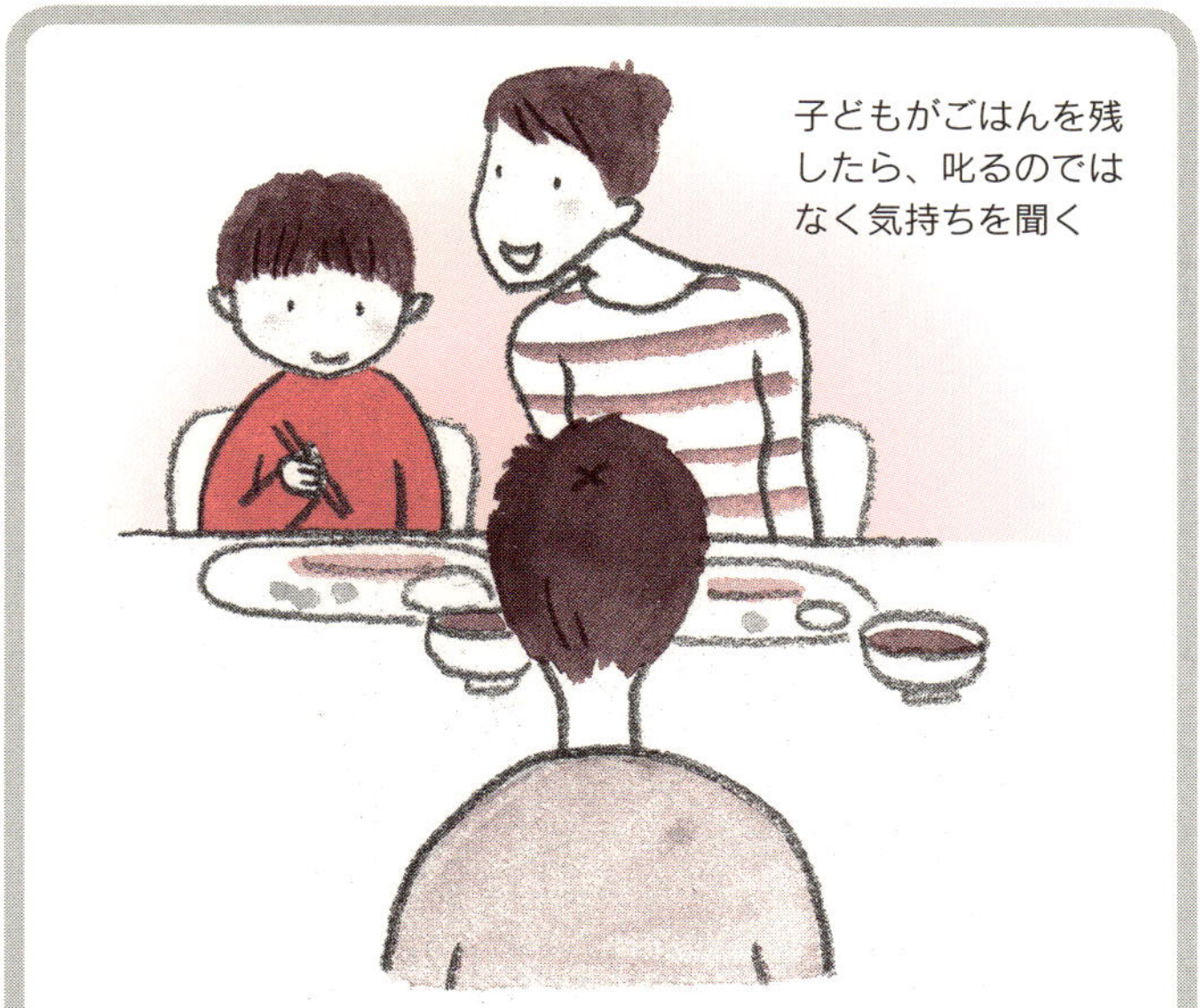
子どもがごはんを残したら、叱るのではなく気持ちを聞く

既刊『家庭編　アスペルガー症候群の子どもを育てる本』12ページより

安心感をもてる家庭環境について既刊『家庭編　アスペルガー症候群の子どもを育てる本』では、6つのポイントを挙げるなどして、くわしく解説しています。

どう考えればよいか

めいっぱい過保護に

乳幼児期には、子どもが泣いたときにはつねに声をかけ、安心させるくらいに、過保護な育て方をしてください。子どもが安らげるスペースをつくり、いやがるものをとりのぞくのもよいでしょう。

安心できるスペースをつくる

114ページ・
家庭編 12ページ参照

ストレスのもとをとりのぞく

118ページ・
家庭編 34ページ参照

※黒字は本書の参照ページ、色文字は既刊の参照ページをご案内しています

一歳半・三歳時の乳幼児健診がきっかけに

乳幼児期には本人はもちろん、家族もアスペルガー症候群の存在にはなかなか気づきません。乳幼児健診などで専門家が気づくのが一般的です。

健診で気づく

日本では子どもが１歳半のときと３歳のときに、健診が実施されます。心身の成長を確認するための活動ですが、そのなかで発達障害に気づくことがあります。

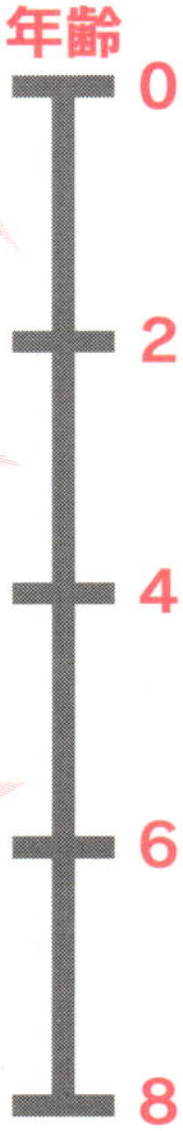

１歳半健診

主に体の発達をみる。自治体から各家庭に案内がある。親子で指定の機関をおとずれ、医師や保健師にみてもらう

３歳健診

体の発達に加えて、ことばの発達や心理的な成長もくわしくみる。形式は１歳半のときと同様

就学時健診

小学校に入る前に、あらためて心身の発達を確かめる。就学先の小学校でおこなわれる場合が多い

そのほかの健診

地域によっては１歳や２歳など、別のタイミングで健診がおこなわれることもある。いずれも子どもの困難に早く気づき、対応するためのもの

早期療育のきっかけとなる

健診は、子どもの成長の遅れを探すためのものではありません。子どもが困っていることに早く気づき、早く適切な対応をするためにおこなわれています。

ですから、もしも健診でなにか指摘されても、マイナスの意味にとらえないでください。その指摘によって、その日から子どもの生活が楽になるのです。

日本では、一歳半や三歳のときの健診で発達障害がわかり、早期療育をはじめる例が数多くあります。これは、海外にはほとんどないシステムです。日本のすぐれた健診をぜひ活用してください。

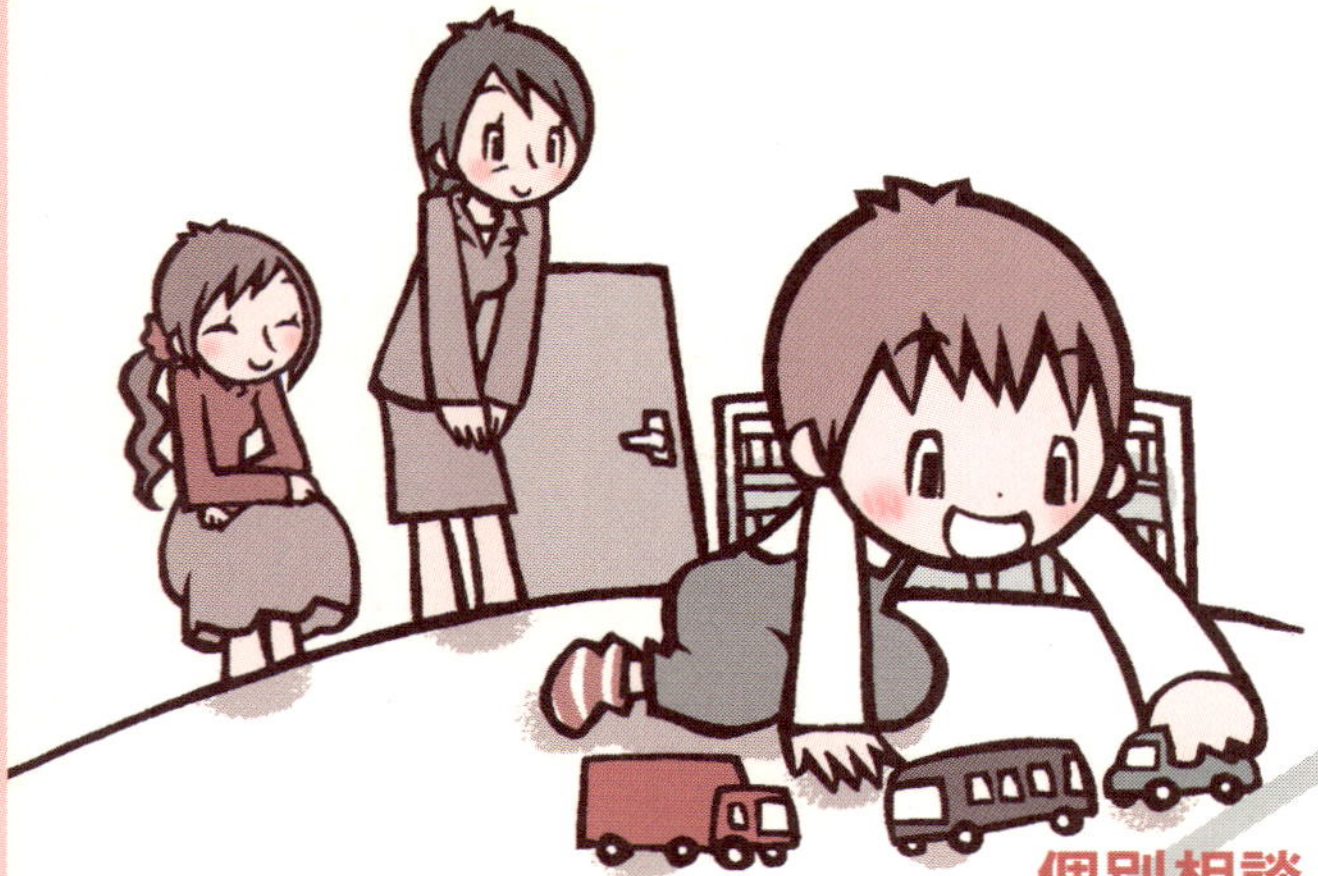

後日、時間をたっぷりとって、くわしいことを相談する

相談をはじめる

健診で発達障害や、その可能性が指摘されたら、さっそく専門家への相談をはじめましょう。また、必要であれば支援も受けはじめます。

個別相談

健診で気になる点があった親子のために、個別相談の機会がもうけられている。健診後に案内される

個別療育

発達障害だと診断され、すぐに療育をはじめる場合もある。療育を通じて、くわしいことを確かめていく

フォロー

たった一度の健診ではくわしいことがわからないため、定期的にみてもらい、助言を受けることもある

スタッフの加配

健診の結果を保育園や幼稚園に相談すると、スタッフを増やしてくれるところもある。対応には地域差がある

どう考えればよいか

気づけば子どもが楽になる

健診でなにか指摘されれば、ショックを受けるのは当然です。それを隠す必要はありません。ゆっくり受け止めながら、健診の結果によって、必要な対応が早くわかるのだということにも少しずつ目を向けてください。

早期療育をはじめる

122ページ・アスペルガー症候群 58ページ参照

保育園・幼稚園に支援を求める

120ページ参照

児童精神科や小児神経科に相談する

健診で指摘を受けるなどして、発達障害の可能性を考えたときには、医療機関を受診して、確かな診断を受けましょう。

医療機関へ行く

健診や相談でわかるのは、発達障害の可能性まで。診断を受け、よりくわしい説明を聞くためには、医療機関を受診する必要があります。

受診する

発達障害には専門の診療科がない。児童精神科や小児神経科に、発達障害にくわしい医師がいる場合が多い。事前に問い合わせるとよい

問診を受ける

診察の中心は、医師による問診。家族が子どものふだんの様子を伝えることと、診察中の子どもの様子が、診断のための情報に

相談できること

どの行動が発達障害特性と関わるものか、どのように対応すればよいかなど、診断に関わることはなんでも相談してよい。相談内容から、子どもの困難がよりくわしくわかる場合もある

聞かれること

医師は生活環境を把握するために、家族の関係性をたずねることがある。とくに母子が受診した場合には、父親の子どもへの関わり方がたずねられやすい。家族の発達障害がわかることもある

特性について説明してもらう

医療機関を受診する前に、子どもの様子をよくみて、気になる点を書きとめておきましょう。

メモを用意しておくと、思い出す手間がはぶけ、診察時間を有効に使えます。

また、家族が気にしている点のうち、どの行動が発達障害の特性として理解できるのか、医師から具体的に説明してもらうことが、スムーズにできます。

発達障害は現れ方が複雑で、一度の診察では把握できないことがあります。そのため、日頃の様子を伝え、検討材料としてもらうことが、診察の役に立つのです。

心理検査を受ける

発達障害をくわしく診断するためには、知的能力をはかることが必要になってきます。そこで医療機関では、各種の心理検査をおこない、子どもの知能指数や情報処理の仕方を調べています。

主な検査

WISC……Wechsler Intelligence Scale for Children、小児用ウェクスラー式知能検査。言語性 IQ と動作性 IQ をはかるもの。5 歳～ 16 歳 11 ヵ月の子に用いられる。幼児用の WPPSI、成人用の WAIS もある。2011 年現在は第 4 版が使われている。

K-ABC 心理教育アセスメントバッテリー……Kaufman Assessment Battery for Children、心理学者カウフマンが考案した、小児用の評価項目一覧。2 歳 6 ヵ月～ 12 歳 11 ヵ月の子に用いられる。IQ を測定できるほか、情報処理能力もはかる。

田中ビネー式知能検査……心理学者ビネーの開発した知能検査を、日本の心理学者田中寛一が自らのつくった検査とあわせて改変。見直しをくり返し、2011 年現在は第 5 版が使われている。

そのほか……海外では自閉症スペクトラムの診断に ADI（自閉症診断面接）や ADOS（自閉症診断観察尺度）などの手法が用いられている。

検査を受ける

各種知能検査で、知的能力を調べる。医療機関ごとに実施する検査は異なる。各種発達検査をおこなうところもある

診断を受ける

問診と検査の結果から診断が出る。一度の受診では診断が出ない場合や、暫定的な診断として告げられる場合もある

どう考えればよいか

理解のために受診する

医療機関に行くのは、子どものことを正しく理解するため。発達障害は多様な現れ方をするので、本やテレビで情報を得るだけでなく、実際に専門家に子どもをみてもらい、説明を受けて理解する必要があります。

発達障害は心の病気ではない

自閉症 26 ページ・アスペルガー症候群 52 ページ参照

理解して療育をはじめる

122 ページ参照

ひと目でわかる！

発達障害の子の相談先

健診後に広がっていく

子どもの頃に発達障害がわかるケースでは、まず乳幼児健診で気づき、その後、さまざまな機関に相談していくという経過をたどる人が多くなっています。

相談先として中心になるのは、保健師のいる保健所と、医師のいる医療機関や療育機関です。

乳幼児健診

子どもの発達を確認するための健康診断。身体検査、視力検査などをおこなう。医師や保健師が担当し、発達障害の可能性に気づくことがある

健診結果の通知のときに、医療機関や福祉機関でくわしく相談するよう、助言される場合がある

福祉関連機関

保健所

心身の健康状態について相談できる。健診に関わる保健師が在籍するため、発達障害のことを相談しやすい。保健センターなどの名称になっているところもある

児童相談所

子育てについて相談できる。一般的なことから、子どもの気持ちや特性がわからずつらいという悩みまで、対応してくれる

発達障害者支援センター

発達障害のことを相談できる。情報提供が主な業務なので、診断や療育を受けることは基本的にできない

そのほか

役所の福祉担当課やNPO法人、大学の研究機関などが、相談窓口を開設している場合がある

保健所や福祉機関の保健師は、地域の園や学校と連絡をとり合い、発達障害の子への支援について、情報交換をしている

発達障害を相談できる診療科

一般の小児科でも相談できるが、くわしい医師は多くない

児童精神科はほとんどが都市部にあり、数が少ない。くわしい医師は比較的多い

小児神経科のなかには、発達障害にくわしく、診断をおこなうところもある

発達障害外来を開いている機関が近くにあれば、専門の医師にみてもらえる

医療・療育機関

医療機関

発達障害の診断が受けられる。特性について、正確な説明をしてくれる

療育機関

診断をもとに、治療教育を受けることができる。子どもの力を伸ばすたすけに

医療機関や療育機関は、子どもと家族の希望があれば、発達障害を学校に伝えるためのサポートをする。学校側からの質問に対応してくれる場合もある

大学以降、主に成人期の相談先については214ページ参照

保育・教育機関

保育園・幼稚園

子どもの特徴を伝えれば、ある程度配慮してもらえる。発達障害にくわしい保育士や教師がいて、支援が受けられる場合もある

一般の学校

特別支援教育の担当者に発達障害の特性を伝えれば、支援が受けられる。支援の内容は学校によって異なる

特別支援学校

発達障害や視覚障害などの各種障害への支援を重点的におこなっている。より充実した支援を受けたい場合に通う

きょうだいへのサポートがより重要に

発達障害の子にきょうだいがいる場合には、きょうだいへの接し方も重要なポイントになってきます。

きょうだいが不満をもちやすい

発達障害の子への支援に力を入れるあまり、きょうだいへの目配りが減り、きょうだいが不満をもってしまうことがあります。

支援の必要な子に集中しがち

診断が明確になり、対応の仕方がわかると、両親ともにその対応に集中してしまいがち

きょうだいに自立を求めてしまう

きょうだいは特別の対応を必要としていないと考え、自分の力で学ぶことを求めてしまう

きょうだいの不満がつのる

子どもはきょうだい間の対応の差を敏感に感じとる。愛情が少ないと感じ、不満をつのらせる

きょうだいもアスペルガー症候群など発達障害がある場合

比べてしまいがち

同じ診断名があると、能力や特性の程度を比べてしまいがち。二人を比べるのではなく、一人ひとりの子の過去と現在を比べるようにしたい

平等に対応するのが難しくなる

きょうだいのなかで、ひとりに発達障害があり、ほかの子には発達障害がない場合には、平等に接することが難しくなります。

発達障害支援の基本は、個別の配慮です。個別に配慮すれば、どうしても、ほかのきょうだいよりも手厚い世話になります。

しかし、もともとすべてを平等にすることはできません。障害の有無に関係なく、きょうだいへの接し方にはなにかしら違いがあるものです。

平等を心がけるよりも、きょうだいみんながさびしさを感じないような配慮を心がけましょう。

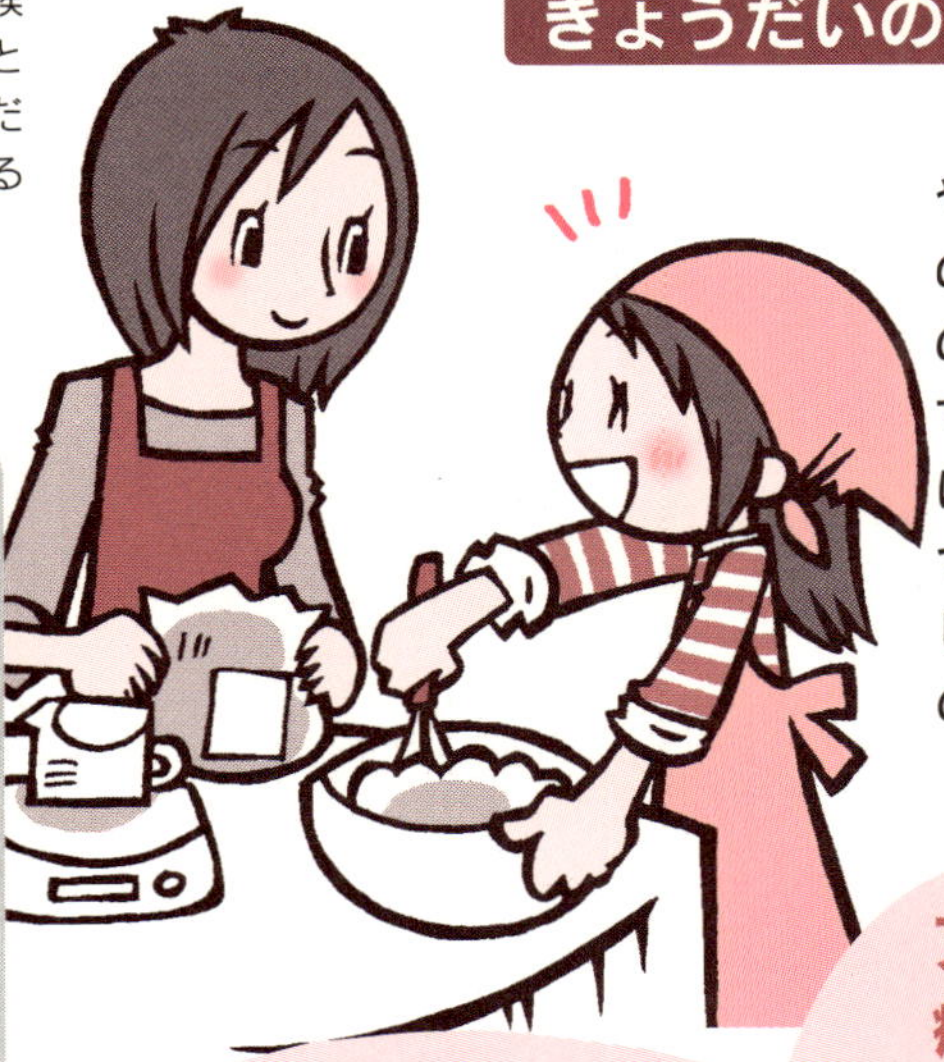

父親とアスペルガー症候群の子が出かけているときに、母親ときょうだいだけでお菓子づくりをする

きょうだいのための時間が必要

　きょうだいが不公平さや、さびしさを感じることのないように、きょうだいのための時間をとってあげてください。時間に決まりはありません。毎日少しずつでも、その子の気持ちをしっかりと聞く機会をもつのです。

- 毎日必ずきょうだいのための時間をつくる。母親と父親それぞれに話せる機会や遊ぶ機会を
- きょうだいの生活も支援する。勉強や生活で困っていることがあれば、発達障害の子と同じように個別の配慮をする
- 発達障害の子を支援する道具を家族全員でつくるなどして、特性を少しずつ理解してもらう

きょうだいの世話

できることはすべて本人まかせになりがちだが、きょうだいにも目を配る。本人の気持ちを聞く機会をもうける

アスペルガー症候群の子の世話

特性に応じて、随時、支援をする必要がある。本人のつらさが家族には伝わりやすいため、支援にも熱が入りがち

どう考えればよいか

機会は平等に、対応は個別に

　接し方には個別の配慮が必要ですから、どうしても平等にはなりません。しかし、それぞれの子の話を聞く機会や遊ぶ機会を平等にもうけることはできます。時間は短くても、子どもにとって貴重な機会になります。

特性への対応は個別になる

118ページ参照

きょうだいへの伝え方

アスペルガー症候群
38ページ参照

まだ特性への理解や自覚はない

乳幼児期には、本人はまだ自分に特別の性質があることを理解していません。困っていても、それを自覚していない場合があります。

本人は基本的に無自覚

乳幼児期の子は、発達障害だけでなく、さまざまなことに対して無自覚であり、無意識に行動しています。それでよいのです。

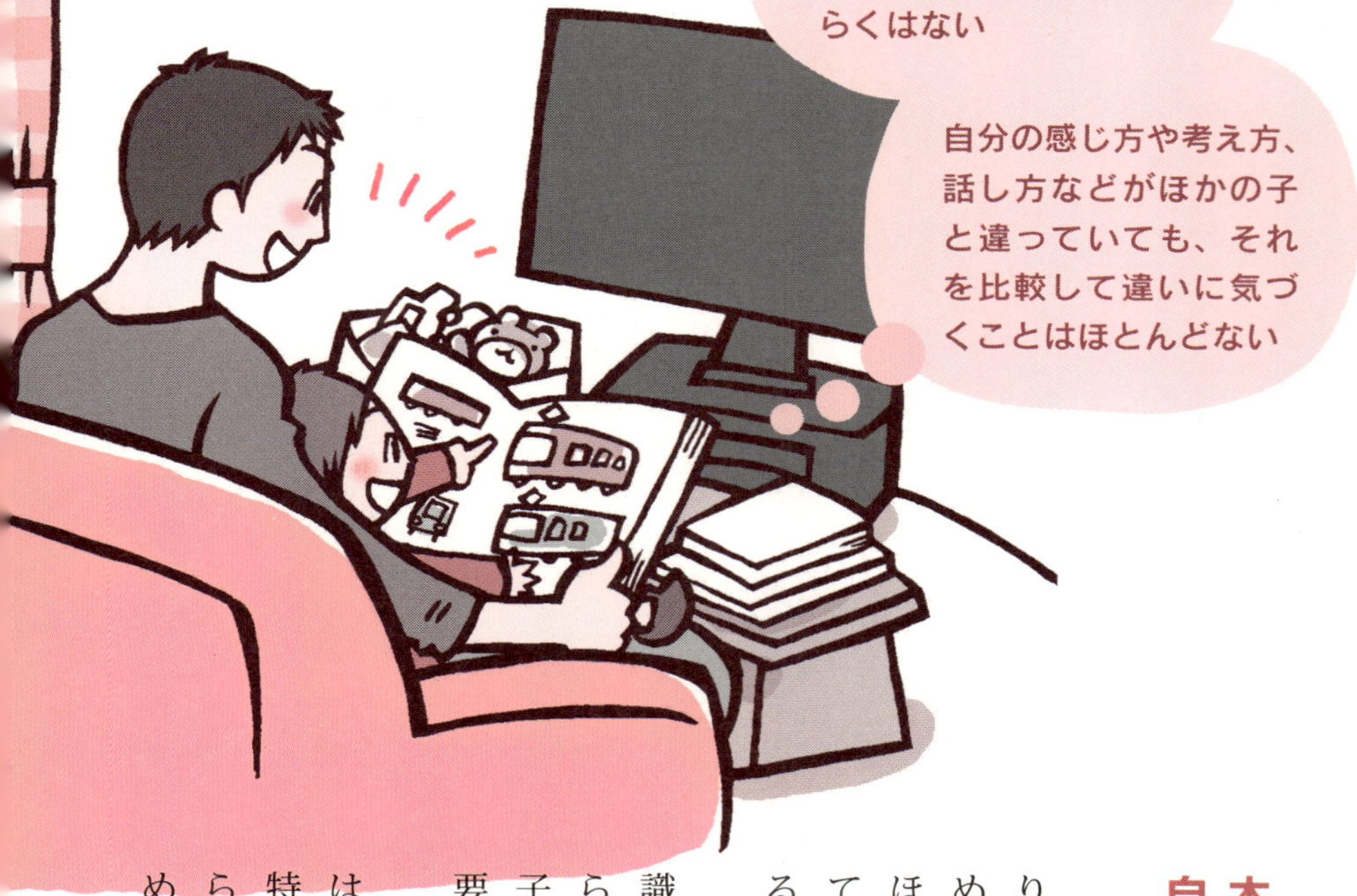
本人の気持ち
特性があっても、とくに困っていない。見通しを立てることなどは親がしてくれるため、特別つらくはない
自分の感じ方や考え方、話し方などがほかの子と違っていても、それを比較して違いに気づくことはほとんどない

本人にとっては自分が基準

乳幼児期は、ものごとを知ったり、感じとったりすることをはじめたばかりです。子どもが自分をほかの子と比べたり、それによって発達障害の特性に気づいたりするのはもう少し先です。

規則的なものやカタログ的な知識を好む傾向が、この時期からみられる場合があります。しかし、子どもはそれがほかの子にはない要素だと知りません。

乳幼児期から学童期にかけては、なにごとも自分が基準です。特性を自覚できなくて当然ですから、まだ、本人に自覚や理解を求める必要はありません。

親は少し気になっている

本人が無自覚ないっぽうで、親は子どもの様子をみて、少し変わっていると思いはじめます。幼児期に入ると、保育園や幼稚園などで、ほかの子との違いに気づくことがあります。

乳幼児期にみられる特徴

- 言葉やしぐさによるコミュニケーションが一方的で、相互的にならない
- ほかの人に興味をもちにくい。両親があやしてもあまり反応しない
- 乗り物全般や特定の道具などに強い興味を示す。新しい道具を強く拒む

親の気持ち

子ども向けのおもちゃには興味を示さず、毎日図鑑ばかりながめるなど、独特の行動が気になってくる

すぐに対処しなければならないようなことではないと考え、様子をみている。深く気にしてはいない

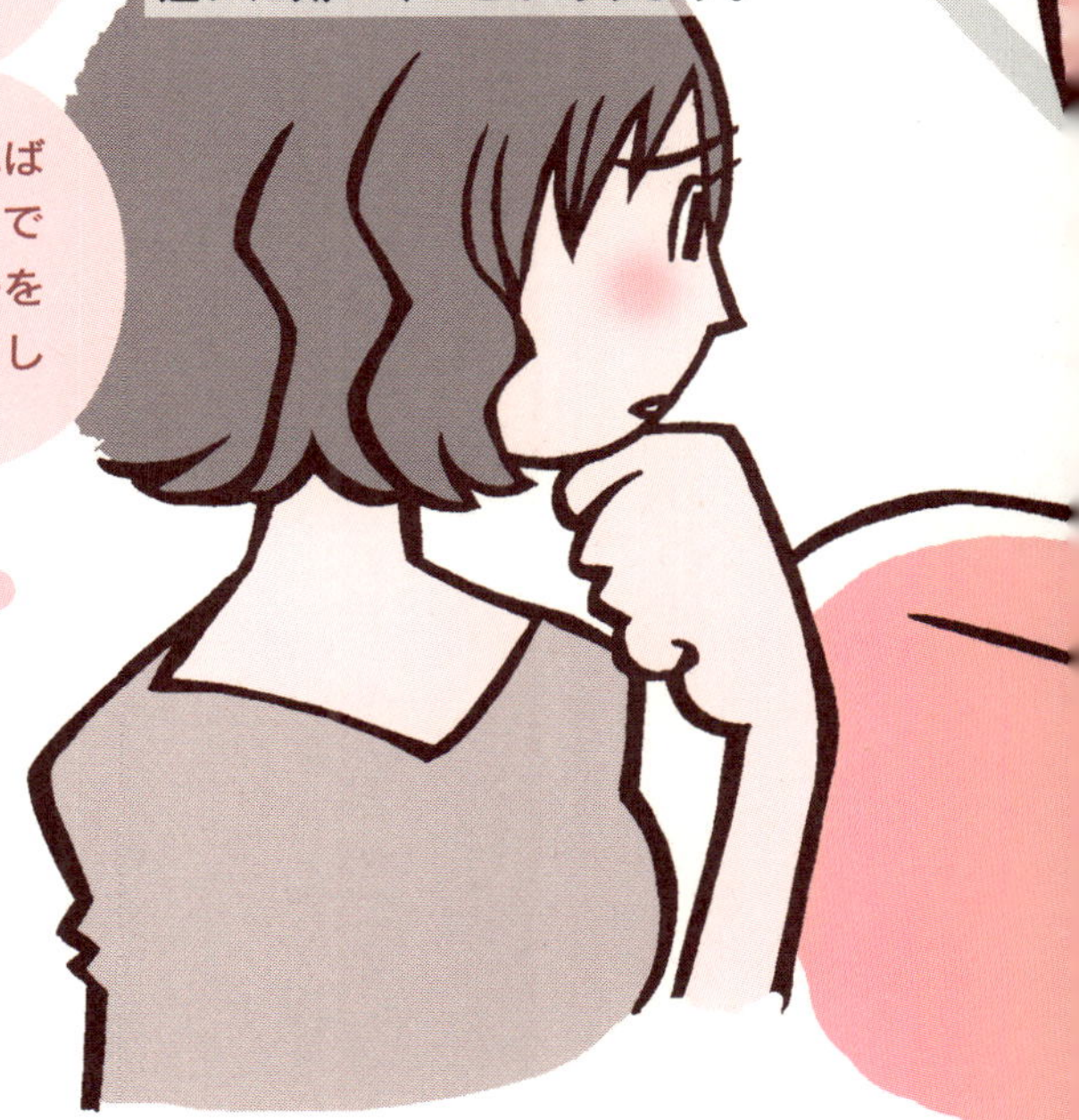

まだ字が読めないのに、毎日乗り物図鑑をみたがる。対応が必要なわけではないが、気になる

どう考えればよいか

まだ無自覚でよい

子どもはまだ無自覚でかまいません。親も、過度に特性を意識する必要はないでしょう。乳幼児期は、子どもがつらそうな様子をみせることへの支援が中心です。特別につらそうでなければ、見守ってください。

まわりが特性を理解する

120ページ参照

本人に伝えるのは就学後

142ページ・学校編18ページ参照

支援 生活編

「肯定的に伝える」「ほめる」が大原則

支援できたケース

保育園の男の子。わがままな行動が目立ち、母親や保育士によく叱られていましたが、行動がなかなか直りませんでした。

乳幼児健診で発達障害の可能性が指摘され、母親が専門家に相談。まだ診断名はなく、様子をみることになりましたが、ひとまず、ほめ方・叱り方を見直すことをアドバイスされました。

肯定的に、なるべくほめて接するようにしたところ、わがままな行動は大きく減りました。

大人のよせる期待が想像できない

親や保育士は子どもを「○○しちゃダメ！」と叱りがちです。しかし、叱るだけではアスペルガー症候群の子には、なにをすればよいのかが伝わりません。

想像力を働かせることが苦手なため、大人の発言の裏が読みとれないのです。してはいけないことはわかるけれど、大人がなにをしてほしいと思って叱ったのかはわからない。否定されたことはやめたものの、別の不適切な行動をとってしまう場合があります。

そして、それが「聞き分けが悪い」「身勝手」だと誤解されてしまうのです。

少しずつでよいので変えていく

ほめ方・叱り方は、一日で変えられるものではありません。少しずつ見直していきましょう。

基本的な姿勢として、ほめることをできるかぎり増やし、叱ることや怒ることを減らすことを心がけてください。バランスを少しずつ変えていくのです。

アスペルガー症候群の子は誤解され、不当に叱られることが多くなりがちです。特性を正しく理解して、まじめなところ、できることに目を向け、ほめてあげてください。

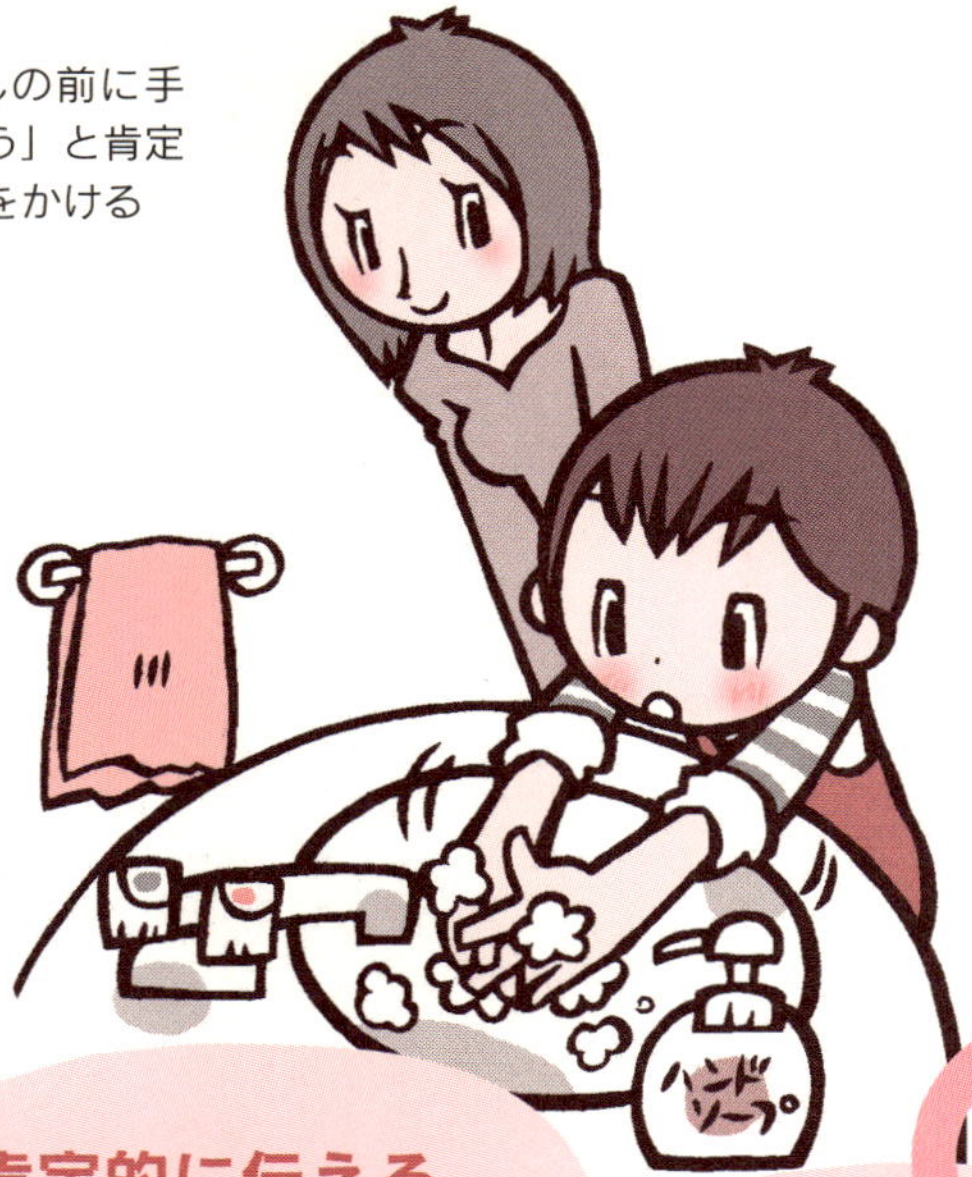

「ごはんの前に手を洗おう」と肯定的に声をかける

否定では伝わらない

否定的な言い方では、禁止事項しか伝わりません。子どもはできることが少なくなり、困ってしまいます。肯定的に、してほしいことを伝えましょう。

否定的に伝える

「ダメ」「やめて」などの否定的な言い方で注意する。子どもはなにをすればよいかわからず悩む

叱る・怒る

失敗をするたびに叱ったり怒ったりする。子どもは安心感を抱けず、自分の力を信じられなくなる

肯定的に伝える

「○○しないで、△△しよう」と肯定的に注意する。具体的に伝え、必要ならメモをみせる

ほめる

適切な行動がとれたら、そのつどほめる。以前より少しでもできるようになれば、ほめてあげたい

園は

否定を減らし、肯定を増やす方法は、アスペルガー症候群の子にかぎらず、どの子にとってもよい対応となる。この支援を、ほめ方・叱り方の参考として理解し、園での生活全般にとり入れる。

家族は

しつけとは、私たち大人の文化を子どもに伝えること。行動の適切・不適切を伝えること自体は間違いではない。問題は伝える内容ではなく、伝え方だということを理解して、対応していく。

本人には

肯定的に伝え、伝わっているかどうかを確認する。声をかけるだけでは、本人が理解できていないようであれば、絵や実物など視覚的な手がかりを活用する。字がわかる年齢なら、文字を使うのもよい。

支援 生活編

家庭や園に、安心できる場所をつくる

支援できたケース

保育園に通う男の子。集団行動をするときに、場を離れてひとりで好きなことをする傾向がありました。無理に集団に入れると、嫌がって泣いてしまうことも。一度泣き出すと、気持ちがなかなか落ち着きません。

職員室に多少、空間的な余裕があったので、そこを休憩スペースとしました。棚でかこみ、マットとクッションを置いたところ、子どもが気持ちを切り替えるための場として使うようになりました。ほかの子も休憩に使っています。

リラックスできるひとり用スペースを

母親にべったりくっついて、家庭ですごせる乳児期には、子どもはすっかり安心しています。

それが幼児期になり、ひとりで部屋の中を移動したり、保育園や幼稚園に通うようになると、不安を感じることが出てきます。

アスペルガー症候群の子は、とくに集団行動には不安や戸惑いを感じやすい傾向があります。

ひとりでリラックスできるスペースがあると、たすかります。

せまく閉じた空間を好む子が多い

家庭でも園でも、子どもが不安や混乱を感じたときに、ひとりで少し休めるスペースをつくっておきましょう。

アスペルガー症候群の子は、体をすっぽりおさめることができるような、せまく区切られた空間を好む傾向があります。広く、ものがたくさんあるところで自由にさせると、なにをすればよいかわからず、かえってストレスを感じてしまいます。

部屋のすみを板で仕切るだけでもかまいません。休憩するためだけのスペースにしてください。気持ちを落ち着かせるためには、明るいよりもやや暗いほうがよいでしょう。

広さは必要ない

スペースを広くとる必要はない。子どもが座ったり、寝転がったりできれば十分

スペースをはっきりと区切る

ここに行けばリラックスできるというスペースを、明確につくりましょう。小さくてかまいません。いつでも使える場所をもうけてください。

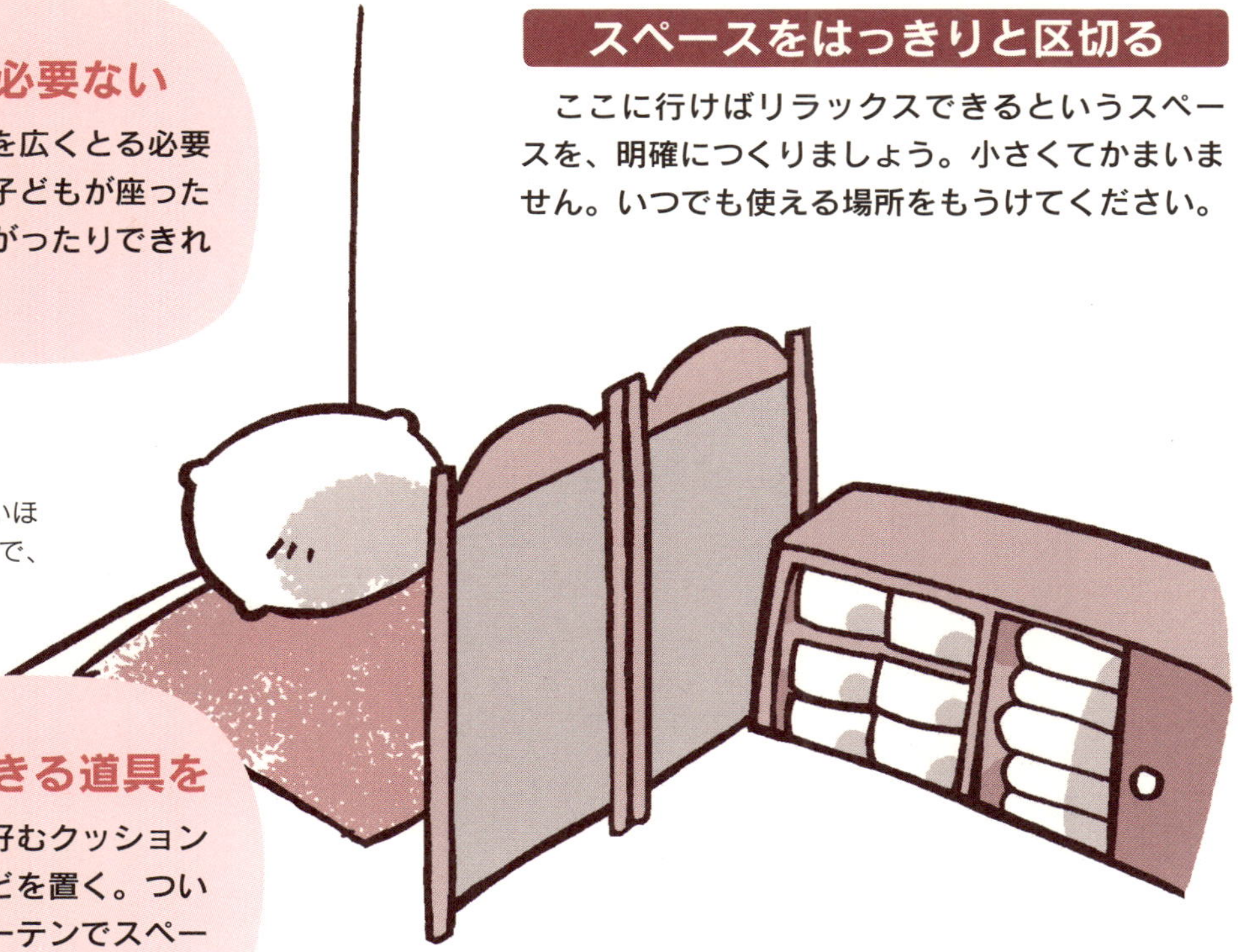

よけいな情報がないほうが安心できるので、部屋のすみがよい

安心できる道具を

子どもの好むクッションや毛布などを置く。つい立てやカーテンでスペースをかこむ

園は

園長室や保育士の使っているスペースなどに、リラックス用の小さな場所をつくる。発達障害の子にかぎらず、誰でも休みたいときに使ってよいことに。スペースの詳細を、発達障害の子の家族と相談する。

家族は

家庭内にスペースをつくる。子どもがいつもいる部屋ではなく、別の部屋がよい。安価なものでよいので、つい立てやカーテンを用意する。また、園にもできる範囲での対応を求める。本人の好きな道具を渡す。

本人には

家族や保育士が、リラックス用のスペースのことを本人に伝え、いつでも使ってよいと教えておく。最初のうちは、本人が興奮・混乱したときに、スペースに連れて行って、休ませてあげるとよい。

支援 生活編

グループでの遊びに、無理に誘わない

支援できたケース

保育園に通う女の子。入園以来、集団で遊ぶときに、ほかの子とケンカをしたり、ルールを守らず遊びを中断させてしまうなどのトラブルが続いていました。

家族と保育士、保健所の保健師が相談して、集団での遊びには無理に参加させないことに。ひとりで遊びたがるときは、そうしてもらうようにしました。

トラブルが減ると、本人が一部の集団遊びに興味を示すようになり、ほかの子と仲良く遊べる場面も出てきました。

いきなり集団に入れるのはよくない

アスペルガー症候群の子は、説明や支援なしにグループ遊びをすると、混乱しがちです。

ほかの子の様子をみて、場の流れを読みとることが苦手なためです。遊びのルールを理解したり、順番を待ったりすることが、明確な説明がなければ、うまくできないのです。

ですから、子どもどうしで仲良くやるだろうと考え、いきなり集団に入れ、本人まかせにすると、子どもを混乱させてしまいます。

経験させるだけでは支援にならない

集団行動を経験して、ほかの子との関わり方を学ぶのは、よいことです。しかし、アスペルガー症候群の子にとっては、ただ経験させるだけでは学習にも、支援にもなりません。

最初はひとりで遊んでいてもよいことにしましょう。そのうちに、相性の合う子ができると、その子とのやりとりを楽しめるようになっていきます。それから、ルールを説明したうえで、小グループでの遊びに入っていくと、比較的、安定して遊べます。

準備を整え、支援することで、経験が確かな学びにむすびついていきます。

楽しめる遊びを選ぶ

本人が楽しめるかどうかを基準に、遊びに誘いましょう。楽しめれば、グループでの遊びに誘ってもかまいません。

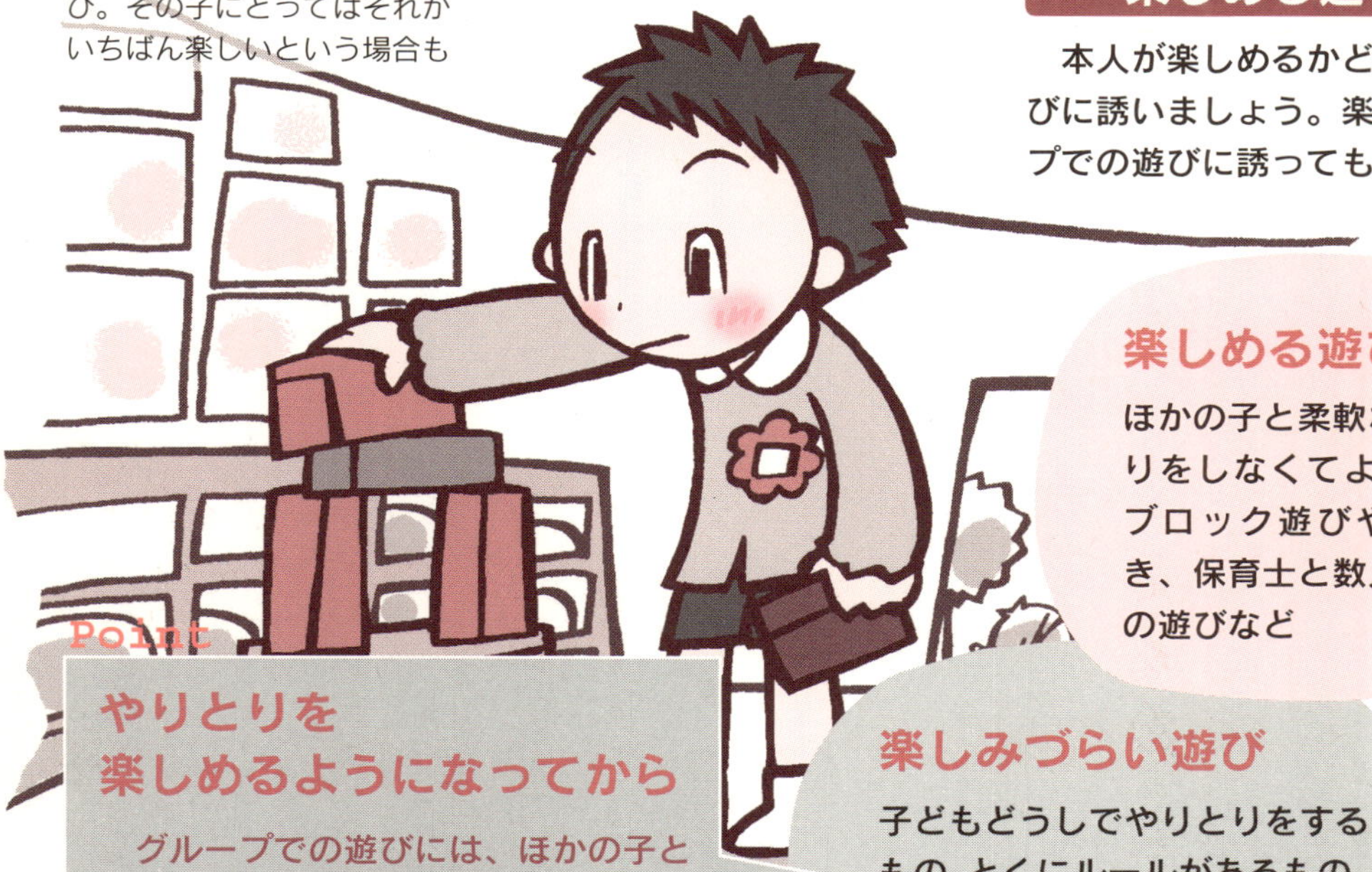

ひとりで黙々とブロック遊び。その子にとってはそれがいちばん楽しいという場合も

○ 楽しめる遊び

ほかの子と柔軟なやりとりをしなくてよいもの。ブロック遊びやお絵描き、保育士と数人の子との遊びなど

△ 楽しみづらい遊び

子どもどうしでやりとりをするもの。とくにルールがあるもの。鬼ごっこやおままごとなど。体を使う、おうた遊びや手遊びも苦手とすることがある

Point

やりとりを楽しめるようになってから

グループでの遊びには、ほかの子とのやりとりが楽しめるようになってから誘うとよい。会話が多少ずれていても、ほかの子と仲良く関われるのであれば、集団での遊びも楽しめる。

園は

集団での遊びを強要しない。また、集団では遊べないという決めつけもしない。子どもの様子を見守り、楽しめそうな遊びには誘うようにする。少しずつ、遊びの幅を広げていければ理想的な対応に。

家族は

子どもの苦手な遊びや、ほかの子との関わり方の特徴を、園やほかの子の親に伝える。集団での遊びを強要するとトラブルになりやすいようであれば、はっきりと辞退してもよい。子どもの安心感を大切に。

本人には

どの遊びが好きかたずねて、その遊びができる環境をつくる。時間を区切って、熱中しすぎないようにするとよい。大人が「みんなで遊んだほうが楽しいよ」などと先入観をもって誘わないようにしたい。

支援 生活編

食事や入浴のとき、感覚面に配慮する

支援できたケース

幼稚園に通う男の子。入浴するときに体を洗ったり、タオルでふいたりすることが苦手でした。また、入浴後に髪をドライヤーで乾かすことをひどく嫌がりました。

家族が専門家と相談するうちに、さわられるのが苦手な部分があることがわかりました。

体を洗うとき、ふくときには、苦手なところは軽めにこするように。ドライヤーの音はどうしても嫌いなので、タオルでふくようにしています。

とくに嫌がることをやめただけでも、入浴への苦手意識はだいぶ減りました。

がまんしてもけっして慣れない

感覚面のかたよりは、脳機能の違いによるものです。気のもちようで変わるものではありません。

子どもが特定の食べ物や、入浴・洗顔などを嫌がったとき、「そのうち慣れるだろう」という姿勢で同じことをくり返していては、つらい思いをさせてしまいます。

がまんによって、克服できないこともあるのです。ただ経験をつませるだけでは、つらい記憶が蓄積し、入浴や洗顔などを、もっと嫌いになってしまいます。

できることで習慣をつくっていく

経験させ、がまんさせるのはやめましょう。抵抗感の少ないこと、いまできることを中心にして、生活習慣をつくってください。

食べられるもの、気持ちよくできることを活用して、子どもの苦手意識をとりのぞくのです。そうして、食事や入浴、洗顔などを心地よいものだと実感できるようにしてあげましょう。

抵抗感が弱くなるにつれ、子どもは食事や入浴に積極的になり、できることが増えていきます。それでも、感覚的にどうしても苦手なことは残ります。

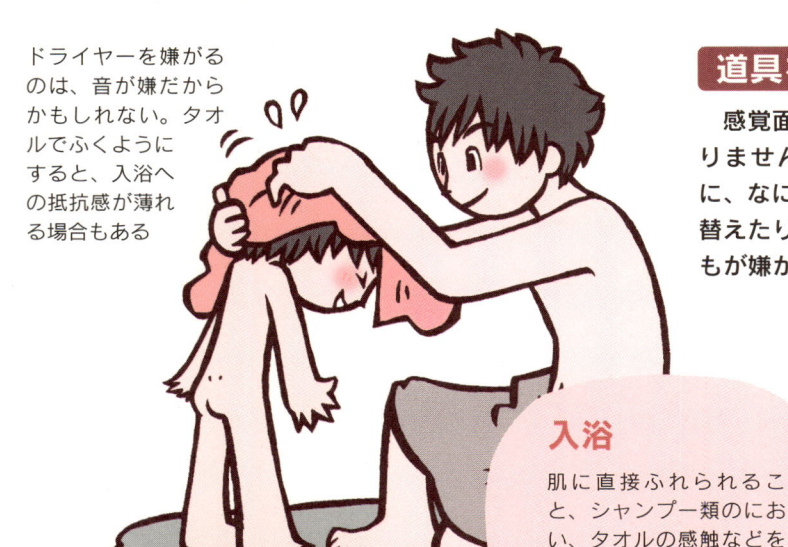

ドライヤーを嫌がるのは、音が嫌だからかもしれない。タオルでふくようにすると、入浴への抵抗感が薄れる場合もある

道具を替えるだけでもよい

感覚面への配慮は、難しいことではありません。子どもが強く拒絶することに、なにか対応をしてください。道具を替えたり、接し方を変えたりして、子どもが嫌がらない対応を探すのです。

食事

ザラザラしたものやベタベタしたものの食感を嫌うことがある。道具にこだわる場合も。楽しく食べられる環境に

入浴

肌に直接ふれられること、シャンプー類のにおい、タオルの感触などを嫌がっている場合がある。洗い方や道具を変える

生活リズム

時間の感覚がつかみにくく、生活リズムがずれやすい子もいる。起床や朝食の時間を規則的にするとよい

着替え

特定の服の感触を嫌がったり、えりもとやそで、すそに肌がふれることを拒んだりする。ストレスにならない服装を

トイレ

自宅のトイレはひとりで行けるのに、外出先で混乱する場合がある。設備の違いに戸惑う。使いにくいトイレがあることを覚えておく

園は

園での生活で子どもが強い拒絶反応をみせることがあったら、家族に報告して相談する。家庭での対応例があれば、それを聞いて実践する。食事やトイレの悩みは、それだけで解決する場合もある。

家族は

感覚面のかたよりを理解する。嫌がることをなにもかも認めるのではなく、生理的につらいことを知るのが大切。みているだけではなかなかわからないので、医師や保健師など専門家との相談が欠かせない。

本人には

つらいときにはがまんせず、嫌だと言ってよいのだと伝える。そのうえでよくコミュニケーションをとり、本人にとって本当につらいことを、大人が把握する。本人を苦しめないことが大前提となる。

支援
学習編

保育園・幼稚園への支援の求め方

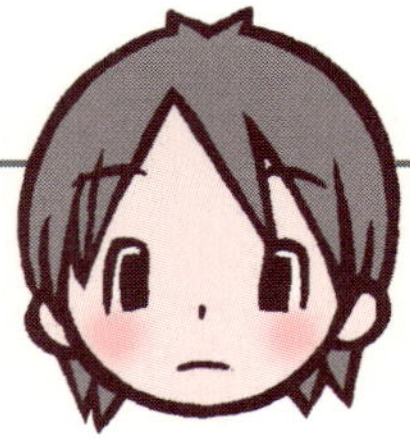

支援できたケース

保育園に通う男の子。家庭ではおだやかなのですが、保育園ではパニックになりやすく、家族も保育士も心配していました。

家族が医療機関で発達障害の可能性を聞き、園に相談。園では過去に同様の子に対応したことがありました。くわしい保育士がいたため、声のかけ方や感覚面に配慮しました。

すぐに落ち着いたわけではありませんが、パニックになることは減りました。

園からひと言

過去に対応した経験が役に立ちました。しかし、まったく同じ対応ではなく、今回の子の様子をみて、やり方を変えました。

写真や実物をみせるのがいちばん理解しやすいことがわかったので、デジタルカメラや道具を活用しました。声をかけるときには写真やものをみせ、話の内容をイメージしやすくしています。

特性をある程度伝えたほうがよい

乳幼児期にはまだ発達障害の診断も、特性の詳細も、把握しきれていない場合が多いでしょう。

しかし、わかっていることだけでも園に伝え、配慮を求めてください。診断名を伝えることに抵抗があれば、子どもの苦手なことだけでも伝えましょう。

園の負担も理解する

伝えるときには、園の負担を考慮してください。配慮を頼んだのになにもしていないなどと、保育士を責めるのは、相手を追いつめて逆効果になりがちです。

声かけのほかに、安心できる場所、グループ活動や感覚面への配慮なども求めたいところですが、まずはいちばん困っていることを頼みましょう。園への負担も考え、少しずつ相談します。

声かけのポイント

具体的に

「ちゃんと」「あそこ」「もっと」などの抽象的な言い方は理解しにくい。場所や回数を明確に示す

ひとつずつ

ものごとを説明するときはひとつずつ。複数の用事をいっしょに伝えるとどちらもわからなくなる

短く

前置きやよけいな話があればあるほど混乱する。必要なことを短く、ひと言で伝える

肯定的に

「ダメ」「やめなさい」と言っても、子どもはなにをすればよいか察することが難しい。適切な行動を示す

視覚的に

話し言葉で伝えるだけでなく、メモや絵をそえる。視覚的な理解を得意とする子が多い

声のかけ方だけでも変えてもらう

あまり多くのことを頼むと、園の負担になります。支援の基本として、まずは声のかけ方を配慮してもらいましょう。全体にいっせいに指示を出したあと、個別にひと言かけてもらうだけでも、だいぶ違います。

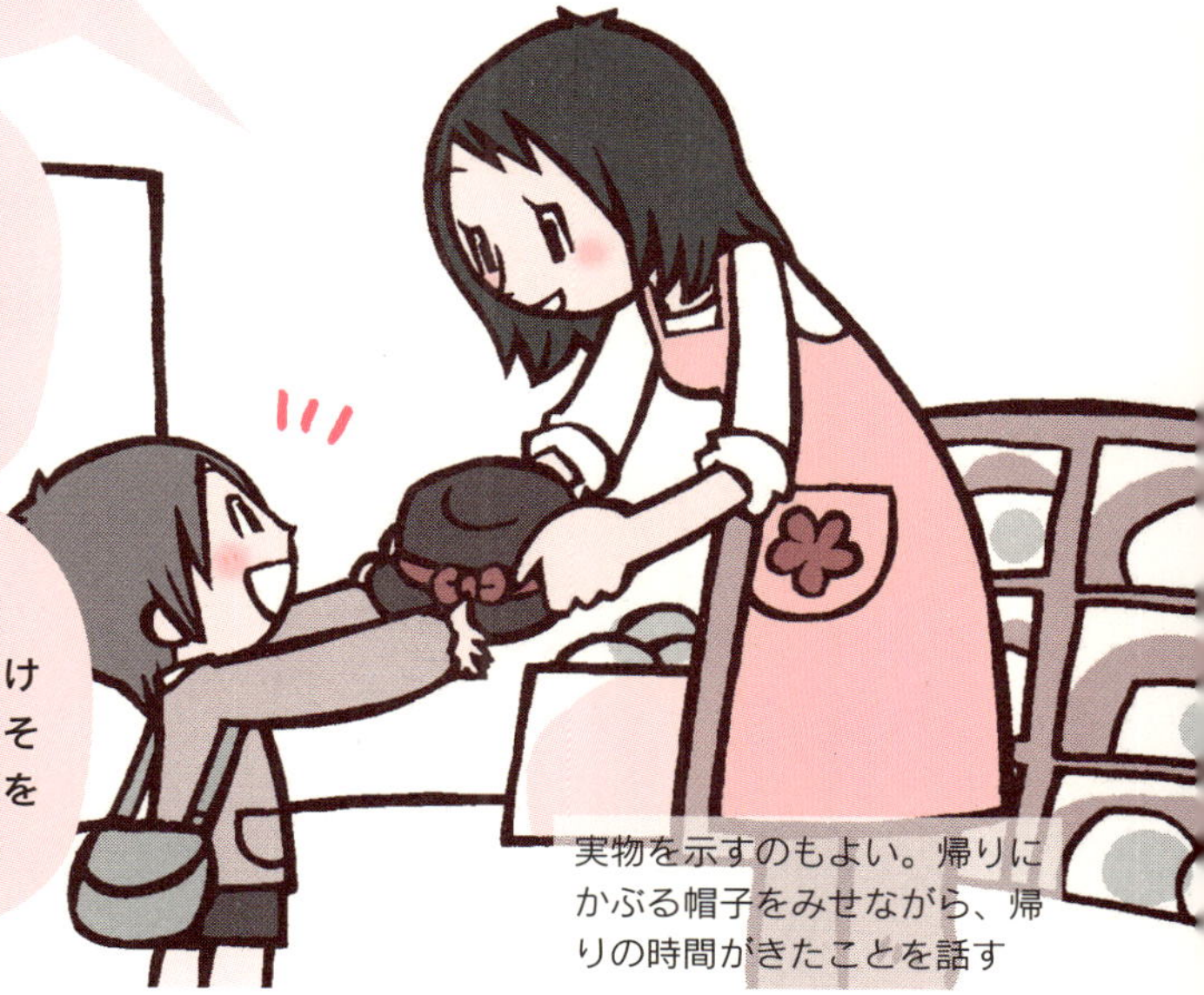

実物を示すのもよい。帰りにかぶる帽子をみせながら、帰りの時間がきたことを話す

園は

発達障害支援は、これからも重要なテーマとなっていくこと。家族から支援を求める話があったら、できるかぎり協力し、園として理解を深めるきっかけにするとよい。難しいことははっきりと伝えるのも必要。

家族は

園に発達障害の特性を伝え、配慮を求める。保育士が味方になってくれるような頼み方ができるとよい。対応を強制するのではなく、できることを考えてもらうほうがうまくいきやすい。書類で頼むのもよい。

本人には

困ったら保育士に話しかけてよいのだと伝える。園が担当者を決めた場合には、その人が頼りになることを、子どもがわかる範囲で教える。子ども本人にどんな言い方だと話がわかりやすいか確認するのもよい。

支援
療育編

治療ではなく療育（治療教育）が必要

支援できたケース

幼稚園に通う男の子。ささいなことでかんしゃくを起こし、ほかの子ともめることが多く、医療機関で「衝動性」の強さを指摘されていました。

医師のもとで療育を受け、本人が自分の行動を反省するとともに、家族はより適切な接し方や、子どもが落ち着きやすい環境の整え方を学びました。

家族が園に相談し、関係者で対応や環境を見直したところ、子どもの怒りっぽさが解消。「衝動性」は診断が下るほどの強さではなくなりました。

ただの教育ではなく治療でもない

アスペルガー症候群の子に必要なのは、医学的な治療ではありません。脳機能のかたよりは、手術や服薬で完治できるものではないからです。

一般的な教育が必要なわけでもありません。一般的な対応では、特性への適切な支援とはならないためです。

必要なのは、発達障害特性に合わせた、個別で特別な教育をおこなうことです。それを治療教育といいます。

治療とは
病気やケガを治したり、痛みなどの症状をおさえたりするための医学的対応

教育とは
ものごとを教え、人を育てること。家庭でも学校でも職場でもおこなう

療育とは
その人にあった暮らし方を教えることで、生活上の困難をとりのぞき、障害を軽減するための医学的・教育的対応

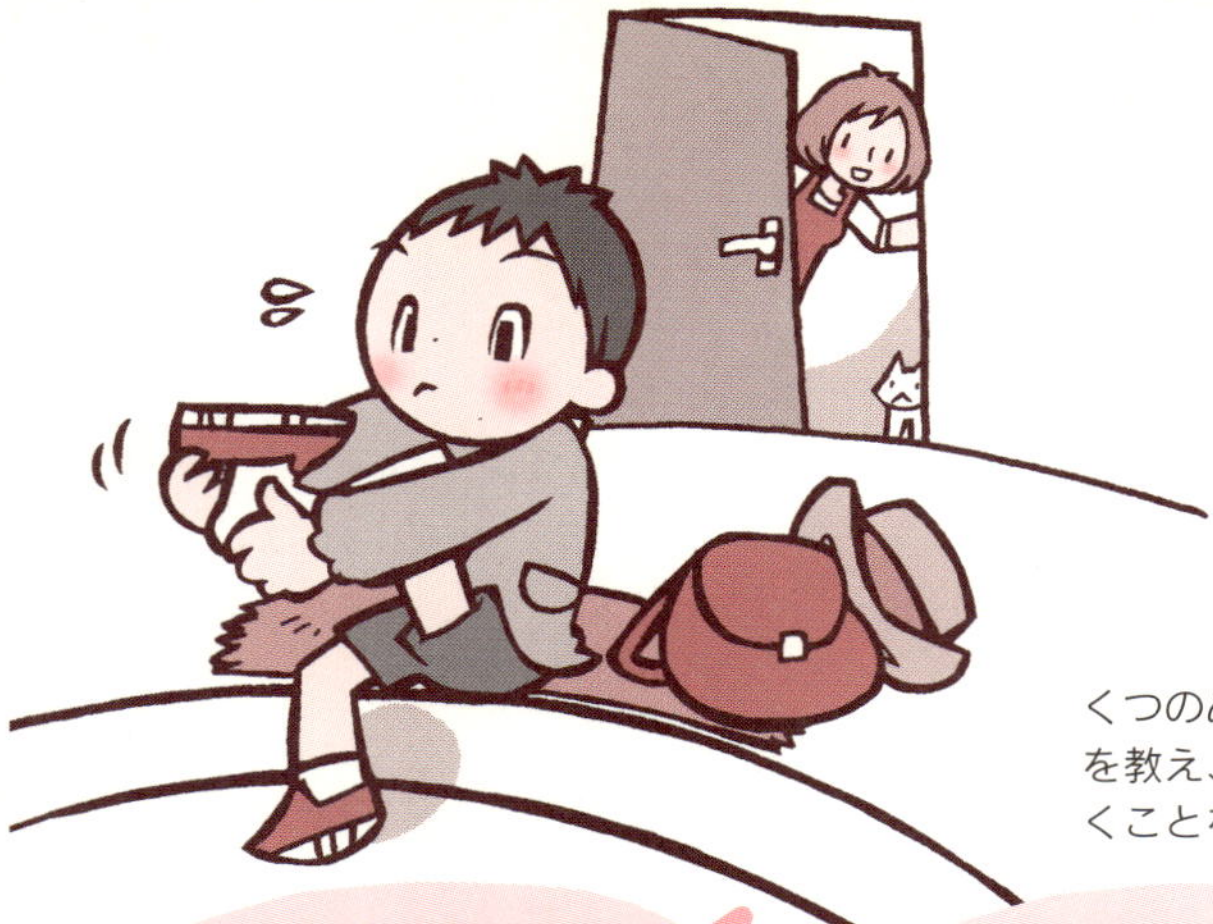

くつのぬぎ方やぬぐタイミングを教え、子どもが叱られて傷つくことを減らす

いきいきと暮らすために

　療育は、子どもに楽な暮らし方を伝え、子どもの困難をとりのぞくためにおこないます。特性は変わらず残っていますが、つらさが大きく軽減します。

療育を受ける

専門家の療育を受けることで、親も子も、自分たちの特徴がわかり、なぜ困っているかが理解できる

対処法がわかる

困難の背景がわかることで、対処法もみえてくる。専門家が療育のなかで、助言もしてくれる

生活が落ち着く

暮らし方を見直し、必要な対応をおこなうと、生活が落ち着く。困難が減り、実質的に障害が軽減する

特性はずっと変わらずに残る

園は

　家族や専門家が子どもへの療育を実施していて、そのための協力を求められたら、できるかぎり手伝う。園が家族や専門家よりも先に独自の療育的対応をおこなうことは混乱を招くため、さける。

家族は

　療育は、専門家がおこなうこと。本を読んだり、人から聞いたりして、一般の人ができることではない。基本的に、医療機関や療育機関に通い、説明を聞くことが必要となる。そうしないと、確かな効果が出ない。

本人には

　保育や教育と療育を区別して伝える必要はない。本人にとってはいずれも、大人が教えてくれること。療育だということを意識しすぎず、本人にはどのような伝え方がわかりやすいかを考えて対応する。

支援 療育編 相談・診断・療育にかかる費用や期間

支援できたケース

保育園に通う男の子。健診で発達障害のことを指摘されました。医療機関を紹介され、暫定的ながら、診断が出ました。

家族が、近隣の大学で専門家が発達障害の子をみていることを知り、相談。大学の研究の一環ということで、交通費や実費以外は無料で療育を受けることができました。勉強中の大学生が試行錯誤で対応してくれ、子どもは現在も楽しく通っています。

常識が身につきにくいことが悩みの種でしたが、療育を受けるなかで少しずつ改善。まだ問題はありますが、家族は時間をかけて対応していこうと考えています。

費用も期間もさまざま

無料相談や研究目的の療育セッションなどを利用できた場合には、費用はかなり安くなります。しかしそれは少数例です。

通常は、医療機関に継続的にかかり、必要に応じて療育機関にも通います。相談や診療にはある程度の費用がかかると考えたほうがよいでしょう。

費用には個人差が出ます。期間も同様です。

子どもは毎日成長しています。状態は日々変化するため、簡単には診断ができないのです。経過をたどる必要もあるため、各機関に長期間通うのが基本です。

目安を示せないくらいの差がある

費用は、ほぼ無料の場合から数万円、数十万円かかる場合まで、さまざまです。

期間も、一度の診察で診断が出る子から、数年間通っても診断が確定しない子まで、千差万別。診断が出たあとの療育も、短期間受ける子がいれば、長期間続ける子もいます。

費用も期間も、目安を示せないくらいの差があるのです。

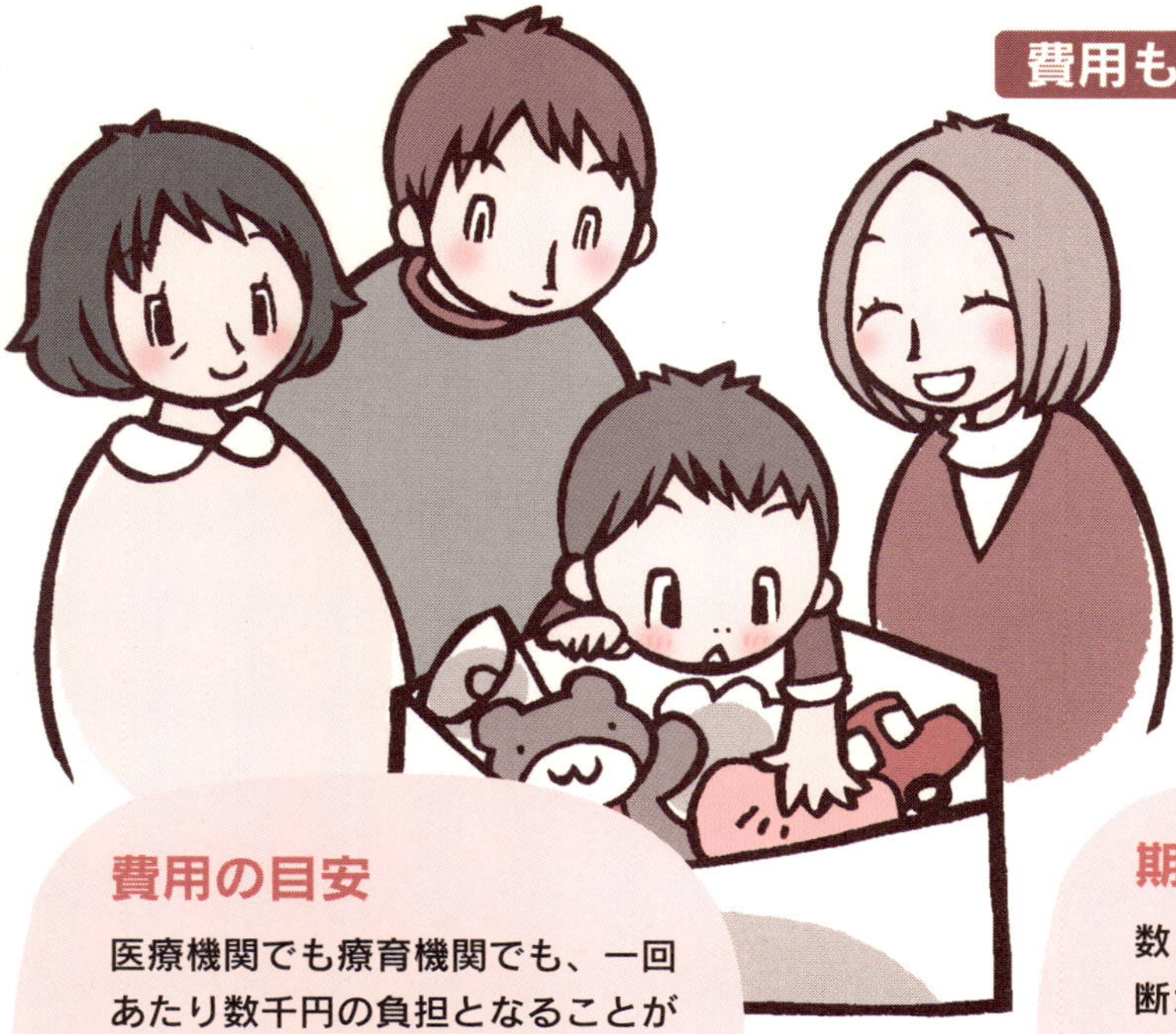

費用も期間も個人差が大きい

発達障害は子どもによって現れ方が異なり、本人や家族の希望も個々に異なるため、診察も療育も家庭での対応も、一人ひとり違ったものになります。ですから費用にも期間にも目安がないのです。

子どもの様子をみる機会に、多くのスタッフが参加し、丁寧に対応しているところでは、当然費用が高くなる

費用の目安

医療機関でも療育機関でも、一回あたり数千円の負担となることが多い。しかし、機関によって方針が異なり、費用も異なる。事前に問い合わせたほうがよい

期間の目安

数ヵ月間かけて経過を追うと、診断が出て当面の対応がみえるのが一般的。しかし、子どもが成長して様子が変わると、診断や必要な対応が変化することもある

園は

療育には時間がかかることを理解する。また、もしも家族に相談先や療育機関などを紹介した場合には、家族がすぐにそちらを利用しなくても、しばらく待つ。家庭の方針を尊重し、家族に決断をあせらせない。

家族は

目安をもうけずに、各機関に詳細を問い合わせる。費用も期間もさまざまなのは、選択肢がそれだけたくさんあるということ。自分たちの生活スタイルに合う機関を選び、無理のない形で支援を続けていきたい。

本人には

医療機関などに通うことがいつまで続くかわからないので、安易に目安を示すことは控える。本人には各機関に行く予定や、なにをするかを事前に伝えて、混乱させないように配慮すること。

1歳半からはじまる神奈川県横浜市の早期療育

乳幼児健診で支援の必要性を確認

日本では全国的に、子どもが一歳半になるときの健診が定着しています。心身の健康状態をみるための健康診断です。

横浜市ではその健診を、発達障害に気づき、早期療育をはじめるためのきっかけとして、いかしています。支援の必要性をつかみ、すぐに対応をはじめるのです。

横浜市には複数の療育センターがあり、以前から自閉症スペクトラムの支援がさかんです。医師にも保健師にも、発達障害支援にくわしい人がいるのです。

診断は急がないが療育ははじめる

一歳半の段階から療育につなげるのは、早くから子どもにとって暮らしやすい環境をつくってあげたほうが、子どもが社会を理解しやすくなるからです。

まだ一歳半ですから、正確な診断を下すことは困難です。しかし、診断が出なくても、必要な対応を考えることはできます。診断を急がず、ひとまず対応をはじめるのです。

それが横浜市で実践されてきた、早期療育の理念です。

親が早くから理解者となる

医師や保健師、親子が早期療育をはじめることで、親が早くから子どもの理解者として成長していきます。

誰しも「発達障害」という診断名を聞けば、最初はショックを受けるものです。

しかし早期療育にとりくむことで、親は子どもが学童期になる頃には、ある程度落ち着いて、特性を客観的にみることができるようになってきます。

親の理解を早めることも、早期療育の目的のひとつです。

5 学童期

特別支援教育のなかで学ぶ

乳幼児期にはまだ子どもの特性が本当の意味ではつかめず、
試行的な対応が中心となっています。
学童期に入ると、詳細な診断が出て、特性もくわしくわかり、
より本格的な対応をとることになります。
そのひとつが、進学先の選択です。
特別支援教育制度のなかで、どのような学び方が
子どもに合っているか、本人とともに選びます。

理解者とともに学び合う時期

学童期は一般的に、小学校に通う時期です。小学校で子どもは、ほかの子と体験を共有しながら、学習することの喜びを感じとっていきます。

自発的・習慣的な勤勉性が育ちます

学童期には、学びたいと思い、それを続けようと思う、勤勉性が育ちます。勤勉性は、ほかの子とのまじわりのなかで、より豊かに育ちます。交流が苦手なアスペルガー症候群の子も、理解者とのまじわりから勤勉性を育てていきます。

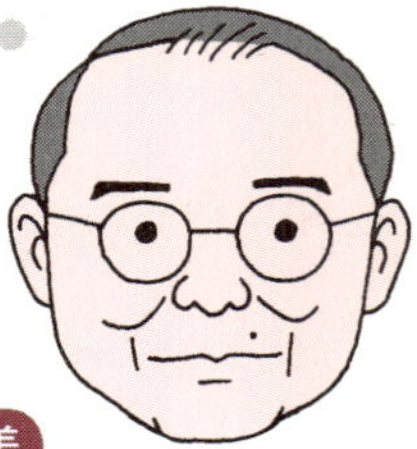

他者と体験を共有しながら育つ

保育園や幼稚園に通う時期にも、ほかの子との交流はあります。そのときにも、体験を共有し、学び合っています。しかしまだ多くの子がマイペースに、自分の興味にしたがって活動しています。

学童期に入ると、まわりの大人や子どもと協調しながら活動することが増えていきます。まわりの人の期待していることがわかり、それに共感して応えながら、体験を共有するようになるのです。

この時期に子どもたちは、体験をともにし、互いに影響を与えながら、学び合っていきます。

社会的に期待される活動を身につける

ほかの子どもと共感したり、大人の指示を聞いたりして、学ぶ習慣ができていきます。

この時期には、社会的に期待される行動が身につきます。学校で勉強すること。友達と仲良くすること。家庭で家事を手伝うこと。まわりの人の期待に共感するようにして、生活する力が伸びていくのです。

人に言われてとりくむのではなく、自発的に、習慣的に、それらの習慣を身につけます。

これを勤勉性といい、勤勉性が育つことによって、その後の学びが安定します。

理解者となら共有しやすい

自発的な活動をするためには、子どもどうしで学び合うことが大切です。大人に言われたことをただこなしているだけでは、勤勉性は育ちません。

子どもどうしで道具や知識、体験、感情を共有することが、自発的な学びをつくっていきます。大人から教えられることだけでなく、子どもどうしで遊ぶことも、重要なのです。

けっして多くの子どもと交流するのが大事だと言っているのではありません。人数は問題ではないのです。

アスペルガー症候群の子は、大勢のなかで空気を読みながら活動するのは苦手です。

無理に集団行動をするのではなく、理解のある友人の協力を得ながら、体験を共有しながら学んでいきましょう。

友達から学び、友達に教える

友達との交流で大切なのは、互いに学び合うことです。どちらかが一方的に教える関係では、体験の共有にはなりません。

教えられ、学ぶだけでなく、自分の発見を伝え、相手に教えることも大切です。

互いに同じ程度の価値を与え合い、分かち合って、学ぶ喜びを知っていきます。

そうして、人間関係を築きながら、生活する力を身につけて、社会に適応していくのです。

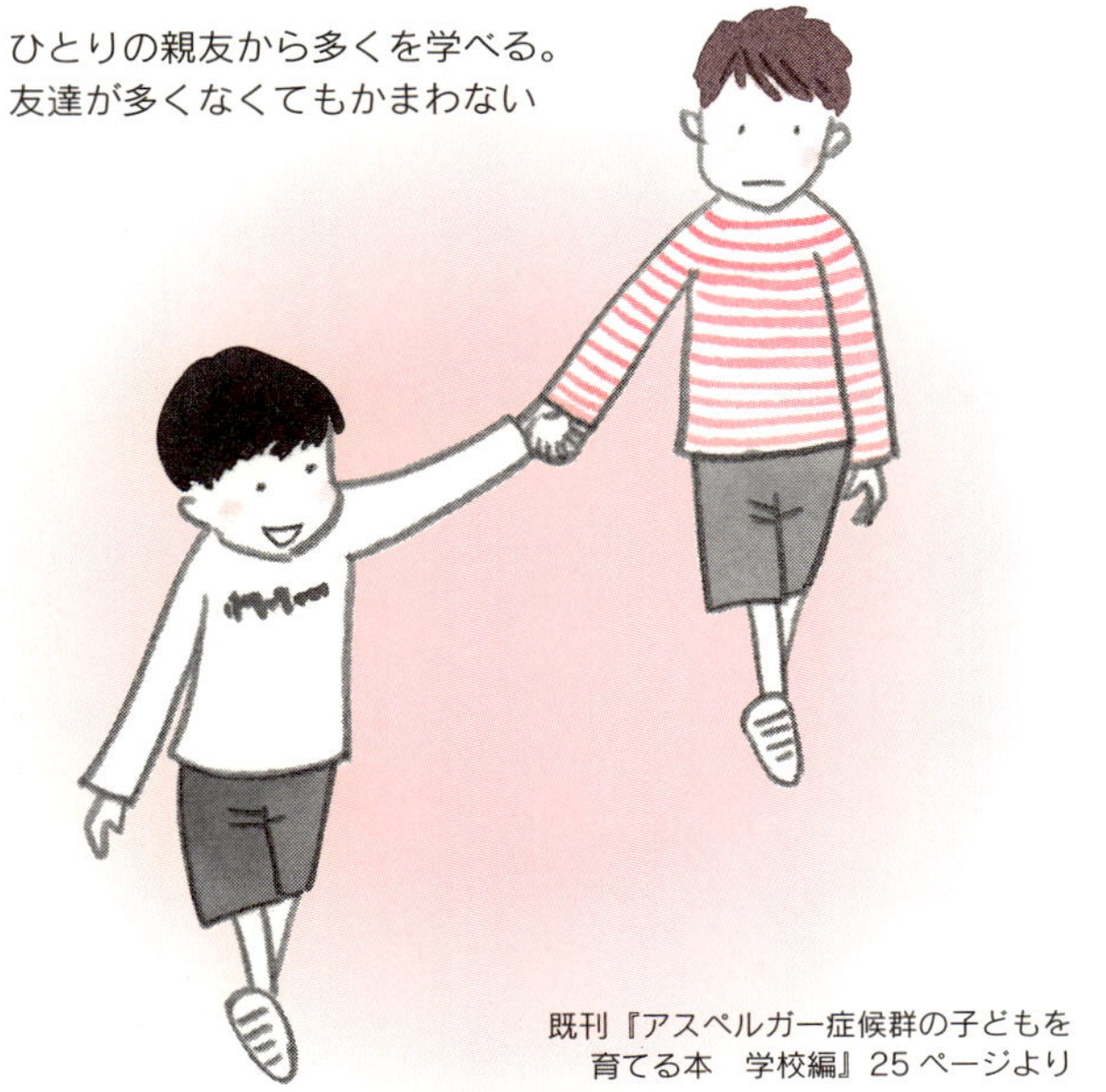

ひとりの親友から多くを学べる。友達が多くなくてもかまわない

既刊『アスペルガー症候群の子どもを育てる本　学校編』25ページより

友達付き合いについて、既刊『アスペルガー症候群の子どもを育てる本　学校編』でも解説しています。友達に誤解されないよう、大人が配慮しましょう。

集団行動のルールを具体的に説明する

ほかの子どもと共感しながら学んでいくためには、集団行動のルールを最低限、身につける必要があります。具体的に、視覚的に説明して、ルールの理解をたすけましょう。

私たちが歩みよりましょう

人の行動や表情をみて、人間関係の機微を読みとることを、発達障害の子は苦手としています。「なぜわからないの」「察しなさい」と言い続けても、本人を苦しめるだけです。私たちのほうから歩みより、社会の常識を具体的に伝えましょう。

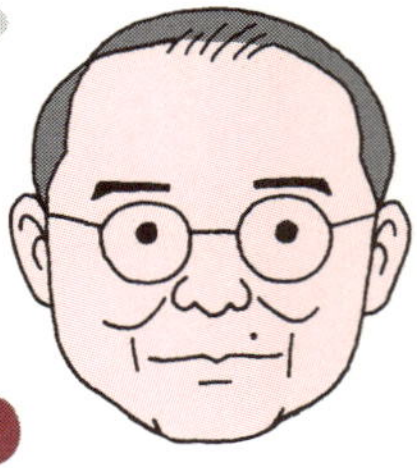

佐々木正美

集団行動がわからず困っている

学び合う学童期には、集団行動をする機会がよくあります。班をつくって少人数で課外活動をしたり、クラス全体で行事に向けて、道具や演目の準備をしたり。協力が必要な場面です。

アスペルガー症候群の子は、そうした集団行動のとき、状況理解に苦しみ、上手に協力できないことがあります。

ほかの子が自分の希望をおさえて、クラスのために道具をつくっているのに、それがわからず、ひとりで帰ってしまったりします。まわりの子は驚きます。

必要なことを選んで覚える

こうしたトラブルは、アスペルガー症候群の子が社会性の理解に悩み、集団でのふるまいを身につけることができていない場合に、起きることです。

大人が集団行動のマナーのなかから必要なことを選び、伝えるようにしていきましょう。

たとえば行事の準備の場合、最初にひと言「ぼくは、私は、なにをすればいい？」と役割をたずねることができれば、ひとりだけ行動がずれることを防げます。

社交術をすべて身につける必要はありません。役立つことを覚えていけばよいのです。

中学・高校での生活をみすえて

本人は社会常識を読みとることが苦手なため、大人やまわりの子が積極的に説明してください。具体的に、視覚的に示すと、本人にとって理解しやすくなります。

本人が自分で学ぶことを待っていては、うまくいかないことがあります。

やがて中学・高校と進むときには、集団行動の最低限のマナーは、小学生時代より重要になります。将来をみすえて、少しずつ対応していきましょう。

集団行動の苦手さを放っておくと、中学や高校でまわりから浮いてしまう場合がある

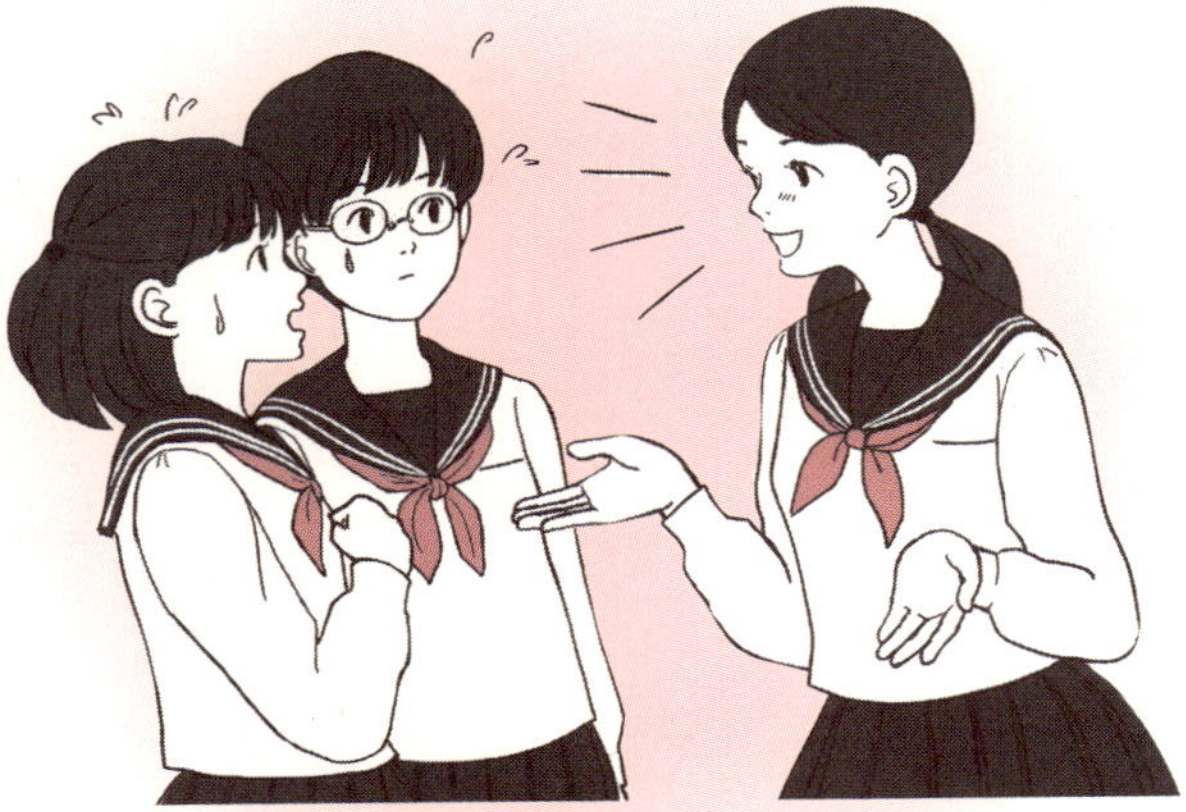

既刊『高校生の発達障害』60ページより

中学や高校に入学するときは、環境が大きく変わるため、緊張感が高まります。既刊『高校生の発達障害』では、進学時の注意点をくわしく解説しています。

どう考えればよいか

失敗体験を減らすために

友達付き合いで失敗すればするほど、新しい出会いがこわくなってしまいます。失敗しなくてすむよう、大人が前もって集団行動のルールを教えましょう。いずれ身につくだろうと放置するのは誤りです。

本人の苦しみを減らす
学校編 2章参照

できる範囲でかまわない
156ページ参照

※黒字は本書の参照ページ、色文字は既刊の参照ページをご案内しています

集団行動に苦しみ、ときにはいじめにあう

小学校に入り、友達付き合いがうまくできずに悩んで、家族に相談するうちに、アスペルガー症候群の特性に気づくことがあります。

集団行動になじみにくい

社会性の特性は、学校生活のなかで、集団行動へのなじみにくさとして目立ちはじめます。

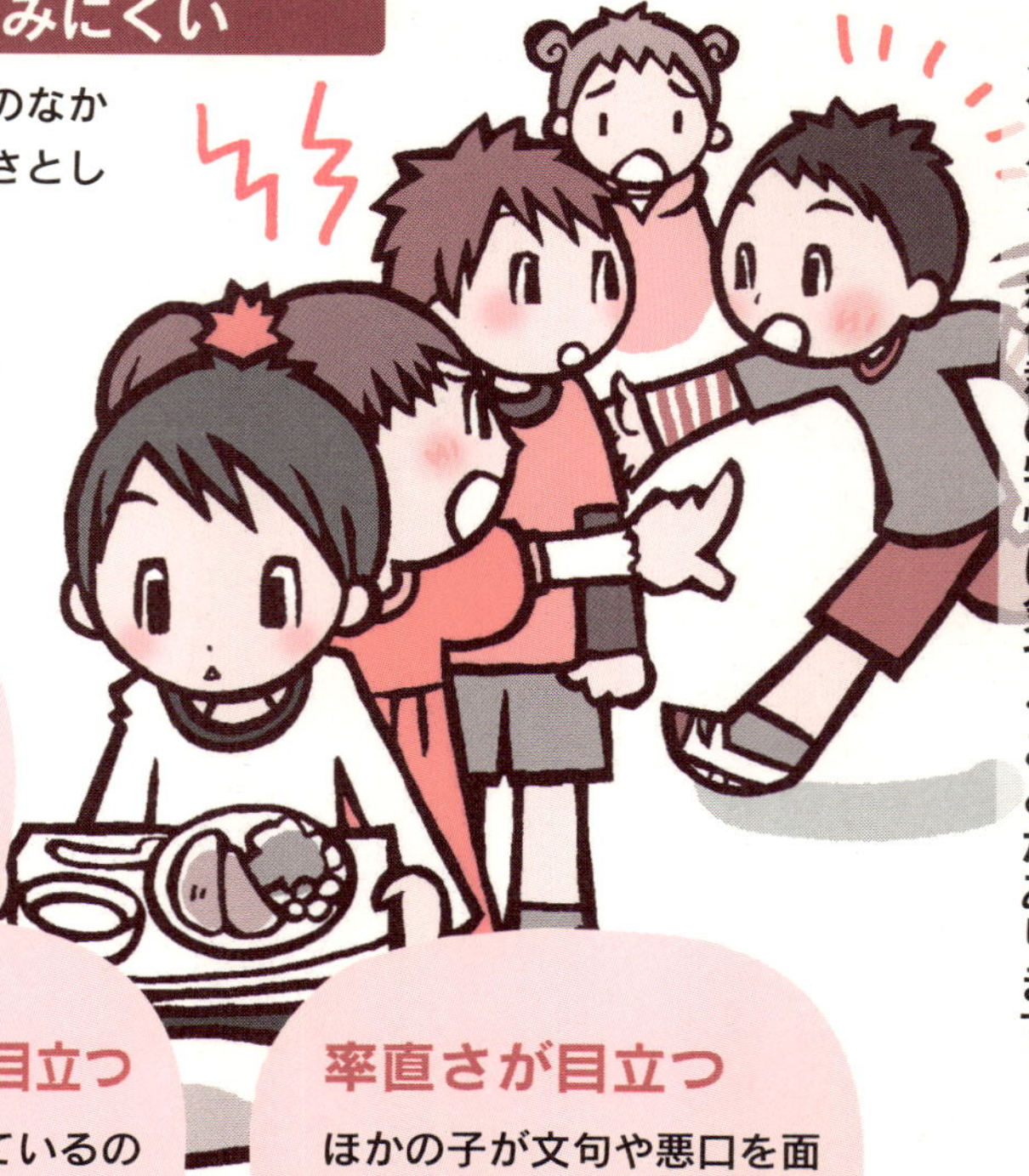

知識が豊富で聡明なはずなのに、列に並ばず横入りをするなど、行動が不均衡になる

マイペースで目立つ
ほかの子が譲り合いや協力をしはじめるなか、マイペースな行動が目立つ

能力が不均衡で目立つ
難しいことを知っているのに、順番待ちのような、誰でもできることができない

率直さが目立つ
ほかの子が文句や悪口を面と向かって言わなくなるなか、率直な発言が目立つ

無理解な環境ではいじめにあいやすい

家族や教師、友達がアスペルガー症候群の特性を理解すればするほど、集団行動のトラブルは減ります。理解者が多いほど、いじめは起きにくくなります。

家族が子どもに友達付き合いの注意点をあらかじめ教えれば、大きなトラブルは防げます。

教師や友達が、アスペルガー症候群の子の困難を知っていれば、マイペースな言動をおおめにみたり、上手に注意してくれます。

そのような支援が望めない環境、つまり無理解な環境では、アスペルガー症候群の子はいじめにあいやすいのです。

いじめられてしまう子も

　発達障害の人には、子どもの頃にいじめられた経験をもつ人が少なくありません。それだけ誤解を招きやすいのだと理解してください。

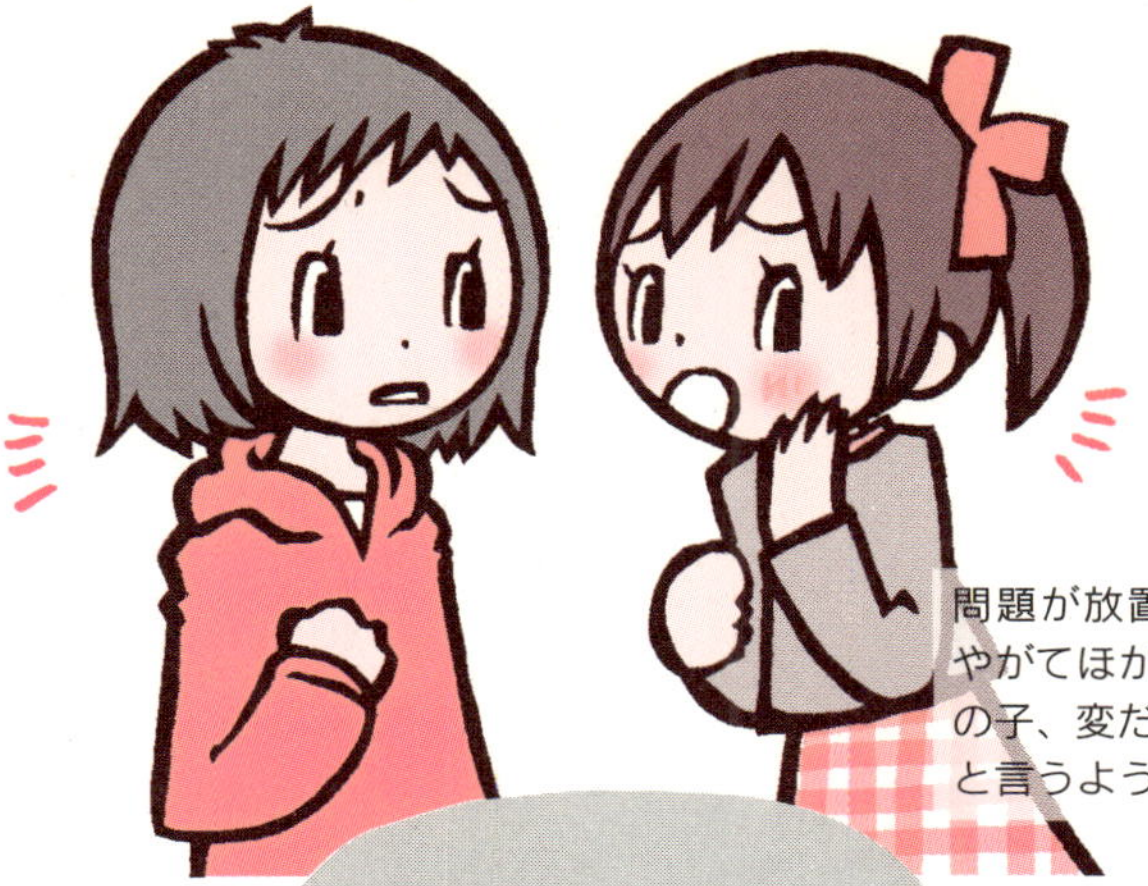

問題が放置されると、やがてほかの子が「あの子、変だよね」などと言うように

人間関係のトラブル

マイペースな言動が、ほかの子に煙たがられ、ケンカやトラブルになりがち

いじめ

身勝手な子だと思われてしまい、無視されたり、いじめられたりすることがある

無自覚

ほかの子への関心が弱く、本人が無視されていることに無自覚な場合もある

悲観的に

トラブル続きで無視されてしまい、自分には友達ができないと悲観的になる子も

トラブルやいじめに対する本人の感じ方は、大きく２つに分かれる

どう考えればよいか

誤解されないよう守る

　本人は、社会的な通念が理解しにくいために、自分の言動が不適切なものだと把握できていません。本人に言動の意味を説明し、まわりの子どもたちには特性を伝えて、誤解が広がらないように本人を守ってください。

集団行動をスキルとして教える

196ページ・学校編20・26ページ参照

本人に特性を伝える

142ページ・学校編18ページ参照

学びやすい方法をみつければ力を発揮する

アスペルガー症候群の子は能力が不均衡です。なにごとも平均的に、ほかの子と同じように学ぼうとすると、困難が生じます。得意な学び方をみつけると、大きく成長します。

方法しだいでガラッと変わる

子どもが勉強することに苦労していたら、学び方を見直してみましょう。苦労の原因は、学力が低いことでも、努力不足でもなく、学び方が合っていないことだと考えられるからです。

アスペルガー症候群の子は脳機能が不均衡なため、ものごとの学び方も、定型発達の子とは異なります。なにごとも絵や図を書いて考えるなど、独特の方法で学ぶことを好むのです。

視覚的な学習を得意とする子が多いため、まずはみて学ぶことを試すとよいでしょう。試しながら、よい方法を探っていきます。

学びやすい方法・内容がある

得意なのは、視覚的に学ぶことと、知識を身につけることです。どちらも具体的に提示されているため、想像力を使うのが苦手な子にとっても、理解しやすいのです。

方法

みて学ぶのは得意

文字や絵、表、図、写真、実物をみて、ものごとを理解するのは得意。動作をみて理解するのが苦手な場合がある

聞いて学ぶのは苦手

話し言葉でものごとを説明され、理解するのは苦手。よく聞いているようにみえて、ほとんど伝わっていないことがある

Point

聞くのが得意な子も

聞きとるのが得意な子もいる。その場合、みて学ぶのが不得意で、漢字や人の顔を覚えるのが苦手だったりする。

内容

学び やすい！

知識を学ぶのは得意

具体的なものごとを、カタログ的な知識として覚えるのは得意。覚えたことの背景や文脈を読みとくのは苦手

常識を学ぶのは苦手

一般常識を身につけるのは苦手。部分的に覚えることはできても、それを応用しながら実践するのが難しい

考えを整理するのが苦手な子に、図を書いて考えてもらうと、うまくいく場合がある

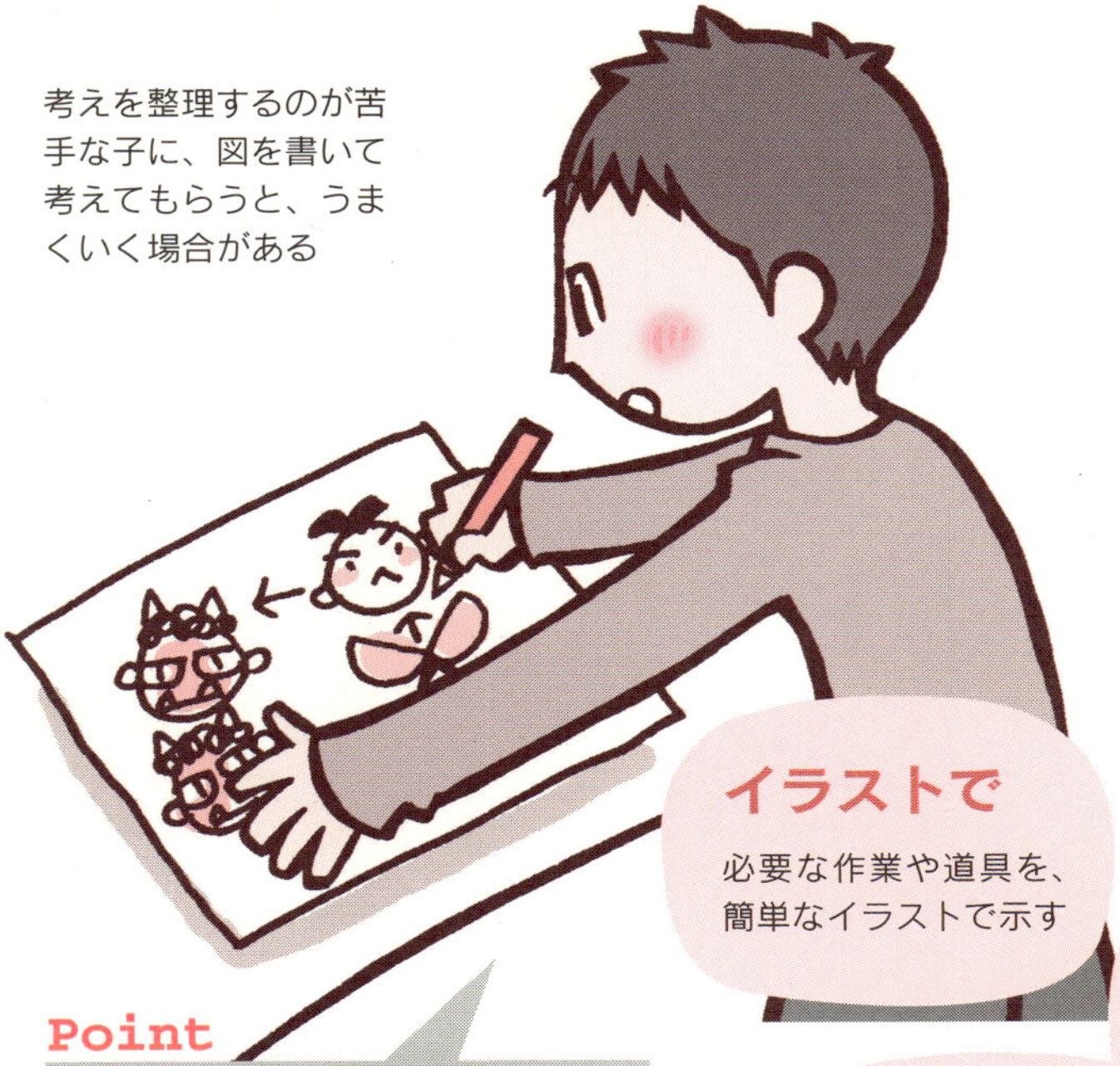

いろいろ試して確かめる

得意な方法は子どもによって違います。本書の例や、ほかの人の例を参考にしながら、さまざまな方法を試して、本人の好むやり方を探してください。

メモで

口頭で説明したあと、重要な点をメモに書いて渡す。子どもは自分でメモをとるのが苦手

イラストで

必要な作業や道具を、簡単なイラストで示す

写真で

写真で示す。デジタルカメラの画面を使うと便利

実物で

道具そのものをみせる。作業を示す際、その関連用品をみせると理解しやすい場合も

パソコンで

文字を書くのが苦手な子にはパソコンを使ってもらう。読み上げソフトを使うと、読むのが苦手な子への支援にもなる

声かけで

みせながら、ひと言、声をかける

Point

興味を引く

さまざまな方法を試し、子どもが興味をもつこと、好むことを見極める。

どう考えればよいか

本来の力を発揮させる

決まりきった学び方では成果があがりにくい場合には、方法を変えましょう。子どもは本来の力を発揮することができていません。学習内容のみせ方や、説明の仕方、使う道具などを変えてみてください。

力が発揮できる環境を用意する

152ページ参照

環境調整を学校にも頼む

154ページ・学校編 38ページ参照

失敗体験が子どもの自尊感情を傷つけている

勉強や人間関係の苦手さに対する理解・支援が遅れると、子どもが失敗体験をつみ重ねていってしまいます。自尊心が傷つき、やがて二次障害を招きます。

失敗が多くなりやすい

なにごとも一般的なやり方をさせ、本人の学習能力にまかせておくと、アスペルガー症候群の子は失敗が多くなりがちです。

特性への無理解

三つ組の特性を理解せず、本人の努力を求めてばかりいると、失敗が多くなる

成功が少ない ＜ 失敗が多い

たとえば勉強面。文章を読んで、登場人物の気持ちを理解するのが苦手なのに、「よく考えてごらん」などと一般的な対応をされていては、失敗はいつまでも減らない

自尊心が傷つく

失敗続きで本人は自信を失い、「自分はダメな人間だ」などと思ってしまう

日々の体験がつみ重なっていく

子どもの心には、毎日の体験が一つひとつ蓄積します。それが子どもの性格や考え方、生き方に影響していきます。

十分に理解され、支援を受けられる環境で日々をすごせば、子どもによい体験がつみ重なっていきます。子どもは人を頼ること、自分の力を信じることが習慣的にできるようになります。

特性を理解し、子どもが失敗しなくてすむ環境をつくることは、成長を支える大きな柱なのです。できるかぎり多くの成功体験をつむことができるよう、支援していってください。

成功が多くなるようにしたい

失敗を完全に減らすことをめざすのではなく、できるかぎり成功を増やし、失敗を減らすように、環境を整えていきましょう。

理解と支援

特性を理解し、伝え方などを工夫すると、失敗が減りはじめる

成功を多く ＞ 失敗を少なく

重要な文章に線を引くなどしてポイントを示し、読みとり方を説明すれば、理解のたすけになる。また、選択式にしてたずねるのもよい

自信がもてるように

叱られることが減って、「やればできるかも」と思えるようになる

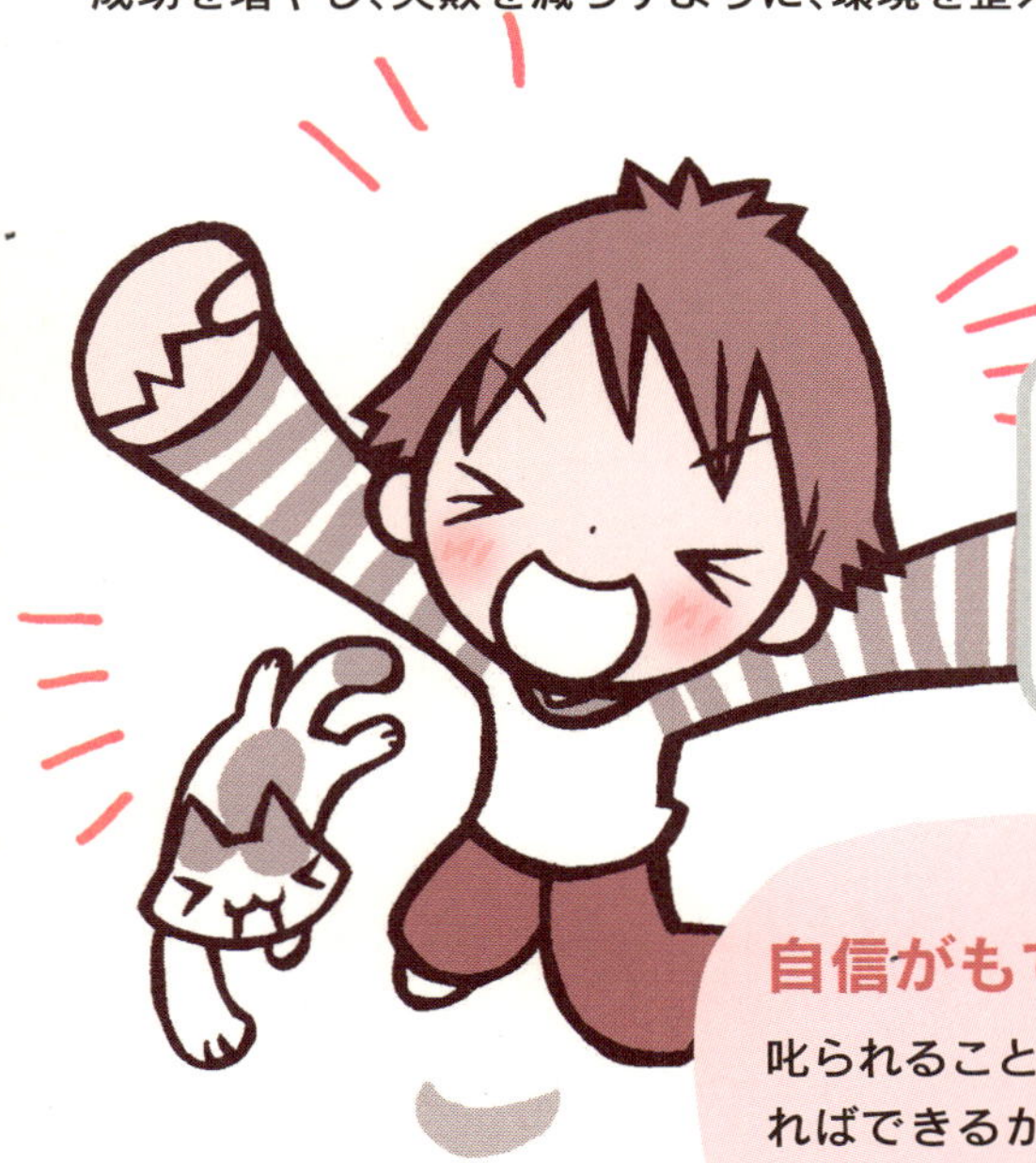

成功して「できた！」という実感を得ることの意味は大きい

どう考えればよいか

「失敗してもいいよ」という気持ちで

失敗したことのつらさは、本人がいちばん強く感じているものです。家族は失敗をおおめにみて、とやかく言わないようにしましょう。それよりも、成功するための方法を教え、環境を整え、ほめることに重点をおきます。

よいところはどんどんほめる

112ページ・家庭編14ページ参照

失敗しにくい環境づくり

152ページ参照

本人は障害を認めたくないと感じる

学童期になると、集団生活のなかで目立つことが多く、自分の特徴になんとなく違和感をもちはじめます。しかし、それを認めたくないという気持ちもあります。

違和感をもちはじめる

みんなができることが、自分には難しいという事実を、なんとなく認識しはじめます。それを否定しようと、努力する子もいます。

本人の気持ち

自分は先生の説明がなかなかわからないのに、ほかの子はすぐに理解するのをおかしいと感じる

ほかの子より劣っていると考えたくない。自分の特徴に対して否定的な感情をもつ

いったいどうして、ほかの子と同じようにできないのか、わけがわからず混乱している

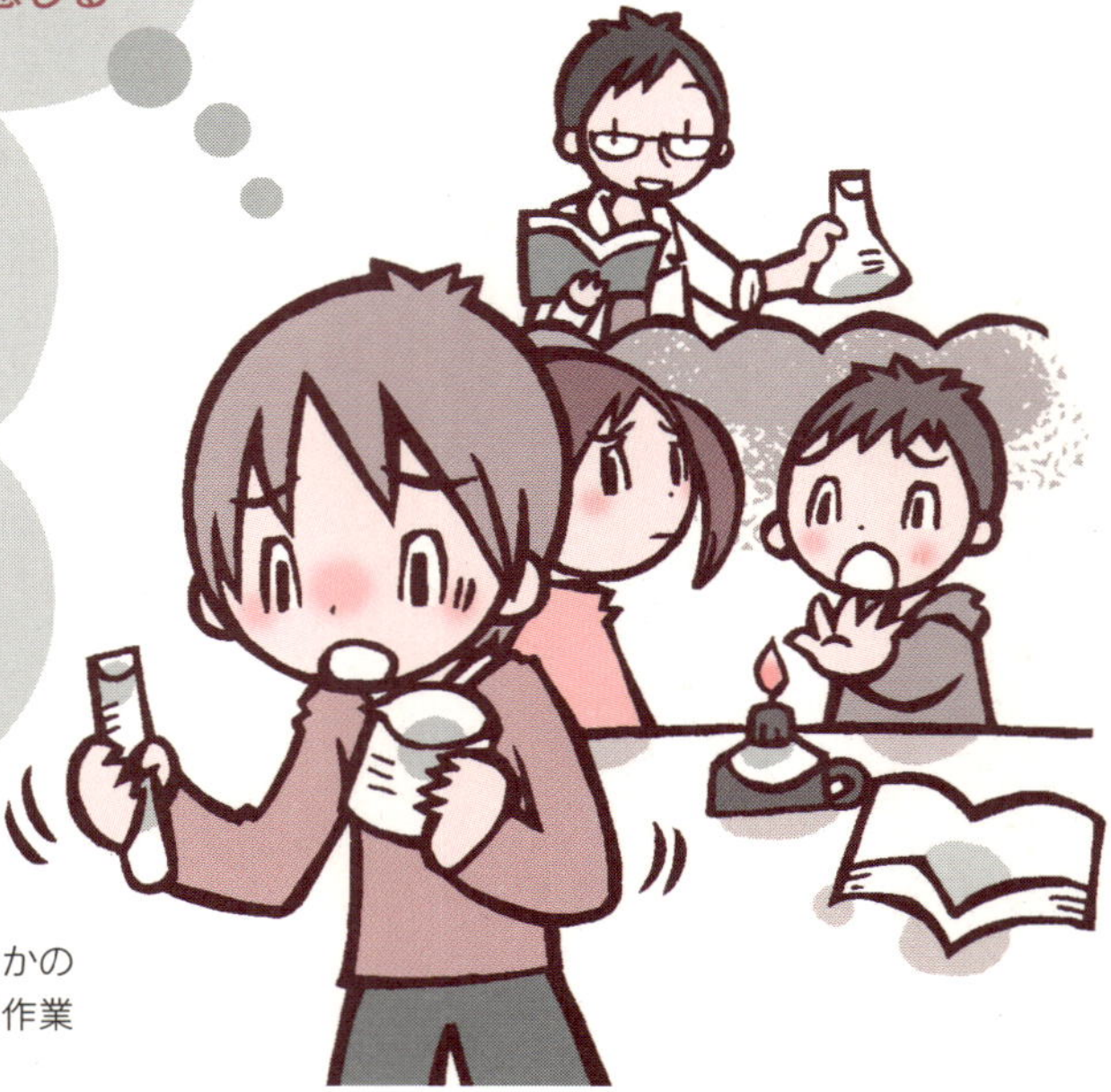

理科の実験のとき、ほかの子は説明を聞くだけで作業できる。劣等感を抱く

ほかの子との違いを欠点だと感じてしまう

集団行動が苦手で、いつも目立ってしまうようだと、子どもは自分の能力に違和感や疑問をもちはじめます。

ほかの子と同じようにできないことが多く、自分はまわりの大多数の子とどこか違うという感覚をおぼろげにもつのです。

その際、本人は自己否定的になりがちです。まわりの子との違いを、自分の欠点だと感じてしまうのです。

そうならないよう、大人が本人のすぐれた面を具体的に伝え、ほめて、よいところを自覚させてあげてください。

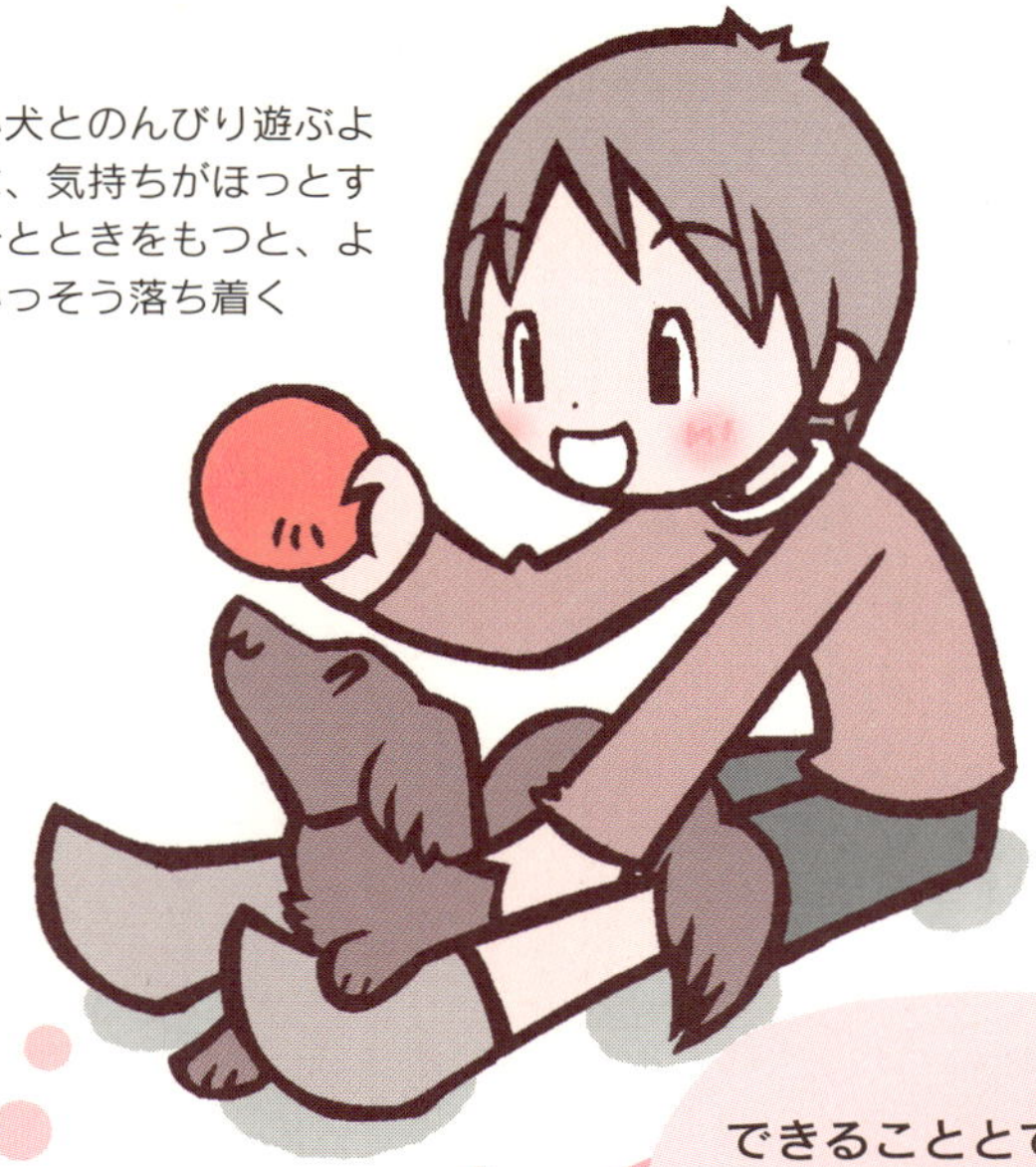

飼い犬とのんびり遊ぶような、気持ちがほっとするひとときをもつと、よりいっそう落ち着く

支援によって違和感は落ち着く

子どもが自分の得意・不得意を認識できるように支援すると、違和感がじょじょにやわらぎます。

Point

だからこそ成功体験が重要

失敗を少なく、成功を多くするのは、本人の不安を軽くするためでもある。違和感が劣等感になっていかないように支援を。

漢字を覚えることなど、ほかの子よりも得意な面がわかると、気持ちが落ち着く。大人がよい点をどんどんほめるとよい

できることとできないことが把握でき、わからないときには人に質問できるようになっていく

なにもかも苦手だという得体のしれない違和感はなくなる。不安がやわらぎ、よけいな心配をしなくなる

どう考えればよいか

出来が悪いと思わせない

特性があることは事実ですが、それを短所や欠点、出来の悪さだと考えるのは誤りです。本人がそのような誤解を抱き、自己否定的にならないよう、発達障害をじっくり正しく受け止めていきましょう。

発達障害を親子でゆっくり受け止める

142ページ・学校編 12ページ参照

できることを自覚していく

家庭編 24ページ参照

友達に嫌がられても理由がわからない

友達付き合いがうまくいかず、悩んでいる子がいますが、とくに多いのが、嫌われる理由がわからないという悩みです。背景には社会性の乏しさがあります。

人を傷つけたことに気づかない

率直な発言で、友達を傷つけてしまうことがあります。そのとき、相手に嫌な思いをさせてしまったことに気づけず、謝る機会を逃しがちです。

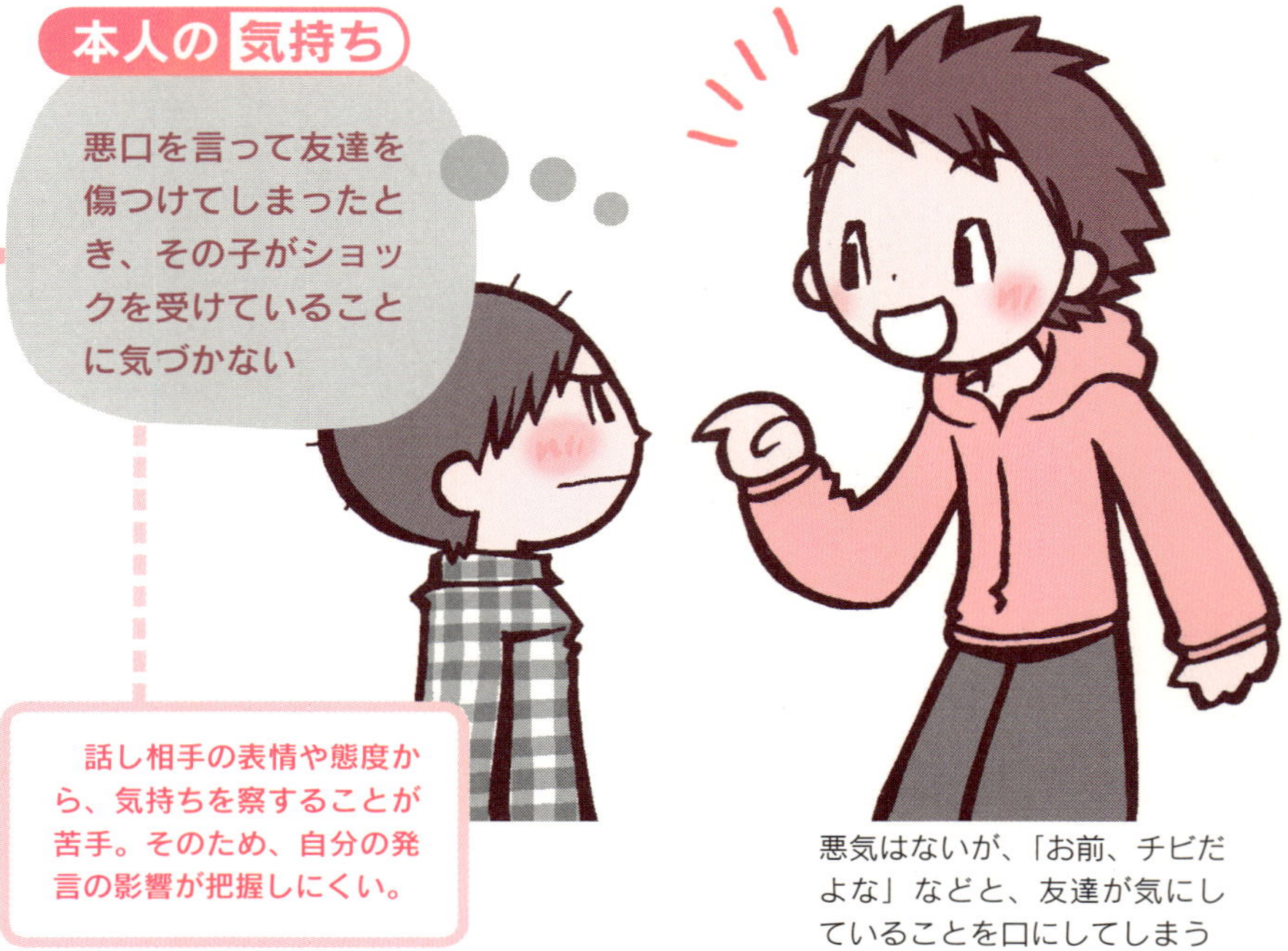
本人の気持ち
悪口を言って友達を傷つけてしまったとき、その子がショックを受けていることに気づかない
話し相手の表情や態度から、気持ちを察することが苦手。そのため、自分の発言の影響が把握しにくい。

悪気はないが、「お前、チビだよな」などと、友達が気にしていることを口にしてしまう

仲良くしたいのにその方法がわからない

アスペルガー症候群の子には社会性の乏しさがありますが、それは社会的なものごとに対する、認知の乏しさです。社会性がよくわからないのです。

わからないだけで、社交力がほしくないわけではありません。友達に嫌われたくない、仲良くしたいと思っています。悪気はなく、本人も困っているのです。

「どうしてわからないの!」「あの子の気持ちを考えなさい」などと注意しないでください。それがわからなくて苦しんでいるのですから。どうすればよいかを具体的に示してあげましょう。

叱られてもまだ理解できない

大多数の子は学童期になると、大人に注意されたときに、そのわけを理解しようとします。アスペルガー症候群の子は、注意されたことだけ理解し、その背景にまで思いを広げることが苦手です。

教師に注意されて、失敗したことはわかるが、その理由がわからず不満を感じる

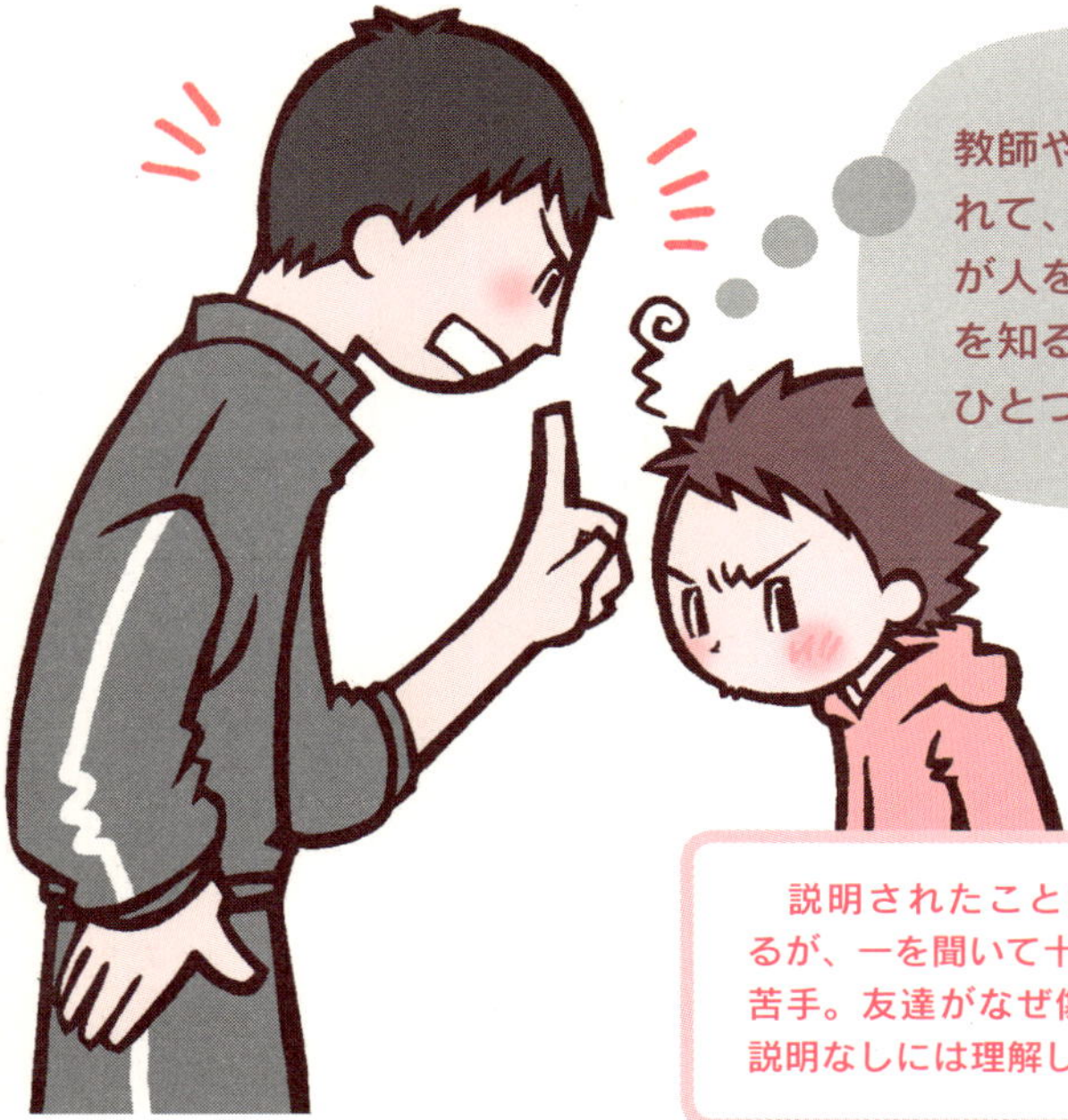

友達に嫌がられ、話しかけてもらえなくなっても、自分はそれまでと変わらずに接しようとする

→ 教師や友達に注意されて、はじめて自分が人を傷つけたことを知る。しかしいまひとつ反省できない

説明されたことは理解できるが、一を聞いて十を知るのは苦手。友達がなぜ傷ついたか、説明なしには理解しにくい。

ものごとの因果関係を考えるのが苦手。自分の発言と、友達の態度の変化がつながっていると想像しにくい。

どう考えればよいか

説明しないとわからない

察するのは苦手なのです。わざわざ言わなくてもわかるだろうと考えるのはやめ、「容姿をからかうと友達が傷つくよ」などと、状況を具体的に説明してください。そのうえで、謝り方など、対応策も示しましょう。

想像力の特性を正しく理解する

66ページ参照

ソーシャルストーリーズで説明

196ページ参照

支援 生活編

発達障害のことを子どもに伝える

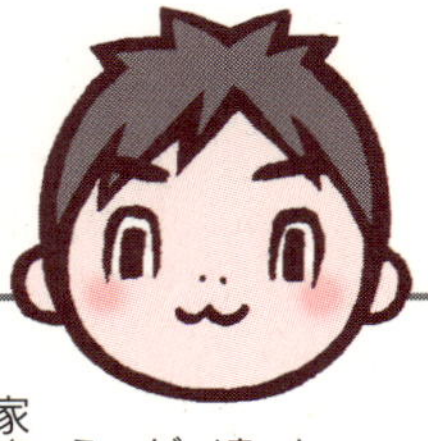

支援できたケース

小学校高学年の男の子。少し変わったところがあり、友達付き合いの仕方が独特ですが、家族のアドバイスを受け、うまくやってきています。

家族は早くから発達障害の特性を知り、それに合わせて助言をおこなってきました。高学年になり、子どもが自分の特徴をある程度、把握できてきた頃に、発達障害であることを伝えました。

本人はもともと助言を受けていたため、その延長線上のこととしてとらえ、あまり動揺もせず、理解できました。

母親からひと言

専門家から教わったとおり、子どもの特徴を図にして、よいところが目立つようにしました。そして、発達障害の名称を告げたあと、まずは得意なことを伝え、苦手なことは最後に説明しました。

子どもは「いままでに聞いたことと同じだよ」と言い、とくに嫌がらず、淡々と受け止めていました。嫌なイメージで受けとることがなくてよかったです。

早く理解すれば適応も早い

乳幼児期には、子どもの理解力がまだ高くないため、発達障害の特性を説明しても、本人が理解しきれません。

本人が正しく理解できるようになるのは一般的に、小学校高学年くらいです。その段階で、本人が生活に苦労しているところがあれば、発達障害を伝えましょう。

早く伝え、早く理解すれば、早く生活に適応でき、苦労を減らすことができます。

得意なこと、苦手なことの順に伝える

診断名や特性を伝えるときには、これができない、これが苦手とネガティブな面ばかりを説明しないよう、注意してください。

まず本人の得意分野を説明し、反対に苦手なこともあるという流れで説明するとよいでしょう。

歴史が好きな子なら、戦国武将の個性を説明にとり入れるとよい。説明に興味がもてるように工夫する

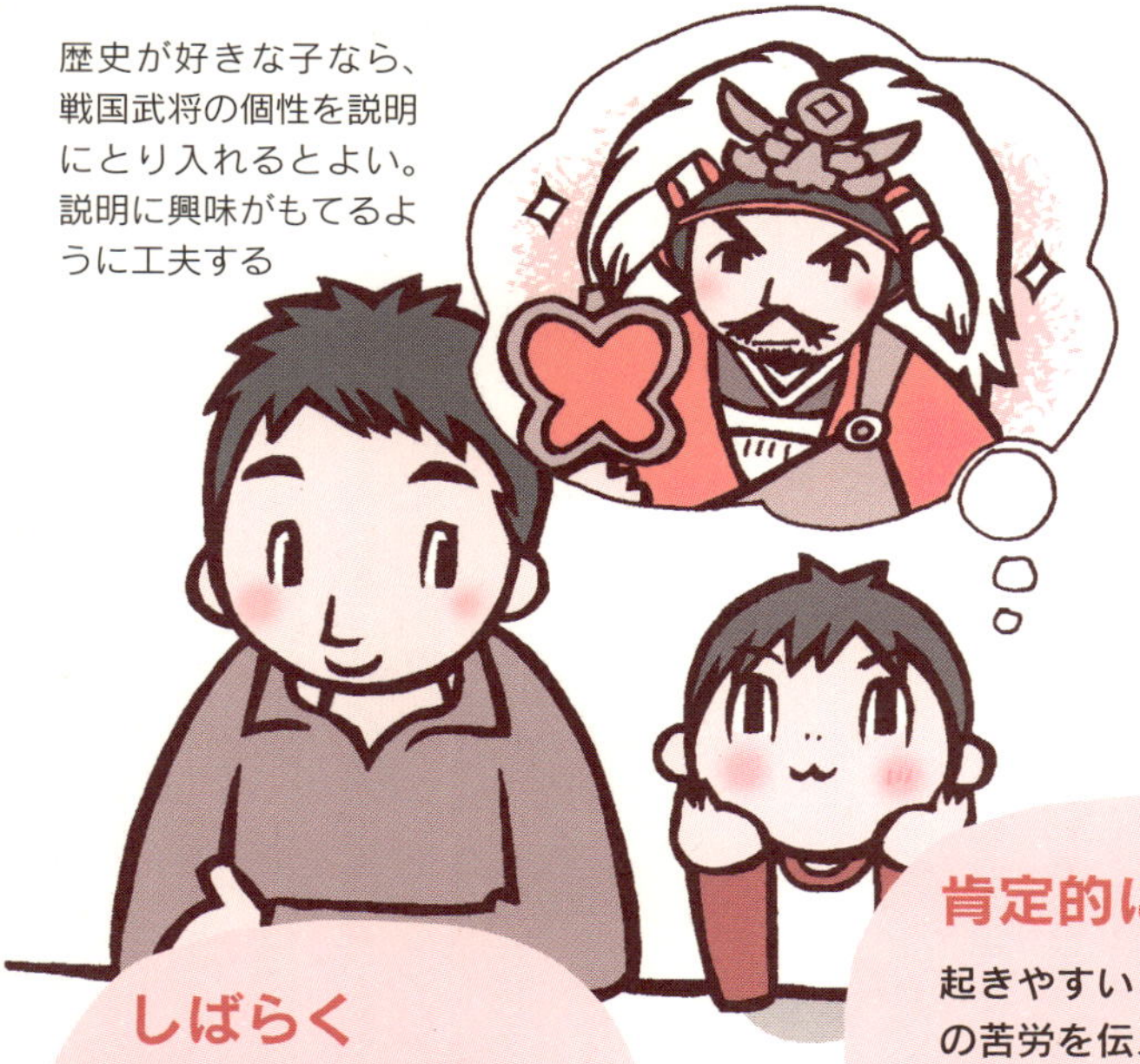

特性を肯定的に伝える

発達障害の特性を、本来の意味のとおり、不均衡なものとして伝えましょう。困難につながる否定的なものではなく、ひとつの特徴として、肯定的に伝えてください。

小学校高学年のとき

子どもの理解力にもよるが、小学校5～6年がひとつの目安になる。そのくらいになると、本人が本やインターネットで調べて自覚している場合も

肯定的に

起きやすいトラブルや家族の苦労を伝えると、本人が否定的にとらえてしまう。得意・不得意として伝え、得意なことを肯定的に示す

文字をそえて

複雑な説明になるので、すべて話して聞かせると、本人には理解しづらい。図やメモをそえて、本人に問いかけながら話す

しばらくフォローする

一度の説明で理解できることではない。その後も生活のなかで、特性が影響した場面を説明の機会に使うなどして、理解をたすける

学校は

子どもに発達障害の特性があるように感じても、本人やほかの子どもに、安易にそれを説明しない。まずは家族に相談する。本人に伝えるタイミングは、家族や主治医が慎重に判断している。

家族は

診断名を伝えるだけでなく、その後のフォローも心がける。子ども本人が、発達障害があることは、欠点でも自分の落ち度でもないのだと理解できるように。肯定的な説明や声かけをくり返すとよい。

本人は

診断名について、わからなかったことがあれば、家族や専門家に質問する。自分では特性を否定的にとらえてしまいがち。ほかの人に相談し、客観的に説明してもらうと、特性のよい面がみえてくる。

支援
生活編

持ち物と行動の自己チェックを習慣に

支援できたケース

小学校中学年の女の子。家庭でも学校でも、大人に指示されたことが上手にこなせず、悩んでいました。言われたことを覚えたり、メモをとったりして、整理するのが苦手だったのです。

診断があったわけではありませんが、発達障害の特性に近いものがあると考え、教師がメモを書いて渡すようにすると、指示がとおりやすくなりました。

リストを使えば覚えやすくなる

子どもが学校での活動予定や必要な持ち物などを自分で管理するのは、けっして簡単ではありません。発達障害の有無にかかわらず、サポートが必要です。

アスペルガー症候群の子の場合、予定の把握や、臨機応変な対応がとくに苦手です。よりこまやかな支援が必要となります。

さまざまな情報を頭の中で整理するのは苦手ですから、視覚的に示しましょう。チェックリストをつくることで、学校生活の混乱が減らせます。

結果をみてリストを調整する

予定や持ち物をリスト化するとともに、その使い方を具体的に説明しましょう。ただリストを渡すだけでは、使い道がわからず、役に立たない場合があります。上から順にみていくと、一日の予定や持ち物がわかるのだと、明確に説明してください。

また、リストをみる時刻や、リストを置く場所を具体的に決めましょう。みることをルール化、習慣化するのです。

そのようにして、子どもが得意なやり方で自分の予定や持ち物を確認できるよう、環境を整えていきます。

本人がわかるリストにする

一般的なチェックリストをつくって渡しても、それが役に立つとはかぎりません。文字より絵をみるのが向いている子には、その特性に合ったリストが必要です。

みやすいチェックリスト

特性に合ったリストを用意。文字は入れず、写真だけで構成するのもひとつのアイデア

＋

チェックする習慣づくり

リストをみることを、子どもの１日の生活パターンのなかに組み入れる

持ち物リストをつくり、用意できたものにマグネットをつける。たりないものがひと目でわかる

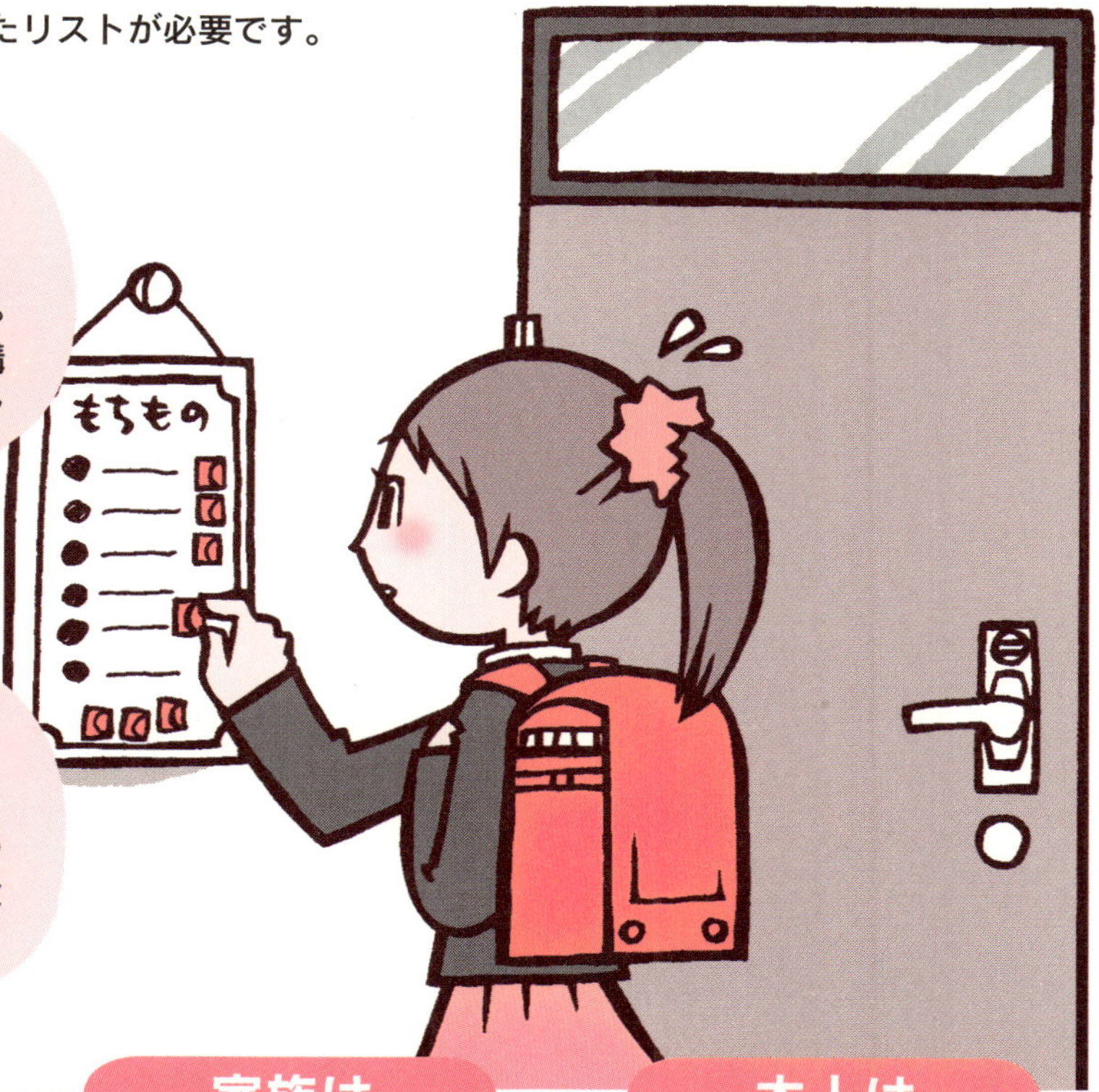

学校は

本人が聞きとりやメモをとるのが苦手で、そもそも持ち物や予定を把握しづらい場合には、連絡帳などを使い、家族にも持ち物や予定を伝える。チェックリストをつくる際の参考にしてもらう。

家族は

リスト作成を手伝うのはよいが、チェックして持ち物を用意するのは手伝わない。本人が自己管理できるように、声をかける程度にする。リスト作成も、本人ができるようならまかせ、確認のみおこなう。

本人は

チェックリストを使って、自己管理能力を鍛える。最初はとくに苦手なことのリストをつくり、使いこなせるようになったら、より多くのことをリスト化。こづかいの使い道や、勉強の計画なども一覧にしてみる。

支援
生活編

偏食はおおらかに見守り、変化を待つ

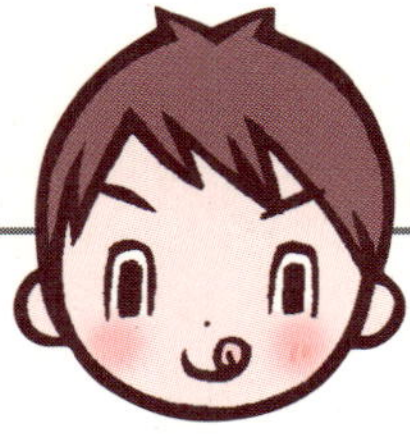

支援できたケース

小学校中学年の男の子。乳幼児健診で自閉症スペクトラムの可能性を指摘され、それ以来、療育機関に通っています。

偏食がはげしく、保育園時代から、飲み物は特定のメーカーのジュースしか飲みませんでした。

療育機関から「パッケージにこだわりがあるのでは」と指摘されました。好きなメーカーのパックに他社のジュースを入れたものを用意すると、飲みました。

視覚的なこだわりが強かったのだとわかり、その後はじょじょにパッケージをみせず、コップで出すように変えていきました。現在はジュース以外も飲みます。

支援者からひと言

偏食の多くは、わがままではありません。この子はパッケージの色にこだわっていました。その点に理解を示し、少しずつ出し方を変えていくと、味へのこだわりはみせず、ほかのものも飲めるようになりました。

苦手なら食べなくてもかまわない

偏食には、さまざまな背景があります。認知的なかたより、感覚の鋭さ、単純な好き嫌い、アレルギーなど、本当にさまざまです。

アレルギーがある場合は基本的に直らないので、無理に食べる必要はありません。感覚面のかたよりも、あえてつらい思いをしてまで、食べなくてもよいでしょう。

それ以外の偏食は、時間が経過するにつれて変わります。

放置しないで工夫はする

偏食で対応を急いだほうがよいのは、まったく食べない場合だけです。それ以外は、じっくり対応してかまいません。

ただし、放置するのはさけてください。認知的なかたよりが定着し、子どもが食べ方に問題はないと思ってしまいます。

Point

食べていれば大丈夫

こだわりが強くても、毎日なにか食べていれば、基本的に健康なので心配ない。ただし、だからといって放置してよいわけでもない。

対応しながら待つ

食事が楽しく、心地よいものだと感じられるように環境を整えましょう。そのうえで、子どもが食べ物に興味をもち、自分から食べたがるのを待ちます。

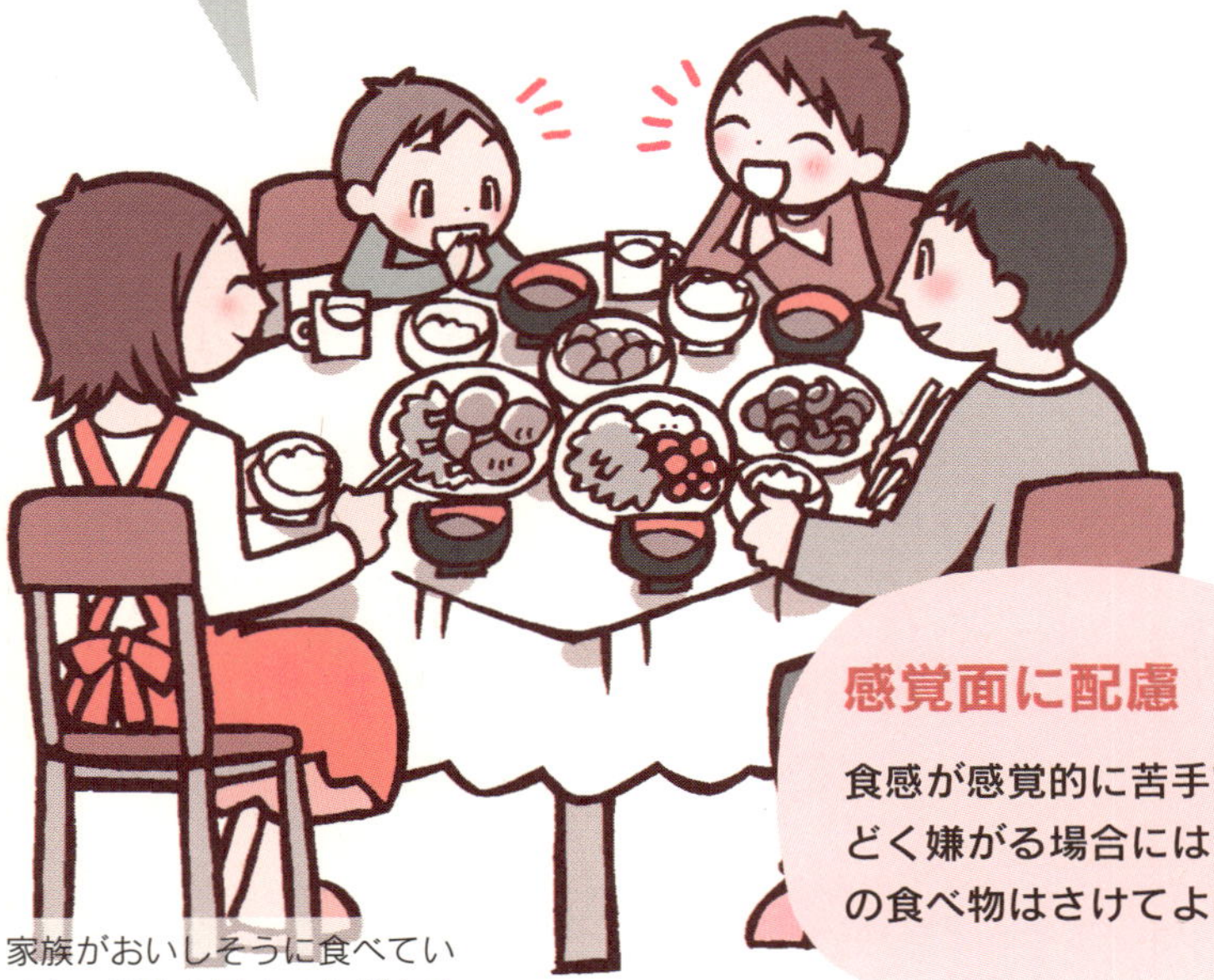

家族がおいしそうに食べていると、興味を示すことがある

食べないものも食卓に

家族は子どもの偏食に合わせず、食べたいものを用意。食べているところをみせる

会食は強要しない

知らない人といっしょに食べるのはストレスになりやすい。さけたほうがよい

感覚面に配慮

食感が感覚的に苦手でひどく嫌がる場合には、その食べ物はさけてよい

学校は

給食時の偏食には、柔軟に対応する。とくに感覚面のかたよりによって偏食が生じている場合、本人の意思では解消できないケースもあるので、アレルギーと同様に、食べなくてもよいことにする。

家族は

子どもがなにかしら食べているうちは、過度の心配はしない。食べ方が変わるまでには時間がかかるので、あせらずじっくり待つ。スプーンが大きくて食べにくい場合など、道具を替えて改善することもある。

本人は

好き嫌いを家族にはっきり伝える。とくに、感覚的にたえられないものは具体的に示す。揚げ物や汁物、ベタベタするものを苦手とする子が比較的多い。また、はじめてのものを食べたくなったら、それも伝える。

支援・学習編

学校に特性を伝え「特別支援教育」を受ける

支援できたケース

小学校中学年の男の子。就学前から発達障害の可能性が考えられていましたが、診断は出ていませんでした。家族は医師と相談し、通常学級を選んで入学しました。

　入学後、話し言葉の理解に苦しむことが多く、本人がストレスをためこんでしまいました。

　その後、アスペルガー症候群の診断が出たこともあり、学校側と相談して、三年時から通級指導教室を利用。支援を受けて、勉強の内容がわかるようになり、本人の気持ちが安定しました。

受けるかどうか自分たちで選ぶ

　平成一九年度から「特別支援教育」制度が導入され、発達障害の子は小・中学校で、支援を受けられるようになりました。

　ただし、支援の内容は本人や家族しだいで変わります。特性の現れ方や支援を求める気持ちは、子どもによって違うためです。

　どの学校・学級を選ぶか、そしてどのような支援を求めるか、医師や学校関係者と相談のうえ、選んでください。

特殊教育

かつては発達障害は支援対象ではなかった。視覚障害や聴覚障害などの子を障害種別ごとに分けて支援した

特別支援教育

現在は発達障害が支援の対象に。障害種別で分けるのではなく、必要な支援をおこなう制度になった

集中して学ぶことができるのはどの学級か、医師や教師と相談して決める

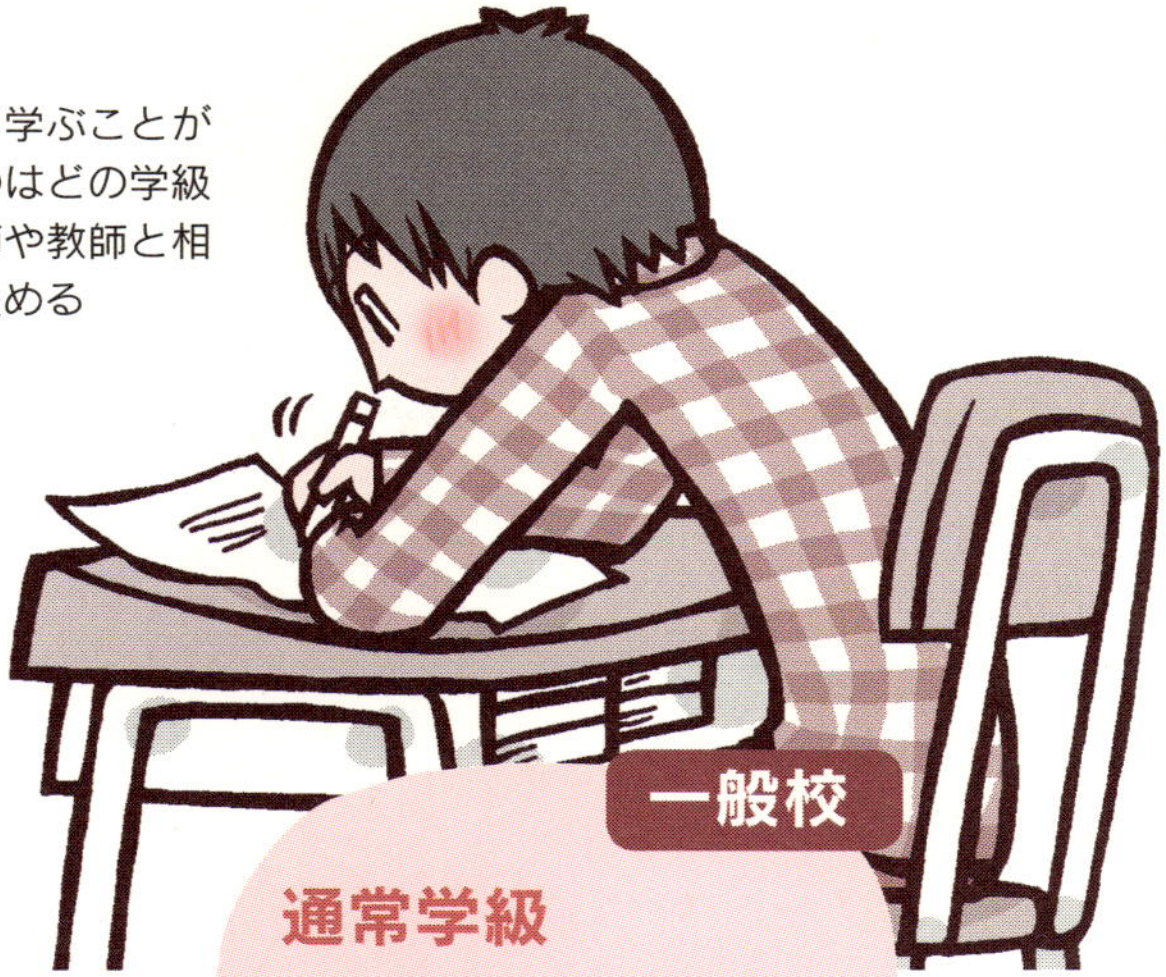

参加しやすいところを選ぶ

特別支援教育制度では、特別支援学校・特別支援学級・通級指導教室という３種類の通学先が用意されています。子どもの参加しやすさを基準に選択しましょう。

一般校

通常学級

一般のクラス。発達障害への支援は、教師ができる範囲でおこなう。１クラス40人程度

通級利用の場合、在籍は通常学級に。通常学級に通いながら、定期的に通級に通う

特別支援学級に入る場合、在籍は支援学級に。通常学級との合同の行事はある

通級指導教室

発達障害など障害への支援が受けられる少人数クラス。週に数回通学する

特別支援学級

発達障害など障害への支援を前提としたクラス。１クラス10人以下の少人数学級

特別支援学校

障害児のための学校。以前は養護学校や盲学校、ろう学校という名称だった。障害児療育にくわしい教師が、ひとり当たり３～６人の子を受けもつのが基本。充実した支援が受けられる。

一般校のなかに通級や特別支援学級がある。特別支援学校は別の学校

学校は

校内委員会が中心となって、本人と家族に校内の支援体制をくわしく説明。どの学級が合うか、助言してもよい。最終的には本人や家族の希望で決まるので、あくまで助言にとどめ、強要はしない。

家族は

医師や教師と相談して、学校ごと・学級ごとの違いを把握する。地域差があるので、必ず教育現場の担当者に確認を。情報を把握したうえで、本人と相談し、最終的には本人の希望を尊重して決める。

本人は

家族や医師、教師の説明を聞いたうえで、自分の希望を伝える。理解者がいて学びやすい環境を選ぶとよい。授業をどのくらい理解できるかが、ひとつのポイントになる。希望を伝えて相談し、進学先を決める。

ひと目でわかる！

特別支援教育の全体像

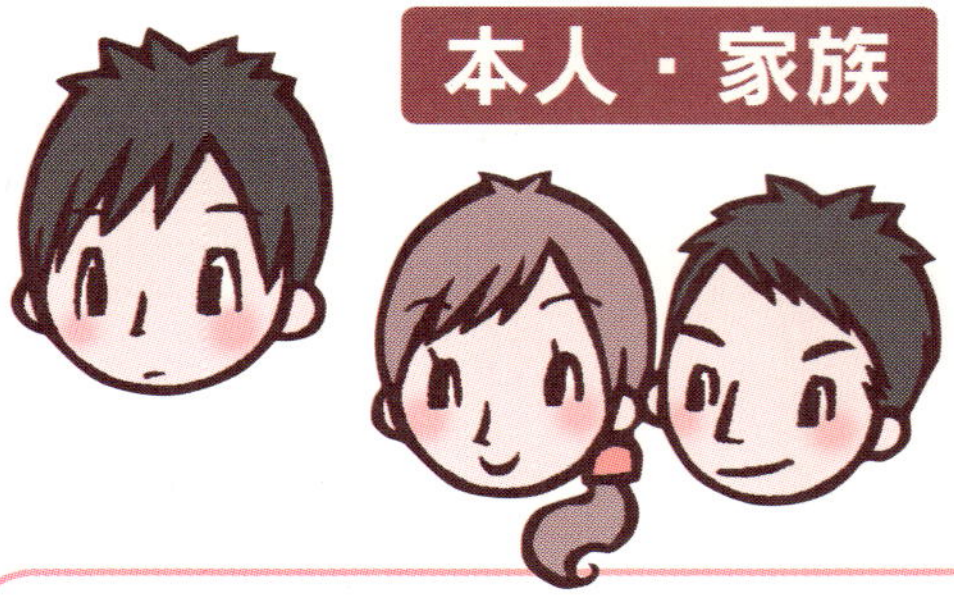

本人・家族

個別指導計画
個別支援計画

発達障害のある児童のために、学校は個別の指導・支援の計画を立てることが義務づけられている。情報を書面にまとめ、担当者間で共有する。

一般校

校内委員会

特別支援教育の支援体制をつくり、運営していく母体。校長や教頭が中心となり、学年主任や支援担当教諭が加わる場合が多い。

一般の教職員

通常学級を担当する教員や、一般の職員には、発達障害にくわしくない人もいる。相談相手にはならない場合も

通常学級

特別支援教育コーディネーター

特別支援教育の窓口となる教員。制度を利用したい場合はコーディネーターに連絡する

校内責任者

校長。支援体制の変更や調整を決める権限をもっている

通級指導教室

特別支援学級

支援担当者

通級や特別支援学級で、実際に子どもを受けもつ教員

制度の導入は完了している

全国の小・中学校に校内委員会やコーディネーターが設置され、支援教育がおこなわれています。

ただし、各校の支援体制はまちまちです。導入はしたものの、一般の教員が支援担当者となり、支援の知識や経験なしに対応している例もあります。制度が完成したわけではないのです。

特別支援学校

教職員
支援を前提としているため、教職員全員が各種障害にくわしい。ただし異動直後で、経験不足の人もいる

支援担当者
教室で実際に支援をおこなう教員。必ず特別支援学校教員免許状をもっている

巡回相談

家族には、医療・療育の専門家と、教育の専門家からアドバイスがある

国の決定にしたがって、文部科学省・教育委員会から各学校に指示が出る

外部の専門家

医師や心理士
地域の医師や心理士、保健師。発達障害にくわしい人。本人や家族には学級選びについての助言をする。学校関係者には適切な支援を伝える

文部科学省
特別支援教育制度は国のとりくみとしておこなわれている。所管は文部科学省。

教育委員会
各都道府県の教育委員会が、文部科学省の定めた内容にしたがい、地域の各校に連絡をしている。

巡回相談
地域の専門家が学校をおとずれ、支援担当者からの相談を受ける機会。定期的におこなわれている。

支援 学習編

勉強に集中しやすい環境を整える

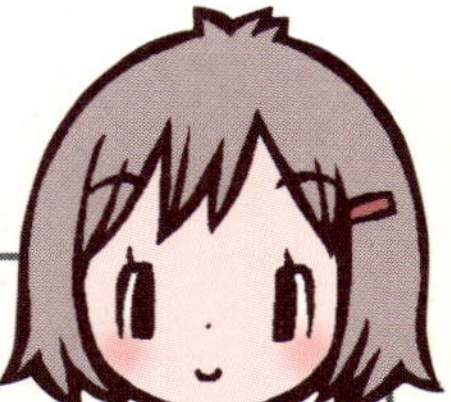

支援できたケース

小学校中学年の女の子。通常学級では授業に集中することがどうしても難しく、ほとんど学習できていませんでした。

家族と教師が相談して、通級指導教室に通いはじめました。通級では、先生がわかりやすい説明をしてくれ、ほかの子の私語もないため、集中して勉強できました。

通級の先生に希望を伝え、机を仕切り板でかこってもらったのも、効果的でした。気が散りにくくなりました。通常学級でも、廊下側の先頭の席にしてもらうなど、できる範囲での配慮を受け、状態は改善しています。

支援者からひと言

通級指導教室でこの子と接していると、自閉症スペクトラムの特性のほかに、AD／HDの不注意特性もあるように思えました。

よけいな情報をとりのぞくために仕切り板を使いました。勉強の流れがわかりやすくなるよう、手順表もつくりました。その二つがとくに役立ったようです。

設備や道具を替える

特性に配慮し、生活環境を見直すことを、環境調整といいます。発達障害支援の基本となる、重要な考え方です。

発達障害による困難を軽減するためには、本人に過度の努力を求めるよりも、環境を調整するほうが、はるかに効果的です。

意味のわかりやすい環境にする

環境調整の主なねらいは、子どもにとって意味のわかりやすい空間をつくることです。

アスペルガー症候群の子は複数の情報を整理するのが苦手です。授業中は黒板や教科書をみる時間で、掲示物や窓の外、友達の動作はみないということが、よくわかっていない場合があります。

環境を調整すると、理解力も集中力もあがります。

スペースを視覚的に区切ることで、この場所は勉強用だと意識しやすくなる（家庭編17ページ参照）

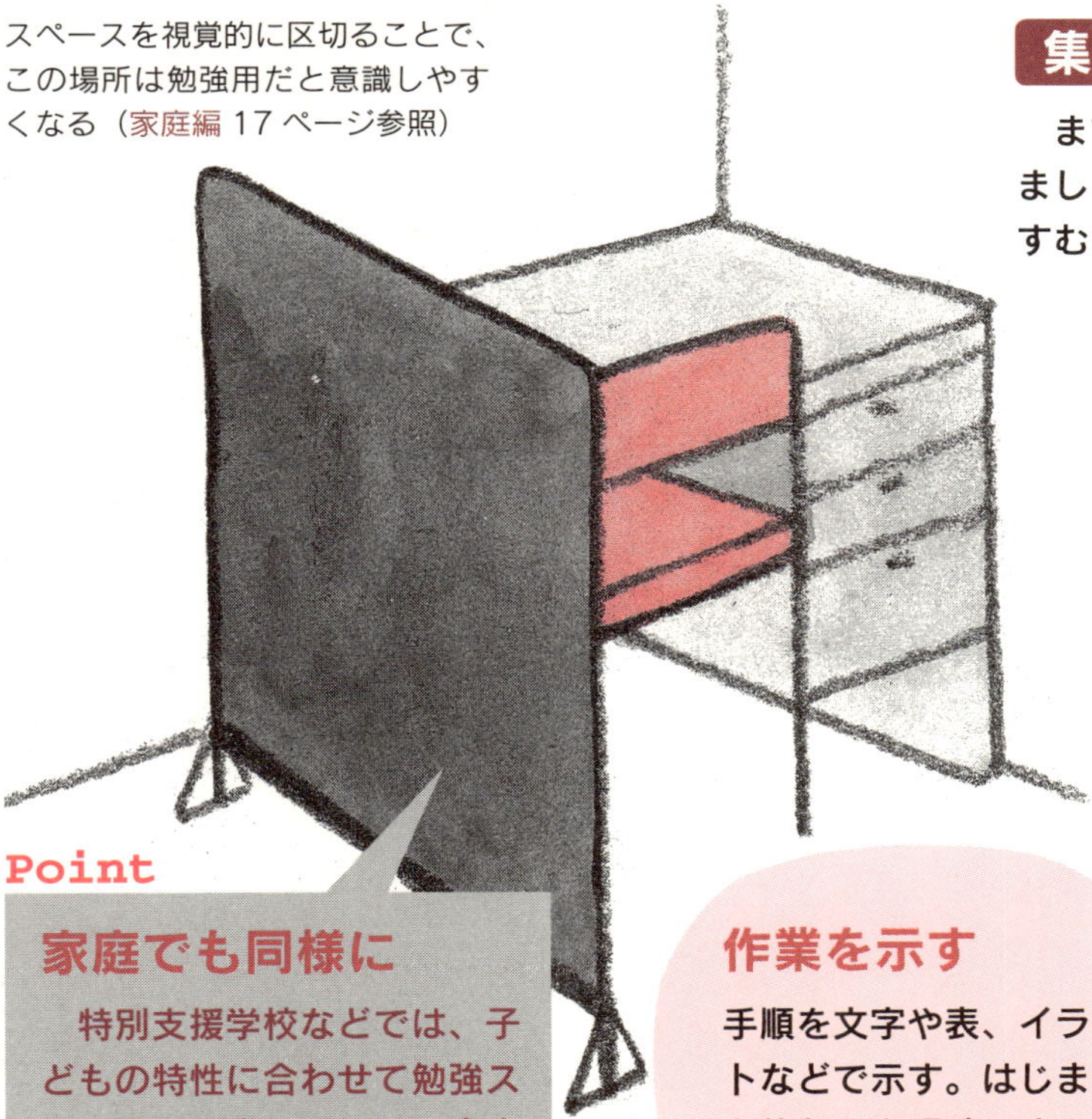

集中しやすい勉強スペース

まずは勉強する空間そのものを見直しましょう。情報の取捨選択に迷わなくてすむよう、必要なことを明確に示します。

板で仕切る

机の周囲を板やカーテンでかこむ。ほかの家具と接している場合には、離しておく

情報を減らす

勉強に関係のない道具など、よけいなものはとりのぞく。手順表にもよけいな文字やイラストを入れない

作業を示す

手順を文字や表、イラストなどで示す。はじまりと終わりを明確にすると混乱が減る

Point

家庭でも同様に

特別支援学校などでは、子どもの特性に合わせて勉強スペースを工夫している。家庭でも同様の工夫ができる。

学校は

支援担当者は、学校での工夫を家庭に伝える。家庭での対応も聞き、互いにうまくいっているところをとり入れるとよい。家庭と学校で環境がある程度、統一されると、子どもがより落ち着くようになる。

家族は

自宅の勉強机のまわりを確認する。机が遊ぶスペースもかねていると、集中しづらい。空間に明確な意味をもたせたい。目的に合えば、安価な設備でかまわない。安い仕切り板などを活用する。

本人は

なにが苦手か、自分でわかっていることがあれば、家族に相談する。先生の話を聞くこと、教科書を読むこと、ノートをとることなど、なんでもよい。それをもとに家族や専門家が対策を考えてくれる。

読みやすいノート・プリント

勉強スペース全体だけでなく、手元のノートやプリント、教科書を読みやすく、書きやすくすることも、学びやすさにつながります。

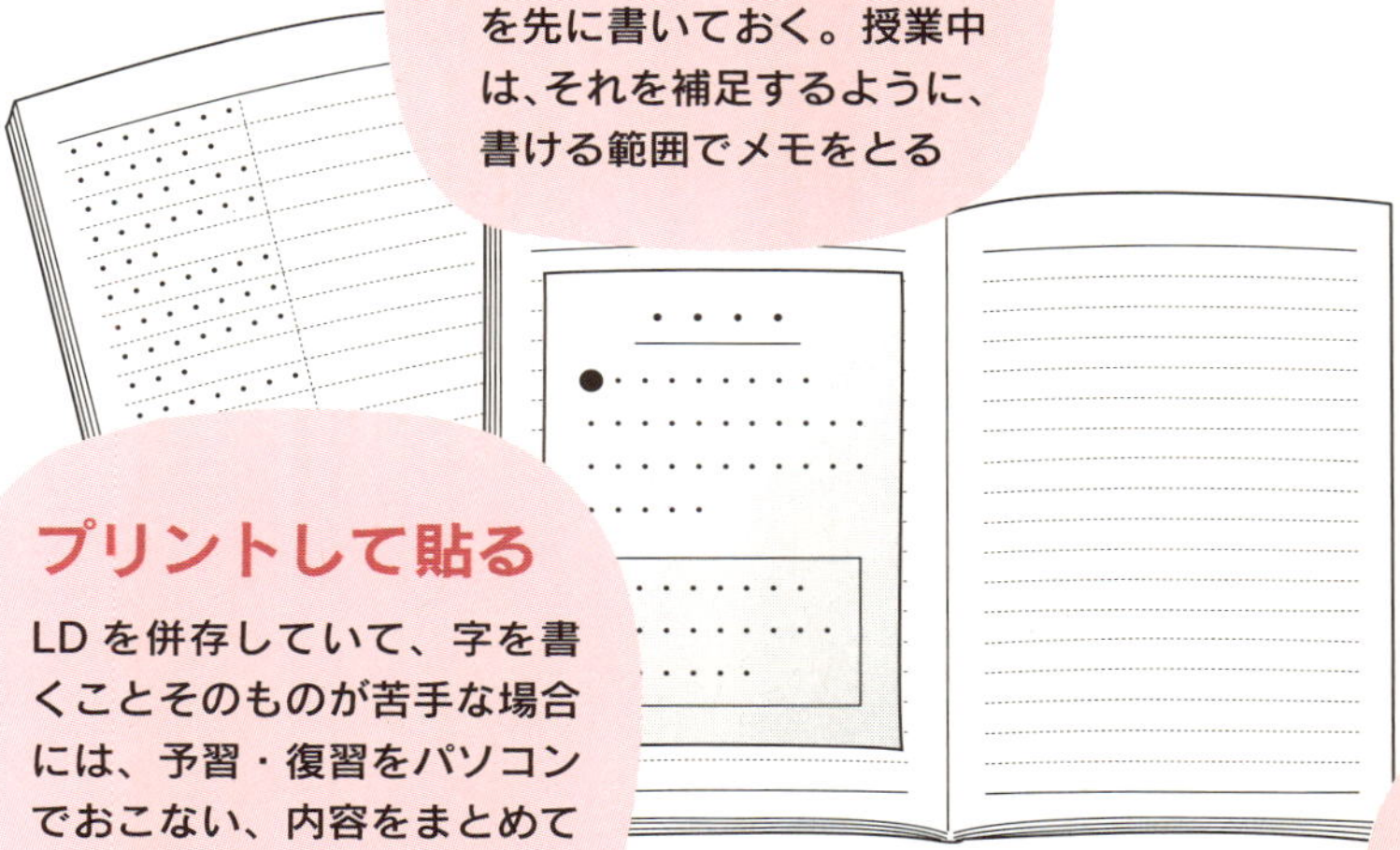

予習して書く

板書を書き写すのが苦手な子は、予習して重要なことを先に書いておく。授業中は、それを補足するように、書ける範囲でメモをとる

プリントして貼る

LD を併存していて、字を書くことそのものが苦手な場合には、予習・復習をパソコンでおこない、内容をまとめて印刷。それをノートに貼る

通常のノートを使う。事前にメモ書きしたり、印刷した紙を貼ったりして、学びやすいようにアレンジする

マーカーを使う

読むのが苦手な場合は、重要な文章にマーカーで線を引く。宿題の部分だけかこむのもよい。あとですぐ、そこに目がいく

拡大や読みがな

子どもの特性に合わせて、プリントを拡大コピーしたり、親が読みがなをふったりしても、読みやすくなる

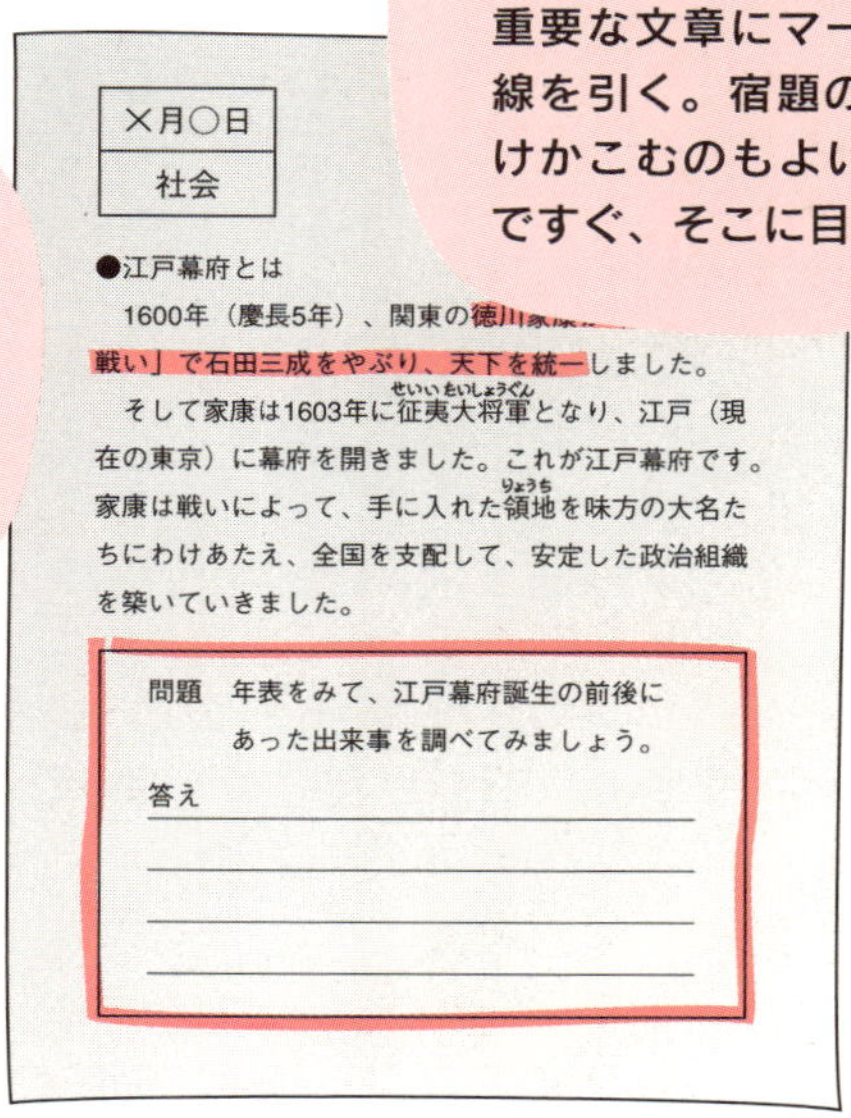

マーカーの使い方を覚えると、プリントを読んだときの理解力が上がる（学校編45ページ参照）

Point

その子に合った方法で

LD が併存していて読字障害がある場合、さまざまな対応法がある。書体やたて横の向き、紙の色を変える、単語間にスペースをあける、補助線を引くなど、子どもによって効果のある方法は異なるので、いろいろと試す。

教室内の目立つところに設置し、週に1回マグネットを貼り替える（学校編77ページ参照）

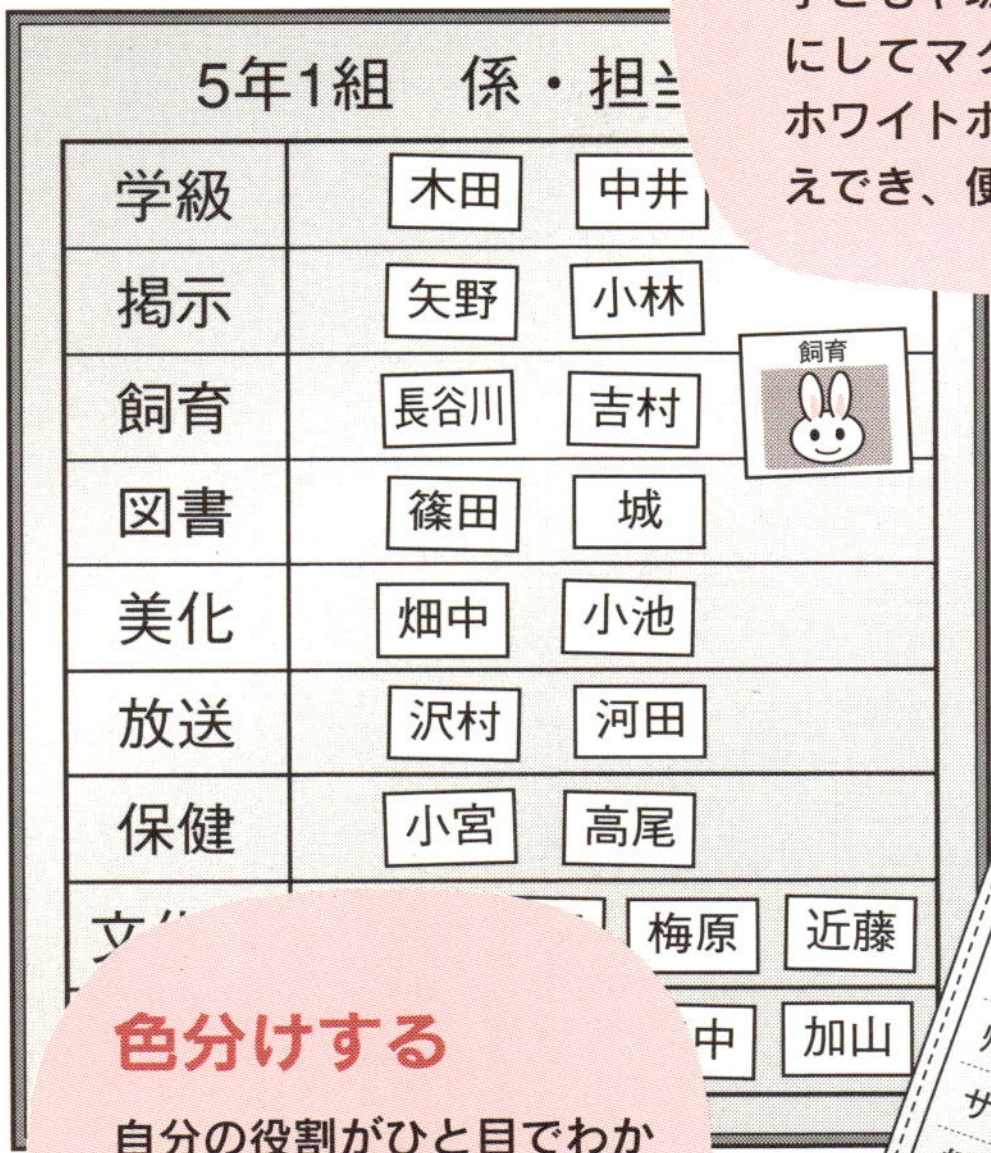

貼り替えできる

子どもや班の名前をラベルにしてマグネットに貼る。ホワイトボード上で貼り替えでき、便利に使える

色分けする

自分の役割がひと目でわかるよう、色分けする。アスペルガー症候群の子にも、ほかの子にも理解しやすい

みやすいスケジュール表

登校する際、一日のスケジュールを一覧表にして持参すると、いつでも予定を確認でき、混乱が減ります。クラス全体の予定や役割分担は、学校がホワイトボードなどを使って掲示するとよいでしょう。

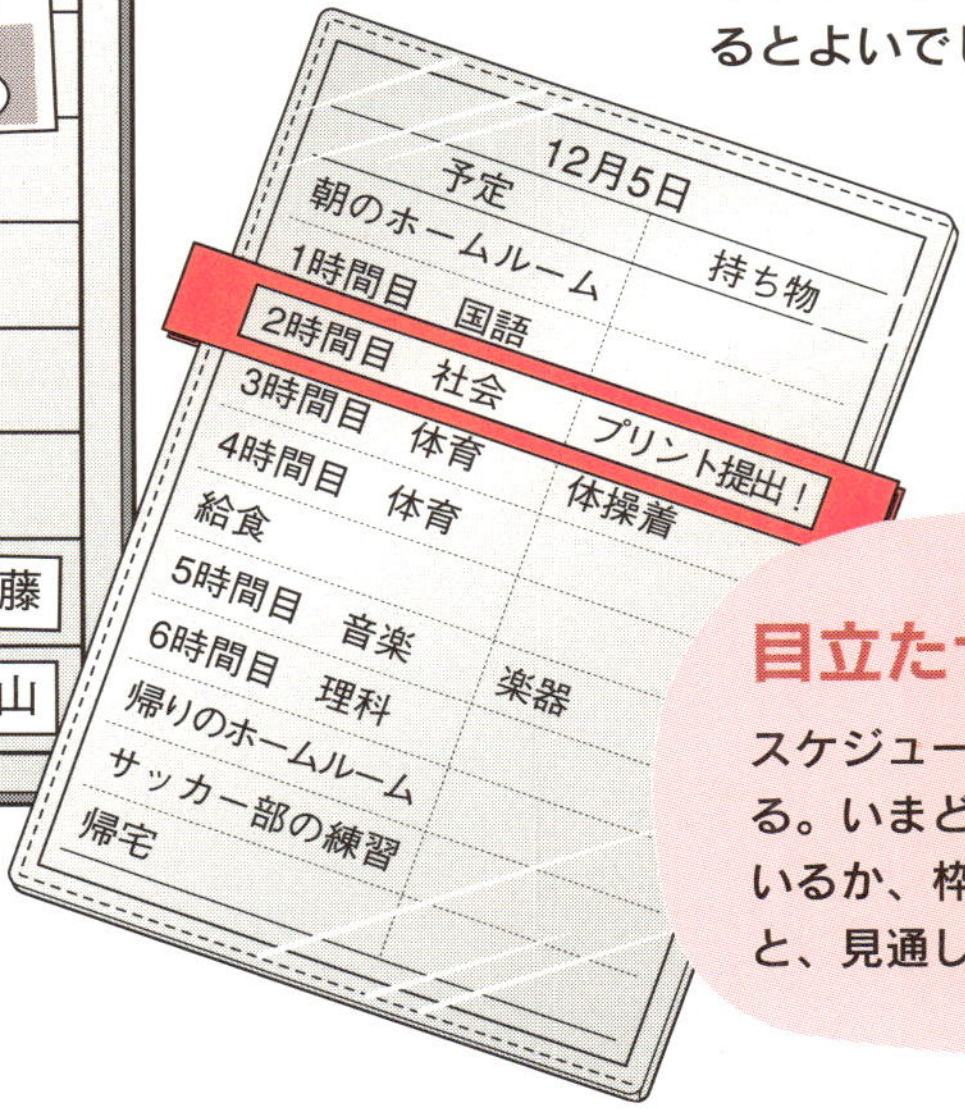

紙に印刷したスケジュール表を透明の下敷きではさみ、目立つ色の枠をつける

目立たせる

スケジュール表に色枠をつける。いまどの予定をこなしているか、枠で示すようにすると、見通しが立って落ち着く

学校は

プリントをつくるとき、発達障害の子には印刷の仕方を変えたものを渡すなど、個別の配慮をおこなう。ホワイトボードや掲示板を使うときには、みやすく工夫をすれば、子どもたち全員が理解しやすくなる。

家族は

試行錯誤しながら、子どもが理解しやすい方法や環境を探す。パソコンを活用し、印刷物を微調整して試すとよい。マグネットや透明の下敷き、枠組みなどの道具は100円ショップでも手に入る。

本人は

家族が提案する方法を、ひととおり試してみる。そのなかでわかりやすいものを選び、継続して使う。勉強への集中力があがり、楽になれば、そのまま活用する。うまくいかなかったら家族に伝える。

支援 学習編
部活動や行事には柔軟に参加する

支援できたケース

小学校高学年の男の子。集団行動が苦手なので、学年全体で行く林間学校に参加するかどうか、悩んでいました。本人の希望で参加を決めましたが、心配な点には支援をおこなうことに。

家族と担任教師が話し合い、いくつかの方針を決定。まず、事前にスケジュールや立ちよる場所の写真をみせ、予習をしました。また、自由行動の日は、教師と行動をともにすることに。自由行動は苦手で、まして旅先では、不安が大きかったためです。

支援の甲斐があり、大きな混乱もなく、全日程を楽しめました。

「やりたい」だけでなく「楽しめる」も大事

部活動では複雑な集団行動を求められ、行事では、非日常的なできごとへの適応を求められます。どちらもアスペルガー症候群の子にとって、簡単ではありません。

どんなに「やりたい！」と思っていても、ほかの子と同じようにするのは難しい場合もあります。向き不向きがあるのです。

本人の希望の強さを大切にしながら、その場を楽しめるかどうかもひとつの基準にして、参加を検討しましょう。

希望先行で、向かない部活動をはじめてしまい、失敗続きで傷ついたのでは、本人もまわりの人もつらい思いをします。

すべてこなそうと無理をしないで

部活動や行事には、未知の要素がたくさんあります。合宿、試合、他校との交流、大規模な会場の利用、飛行機への搭乗など、慣れていないと緊張することが、いくつもあるのです。

それらすべてを問題なくこなすのは大変です。難しいことには参加しないようにするなど、柔軟な姿勢でのぞむとよいでしょう。

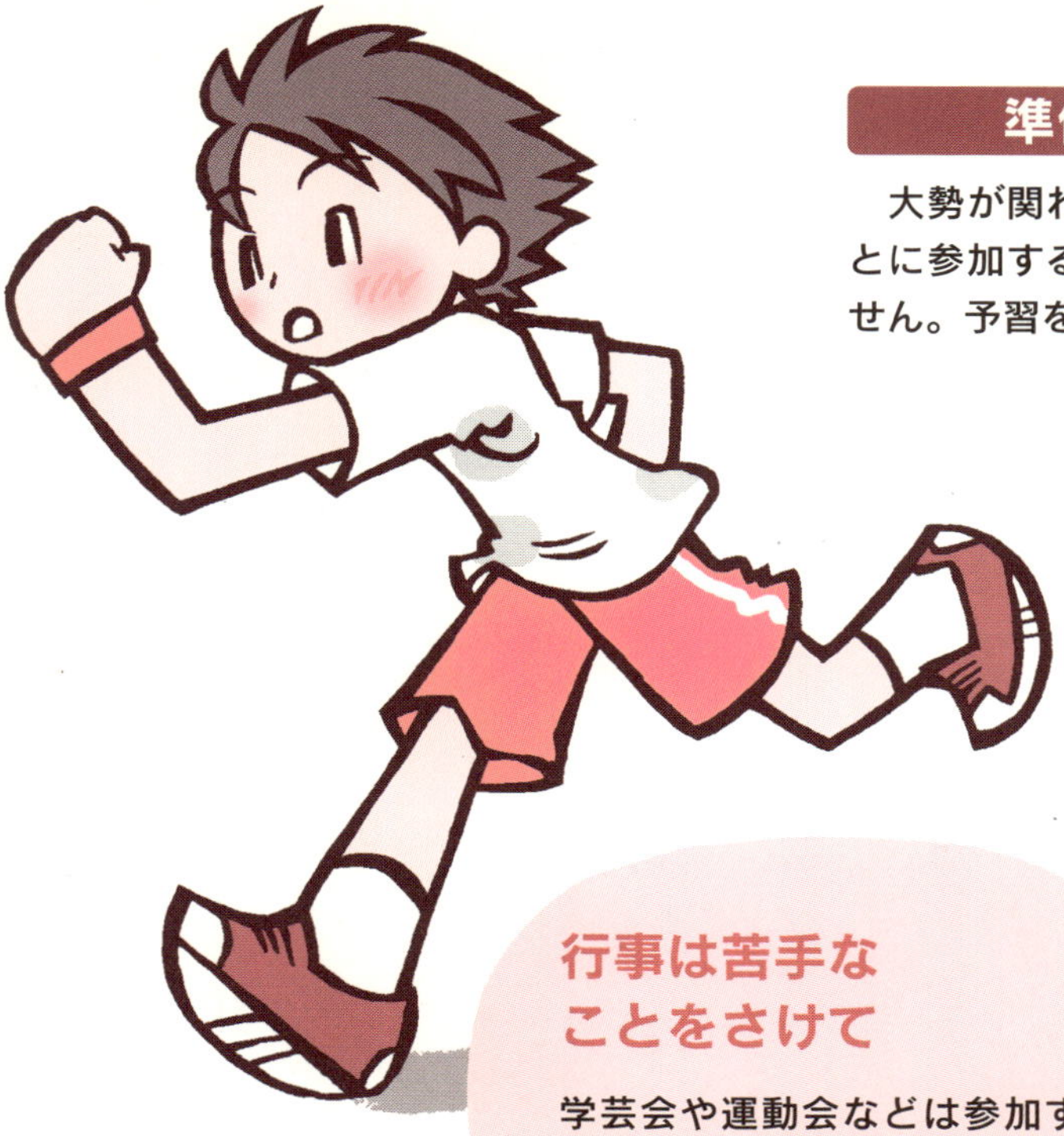

陸上部に入り、個人競技の長距離走にチャレンジ。ほかの子とのかけひきが必要ないため、競技に集中でき、混乱しない

準備・確認をして参加する

大勢が関わること、日常のパターンからはずれることに参加するときには、事前の準備や確認が欠かせません。予習をすれば、混乱や失敗がある程度防げます。

部活動は相性をみて

本人の希望だけでなく、活動内容や人間関係の相性も重要。団体競技より個人競技のほうが適性がある

行事は苦手なことをさけて

学芸会や運動会などは参加すれば本人の自信や喜びにつながる。ただし、大きな音がすることや、大勢との交流などはさける

旅行・合宿はよく準備して

部活動や行事で遠出をするときには、事前に見通しを立てたほうがよい。日頃の生活パターンと違うため、混乱しやすい

学校は

学校としてできる個別配慮がどのようなものか、家族に対して示す。それをふまえて、家族に参加を検討してもらう。最終的には本人・家族の決定を尊重し、できるかぎりの支援をおこなう。

家族は

本人の希望を聞いたうえで、参加して楽しめるかどうか、学校側と相談しながら考える。部活動は一度練習に参加させてもらって、試すのもよい。行事は前年度の写真をみるなどして、具体的に検討する。

本人は

部活動や行事について、参加したいかどうか、家族に伝える。本人は実現の可能性や、困難の大きさを気にせず、まずは希望を言葉にする。本人の希望にそって、家族や教師が参加方法を検討する。

支援 療育編

家族を中心に、各機関で情報を共有する

支援できたケース

小学校高学年の男の子。学校に入ってから友達付き合いで悩み、一時、不登校状態に。母親が教育センターなどに相談し、発達障害の可能性がわかりました。

医療機関にかかり、アスペルガー症候群と診断され、療育センターに通うことに。本人が特性を理解し、自尊心が回復したところで、登校を再開しました。主治医と相談して、学校あてのプリントを用意。子どもの特性を説明し、支援を求める内容にしました。

学校では通常学級に通っています。教師や友達に配慮してもらい、うまくいっています。

同じ対応を心がけたい

アスペルガー症候群の子は、理解者が多いほど、生活に適応しやすくなります。理解者がみな同様の支援をしてくれれば、適応はよりいっそう容易になります。

支援に一貫性が出れば、さまざまな場所で、一定のパターンで行動できます。同一性を好むアスペルガー症候群の子にとって、すごしやすい環境ができるわけです。

家族を中心に、各機関で情報を共有することには、このような意味やねらいがあります。

本人の同意が条件になる

子どもの特性を関連機関に伝えるときには、事前に本人の気持ちを確認しましょう。

入学後に発達障害がわかった場合には、子どもがそれまでに築いた友達との人間関係をそのままにしたいと考え、学校への通知を望まない場合があります。

また、子ども自身がまだ特性を受け止めきれておらず、人に伝えるかどうかまで、考えられないこともあります。

情報の共有は、本人とじっくり話してからでも遅くありません。慎重に対応しましょう。

学校に正式に支援を求めることに決め、
校長に面会の約束をとり、シートを渡す

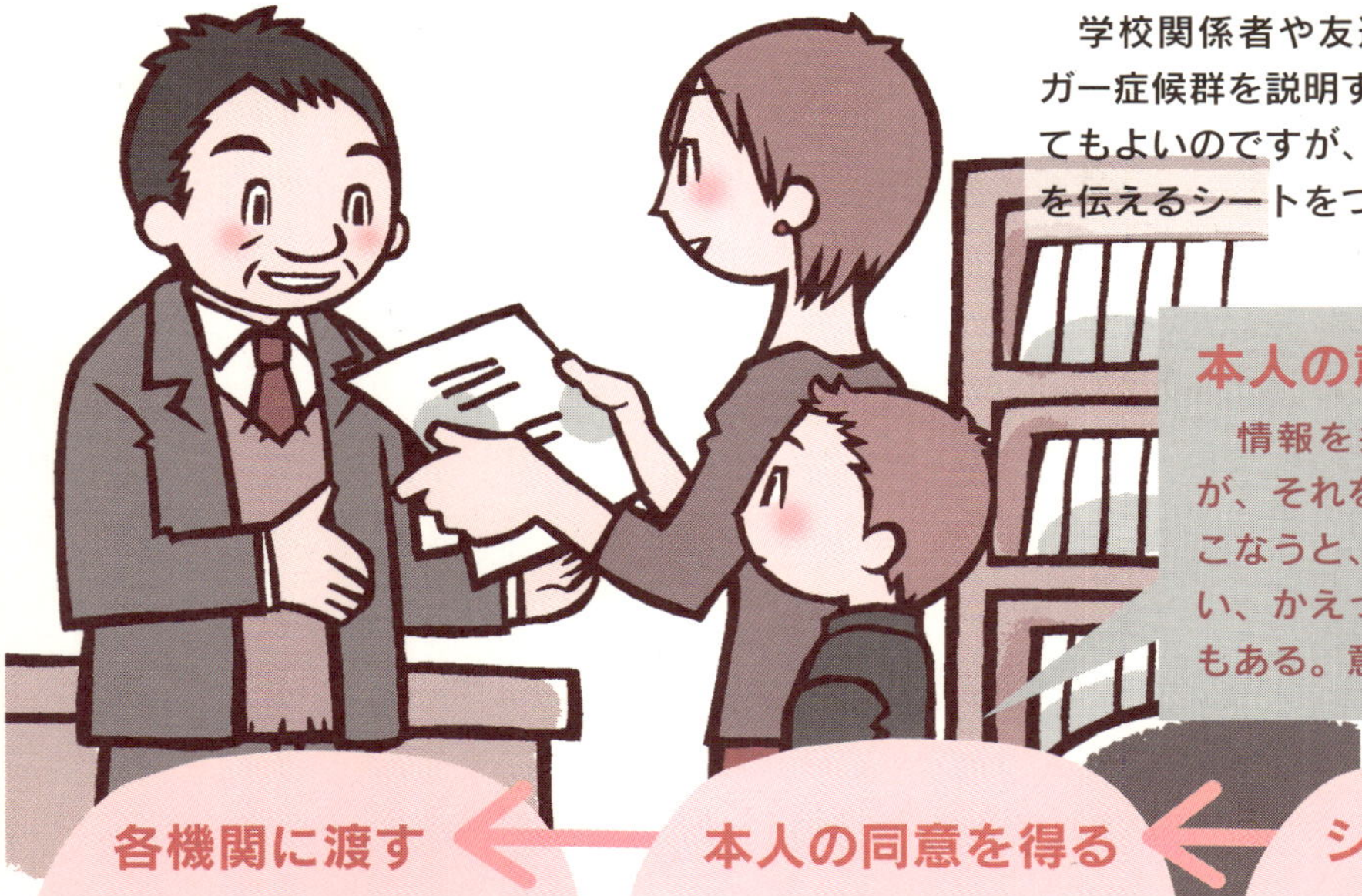

シートをつくって人に渡す

学校関係者や友達、親戚などにアスペルガー症候群を説明する場合、本や冊子を渡してもよいのですが、子ども本人の個別の特徴を伝えるシートをつくっておくと便利です。

Point

本人の意思を確認

情報を共有すれば環境が整うが、それを本人の意思に反しておこなうと、人間関係を乱してしまい、かえって環境が悪くなる場合もある。意思の確認が必須。

シートをつくる

子どもの特性と、そのためにおこなっている支援をまとめる。もともとある冊子にマーカーを引き、メモを書きたしてもよい

本人の同意を得る

子どもの希望を聞き、特性を伝えたい相手を確認。それぞれ、診断名や特性、支援などのうちどこまで伝えるかを相談する

各機関に渡す

子どもの希望にそって、シートを各機関に渡す。療育機関や保健所を利用するときにも、シートを渡すと概要が伝わって便利

学校は

家族から子どもの情報をまとめたシートを提供された場合には、その管理を徹底する。本人や家族の同意なしに教職員どうしで回覧したり、ほかの児童にみせたりしない。学校でシートをつくった場合も同じ。

家族は

シートを渡すときもそうだが、つくるときにも本人の気持ちを確認する。なにを書くか、書かれたくないことはないか、相談しながら内容を整理する。子どもの成長に合わせてシートの内容を更新する。

本人は

担任の先生やそのほかの先生、親友、友達、クラスメイト、親戚などのうち、誰と誰には特性を知っていてほしいか、よく考えて家族に伝える。結論をすぐに出さなくてもよい。嫌な場合には嫌だと言う。

支援
療育編

生活にTEACCHの考え方をとり入れる

支援できたケース

小学校中学年の女の子。学校から帰ったあと、食事や入浴、宿題をするなどの生活習慣が身につかず、毎日、家族が一つひとつ注意してやらせていました。

もともと通っていた療育機関で、ＴＥＡＣＣＨ《ティーチ》の考え方を紹介してもらい、生活にとり入れることに。日課を一覧表にして示すと、注意しなくても、自分で一つひとつすませるようになってきました。

方法ではなく考え方として

ＴＥＡＣＣＨは自閉症スペクトラムの人が自閉症のまま、学び、働き、生きていくことをめざすプログラムです。アメリカで生まれ、日本でも広く実践されています。国際的に高く評価されるとりくみです。

ＴＥＡＣＣＨには、このあとのページで紹介する「構造化」「ワーク・システム」といった、とりくみやすい方法があります。そのため、療育のノウハウだと誤解されがちです。

しかし、ＴＥＡＣＣＨは単純な方法論ではありません。療育や支援に対する考え方をまとめたものです。

認知のギャップを埋めるために

ＴＥＡＣＣＨの専門家は、自閉症スペクトラムの人が社会を正しく理解できるように、支援します。

自閉症スペクトラムの人は、認知の仕方が大多数の人と異なるために、ものごとを理解しにくいという特徴があります。それが生活上の困難につながっています。

ものごとを理解するときに、認知のギャップ（溝）があるのです。ＴＥＡＣＣＨは、環境を整えることで、その溝を埋めようとします。自閉症スペクトラムの人が意味を読みとりやすい環境をつくることを、ひとつの理念としています。

TEACCHで生活習慣を身につける

TEACCHの考え方をとり入れると、自閉症スペクトラムの人が暮らしやすい生活環境をつくることができます。生活が安定し、適切な習慣が身につきます。

TEACCH

Treatment and Education of Autistic and related Communication handicapped CHildren、自閉症および関連領域のコミュニケーションに障害のある子どもの治療と教育のプログラム。支援の考え方をまとめたもの。名称では子どものためとなっているが、現在は大人にも活用されている。

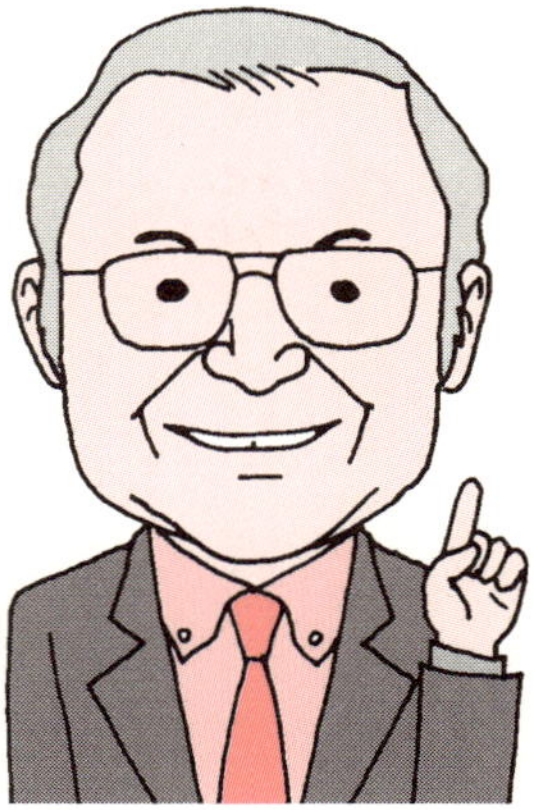

心理学者エリック・ショプラーがTEACCHを提唱した

- コミュニケーションのとり方を、文字や絵を使い、視覚的に理解する
- 時間の概念を、表や図を使って、具体的に理解する。経過を一覧にする
- 着替えや爪切りなど、身のまわりのことの手順やポイントを視覚的に理解する
- 絵や写真などを使って、社会性を視覚的・具体的に理解する。重要な点にしぼって学ぶ
- 勉強・作業を手順表で示し、スタートとゴールを明確にする。集中しやすくなる
- 遊びの予定も明確にする。いつまでも遊び続け、疲れ果てることが減る

学校は

家族と同じく、手法にとらわれないように注意する。TEACCHの考え方をとり入れて教育環境を整える。自閉症スペクトラムの子にかぎらず、児童全員にとって意味のわかりやすい環境になる。

家族は

「構造化」などの手法にとらわれないよう、注意する。TEACCHの考え方にそって、柔軟に対応。子どもをよくみて、個別の配慮をおこなう。TEACCHの基本は個別化。子どもを理解することからはじまる。

本人は

家族や専門家が示した方法がわかりにくければ、それを率直に伝える。そして調整や変更をしてもらう。自分が生活しやすい環境はどのようなものか、家族や専門家といっしょに理解していく。

支援
療育編

時間や空間をわかりやすく「構造化」する

支援できたケース

小学校中学年の男の子。ふだんの教室では授業に集中できたのですが、理科の実験のときは落ち着きがありませんでした。また、休み時間になにをするか迷い、時間をもてあましていました。

教室の違いや、スケジュールの立て方がよくわかっていないようだったので、家族と教師が相談して、TEACCHの考え方を参考に、環境を整えました。

理科室や音楽室で授業をするときには、事前に予告。実験や演奏の内容をチャートで示しました。休み時間については、本人の希望を聞きとり、曜日ごとの活動を決めました。いまは落ち着いてすごせるようになってきています。

家族からひと言

もともと療育機関に通い、アスペルガー症候群の特性を説明されていました。

TEACCHも専門家から紹介され、本を読んで勉強。学校にも熱心にTEACCHを学んでいる教師がいて、いっしょに支援にとりくみました。

想像の必要のない環境をつくる

自閉症スペクトラムの人は、抽象的なものごとの理解が苦手です。なにごとも具体的に、明確に示したほうが、理解できます。

TEACCHの代表的な方法論のひとつ、「構造化」は、まさにそれを実現するためのアイデアです。自閉症スペクトラムの人に、まわりでなにが起きているかを伝えるために、環境を整えます。

みてわかる示し方が多く、視覚的構造化、ビジュアル・ストラクチュアリングとも呼ばれます。

空港は構造化されている

たとえば、空港を思い浮かべてみてください。総合案内、受付、搭乗ゲートなど、すべてが視覚的に示されています。意味がわかりやすい空間です。そのような調整をおこなうのが「構造化」です。

構造を具体的に示す

身のまわりの世界の構造を、視覚的に、具体的に示します。それによって混乱が大きく減ります。

家庭での構造化の例。予定を視覚的に示し、よくとおる場所に貼る（アスペルガー症候群77ページ参照）

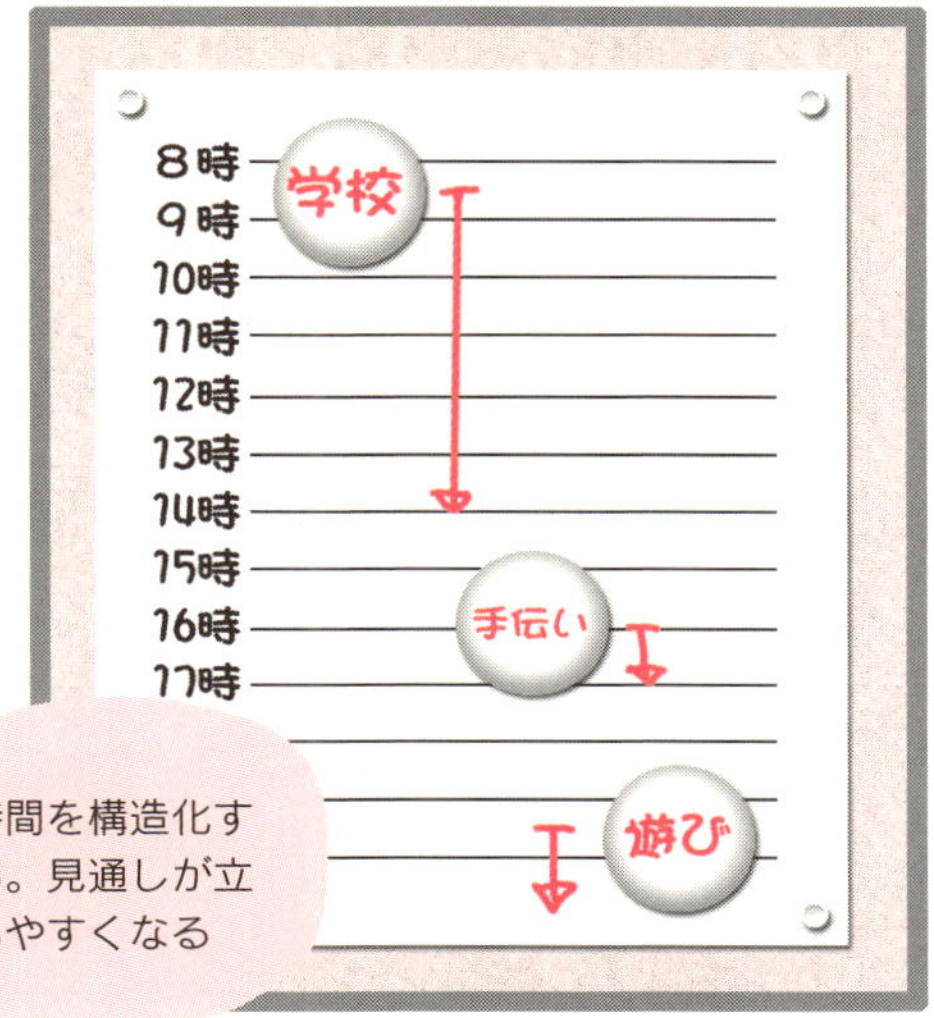

時間を構造化する。見通しが立ちやすくなる

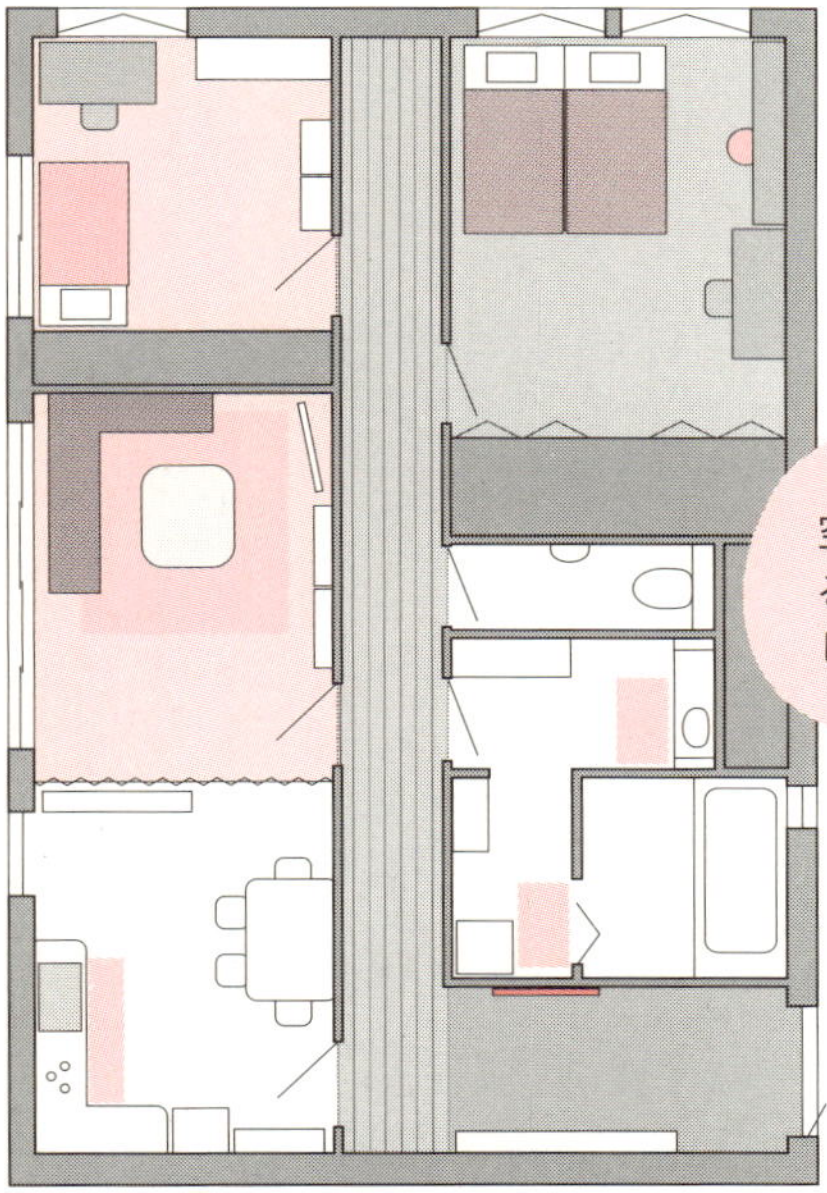

空間を構造化する。活動に集中しやすくなる

部屋ごとの役割を明確にして、間取り図を使って説明する。カーテンなどでリビングとダイニングキッチンを分けると理解しやすい

構造化

大多数の人が暗黙の了解として理解している、生活環境やスケジュールなどの構造を明確に示すこと。構造を具体化・視覚化する。

学校は

家族と同様に、最初から大がかりなものにはとりくまず、できる範囲で構造化にとりくむ。道具をビニールテープなどで色分けするような、すぐにできるアイデアもある。構造化に関する本を読む。

家族は

最初から大がかりな構造化をおこなう必要はない。たとえば机は、教科書を置いたときは勉強スペース、ランチョンマットを敷いたら食事スペースとして使うことができる。それで混乱が減る場合もある。

本人は

構造化した結果、わかりやすくなったものと、そうでないものを、大人に感想として伝える。遠慮せずに感想を言うことで、大人が自分の認知の仕方を理解してくれる。よりよい構造化につながる。

「ワーク・システム」で活動の流れを示す

支援 療育編

支援できたケース

小学校低学年の男の子。歯みがきや洗顔のときに要領の悪さが目立ちました。ほとんど歯をみがけていなかったり、ずっと顔を洗っていたりしたため、ワーク・システムをとり入れて支援しました。
それぞれの活動を手順表で示し、必要な回数や時間も書きそえたところ、歯みがきも洗顔も、ほどよくできるようになりました。

終わりがみえなくて困っている

歯みがきや洗顔がうまくできないことの背景には、ほかの人の行動をみて学ぶことの苦手さが関わっています。

大多数の子は、家族が歯をみがく様子をみて、歯みがきはだいたいこのくらいで終わってよいことなのだと理解し、まねをします。自閉症スペクトラムの子は、そのように、みえない形でやりとりされている情報をつかむのが苦手なため、混乱します。

「歯みがきは右下の歯一〇往復、次に右上……」という具合に、はっきり指示されたほうが、とりくみやすいのです。

ワーク・システムは活動の終わりを示す

活動の終わりがわかりづらく、子どもが混乱しやすいことがあったら、ワーク・システムの考え方をとり入れ、ゴールを明確に示してあげてください。

あらためて考えてみると、歯をみがく回数も、顔を洗う程度も、風呂につかる時間も、明確には示されていません。家族のまねをして覚えることが、前提となってしまっているのです。

すべての活動を手順表にする必要はありません。終わり方に迷っていること、集中しすぎてほかの活動のさまたげとなっていることに対して、活動のスタートとゴールを示しましょう。

スタートとゴールを明確に

活動の最初と最後、その途中の内容を、すべて具体的に示します。全体像が把握でき、不安なくとりくめます。

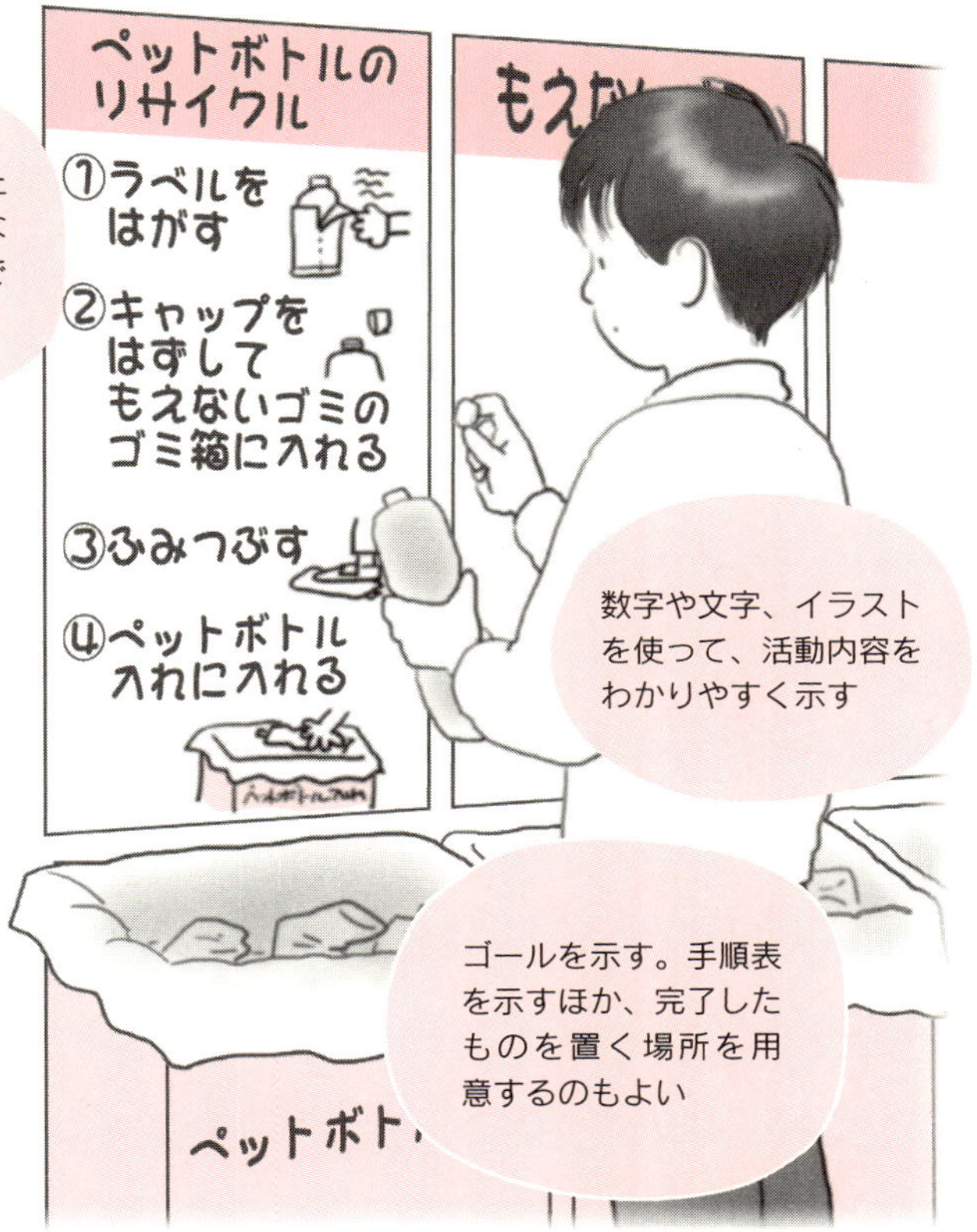
ペットボトルのリサイクル
①ラベルをはがす
②キャップをはずしてもえないゴミのゴミ箱に入れる
③ふみつぶす
④ペットボトル入れに入れる
スタートを示す。上から下、左から右など、みやすい流れで順序をみせる
数字や文字、イラストを使って、活動内容をわかりやすく示す
ゴールを示す。手順表を示すほか、完了したものを置く場所を用意するのもよい

ペットボトルを捨てる作業に、TEACCHのワーク・システムの考えをとり入れた例
（アスペルガー症候群73ページ参照）

ワーク・システム

活動の内容や手順、回数などを具体的に示し、子どもがひとりでとりくめる環境をつくること。同様の対応に、課題をわかりやすく提示する「ビジュアル・オーガナイゼーション」がある。

学校は

子どもが活動の終わり方に悩んでいたら、ワーク・システムの考え方をとり入れて対応する。たとえばいつまでも掃除をしている子には、掃除の手順や床を掃く回数などを視覚的に示すとよい。

家族は

ただ手順を示すだけでなく、子どもがとりくみやすいように、活動の量やレベルを調整する。また、最後まで活動したらいっしょに遊ぶことを示すなど、子どもの意欲を引き出す工夫をする。

本人は

大人が用意したワーク・システムを利用してみて、もっと教えてほしいことやわかりにくい点があれば伝える。活動のゴールだけでなく、回数や所要時間なども示してもらったほうがよい場合もある。

支援 療育編

ABAやRDIなど、さまざまな療育法がある

支援できたケース

幼児期にアスペルガー症候群の診断が出て、家族がすぐに療育機関に相談。さまざまな療育法を提案され、すぐにとりくめそうなものを選んで実践をはじめました。
ひとつの方法にしぼらず、子どもの反応がよかったものは、継続的に実践。小学校に入ってからもいくつかの機関に通い、効果があがっています。

療育は専門家がおこなうこと

療育にはさまざまな方法がありますが、子どもが生活に適応できるよう支援することが大切です。手段や手法は、どのようなものでも、かまわないのです。

医療機関や療育機関で特定の療育法を提案されたときには、まず説明を聞き、どのようなものか把握しましょう。内容が理解でき、納得できたら、実践をはじめましょう。あわててはじめる必要はありません。

療育は原則的に、専門家がおこなうものです。家族はその指示を受けて、家庭療育をします。

療育を家庭にとり入れることはできますが、確かな指導を受けることが欠かせません。療育法には、それぞれに確かな理論があり、確かな方法があります。正しく理解して実践することで、効果が出るのです。

それぞれに特徴がある

TEACCHに「自閉症スペクトラムの人にとって、意味のわかりやすい環境をつくる」という特徴があるように、ほかの療育法にもそれぞれ特徴があります。

専門家の助言を受け、子どもの特性に合ったものを実践していきましょう。複数の方法に並行してとりくみ、子どもに合うものを見極めていくのも、ひとつの考え方です。

発達障害の療育法

本書では発達障害の療育法として、国際的に評価の高いTEACCHを中心に紹介していますが、ほかにもさまざまな療育法が実践されています。

DIR

Developmental, Individual-Difference, Relationship-Based、発達・個人差・関係性に基づく療育法。アメリカで提唱された。感情的な交流を通じて、発達をうながす。その際、子どもの状態を把握したうえで実践する。

ABA

Applied Behavior Analysis、応用行動分析。行動は学習によって習得されるという学習理論に基づく療育法。一つひとつの行動のきっかけと結果を分析し、対応して、行動を変えていく。

RDI

Relationship Development Intervention、対人関係発達指導法。アメリカで提唱された。指導者と子ども、あるいは親子で経験を共有することによって、発達をうながす。正式にトレーニングを受けた人しか指導できない。

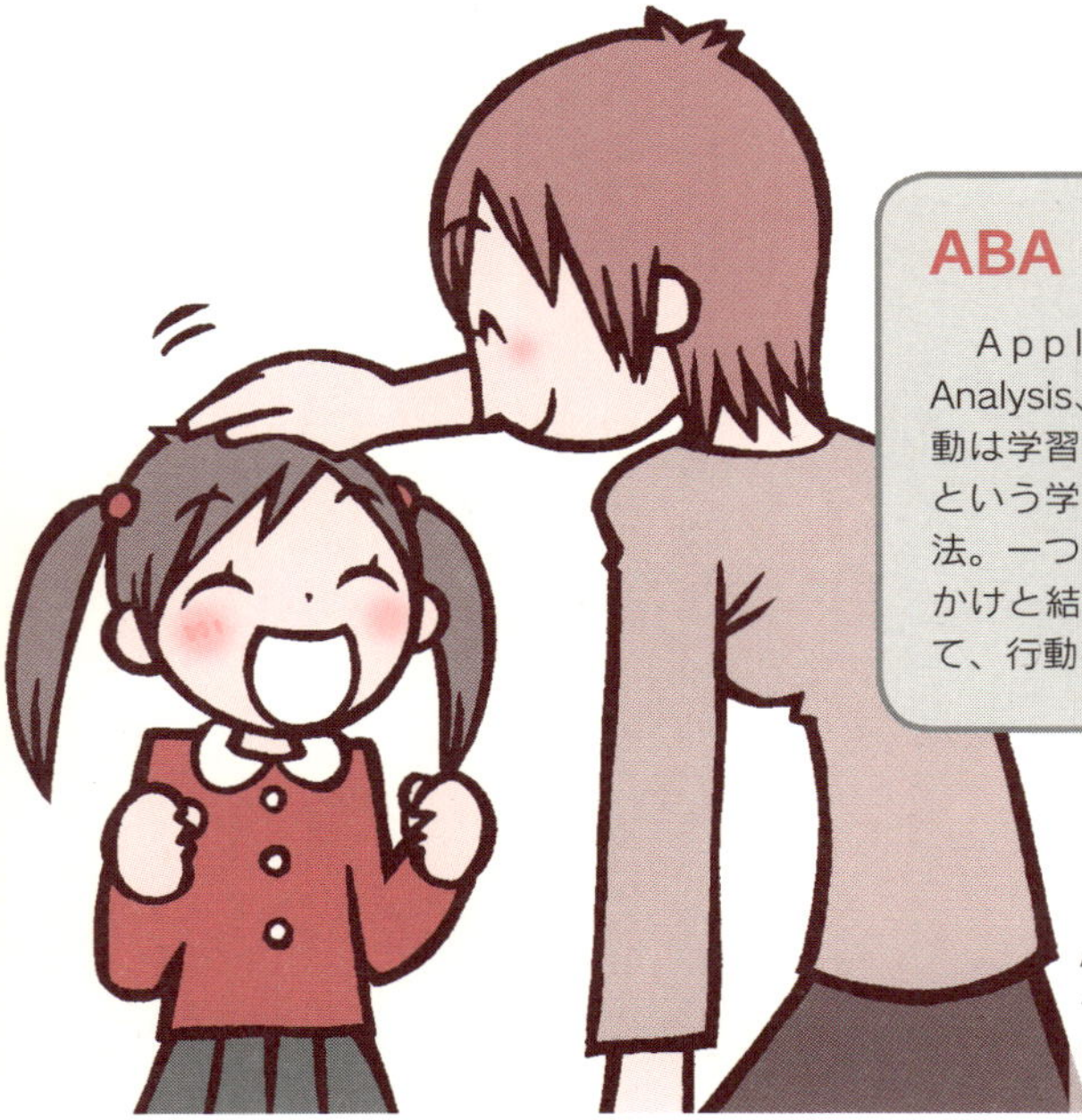

ABAでは子どもが適切な行動をしたときにほめることを重視。行動に焦点を当てている

精神科医による精神療法や認知行動療法、プレイ・セラピーなどが、療育の一環としておこなわれることもある。

学校は

さまざまな療育法があり、それぞれに方針が異なる部分もある。家族の希望と学校の方針が合わない場合には、学校のとり入れている指導法を強要しない。また、療育を参考にする際は必ず専門家に相談する。

家族は

専門家の助言を受けながら、さまざまな療育法を試してみる。子どもに合うものがみつかれば、専門家に指導してもらいながら、続けていく。専門家の指導なしでは療育は効果が出ないので、必ず相談する。

本人は

家族や専門家がさまざまな方法を実践したら、とりくみやすさ、わかりやすさ、好みなどを伝える。また、なにをするのか、目的はなにかなど、気になることがあれば、家族や専門家に聞いておく。

特別支援教育はこれから どう変わっていくか

これからの課題は各機関の連携

全国の小・中学校に、特別支援教育制度に基づく教育体制ができつつあります。

これからの課題のひとつは、校内の担当者が療育の専門家と連携をとり、発達障害支援の知識や経験をつみ重ねていくことです。

また、保育園や幼稚園、高校、大学など、ほかの保育・教育機関と連絡をとり合うことも求められています。

よい面を伸ばす教育も必要に

特別支援教育では、個別の支援を必要とする子どもに対して、適切な配慮をおこなうことになっています。

現在はそれに加えて、子どもの得意な面を伸ばす教育にも注目が集まっています。

子どもの得意分野を伸ばすためには課外活動を積極的におこなうなど、柔軟な対応ができれば、子どもの自尊感情がはぐくまれます。

アメリカで実践されている2E教育（四四ページ参照）が参考となります。

診断のない子への予防的対応

また、発達障害の診断がない子に対する支援も、ひとつの課題となっています。診断がなければ支援がいらないのではなく、それぞれに苦手なことがあります。

困難が放置されれば、状態は悪化します。診断名の有無で区別できることではないのです。

国立特別支援教育総合研究所では、診断がない子も含めて、困っている子全員に多様な対応をおこなう「ＭＩＭ」という教育モデルをつくり、提供しています。

ＬＤの診断がない子への読み書き支援などが体系化されたモデルです。

6 思春期

自分らしさを理解していく

思春期は自分らしさ、アイデンティティを確立する時期です。
誰もがみな、自分と人を比べ、悩みます。
アスペルガー症候群の子は、この時期に本当の意味で、
自分の特性と向き合うことになります。
自分とほかの人に違いがあることが、はっきりとわかるのです。
そして、自分らしさを受け止め、折り合いをつけながら、
友情や恋愛感情をはぐくんでいきます。

本人が自分を深く理解する時期

友達との共感がうれしい学童期に続いて、思春期に入ると、子どもは自分と友達を比べるようになります。「自分は何者か」と考えはじめるのです。

アイデンティティが確立します

友達と価値観を共有することは、学童期がすぎても続きます。しかし思春期には、そのなかでどれが自分にとって大切か、考えはじめます。アイデンティティの形成です。それとともに、友達を選び、深く狭い付き合いをするようになっていきます。

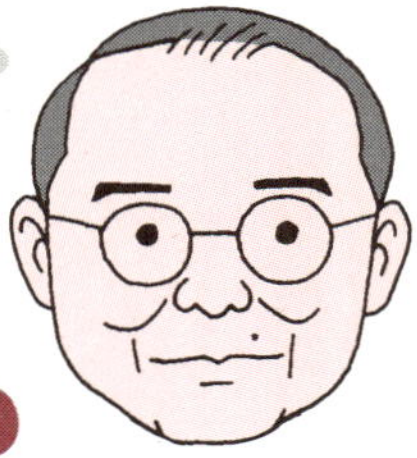

佐々木正美

自分らしさが気になりはじめる

思春期は、自分を確立していく時期です。ゆっくりと時間をかけ、成功や失敗をいくつも経験して、自分というものを深く理解していきます。

幼い頃には、自分はなんでもできる、そしてみんなが友達だと意識しがちですが、それが変わってきます。自分にできることはなんだろう、気の合う友達はあの子だ、などと、自分らしい生活を気にしはじめるのです。

ですからこの時期には、将来の夢や希望が現実的・具体的になってきます。「お姫さまになる」と夢を語っていた子が、「動物関連の仕事をしたい」などと、具体的な希望を話すようになります。

ただし、アスペルガー症候群の子は、その変化が遅い場合があります。周囲の人が特性について説明したり、進路をアドバイスしたりするのもよいでしょう。

自分を他人と比べてしまう

自分らしさを探すために、どうしても自分を他人と比べてしまうのも、この時期の特徴です。自分と他人のささいな違いを気にして、いろいろと考えこみます。

違いが気になるのは、それだけ自分がみえてきた証拠でもあります。自分の長所に気づき、いっぽうで短所もみつけてしまい、それらを受け止めていきます。

　アスペルガー症候群の子は、そうして自分と他人を比べたときに、特性に気づいたり、特性への理解を深めたりすることがあります。それまで以上に自己理解が進む時期です。

男女の違いを意識する

　また、男女の違いを意識して、男女交際を考えはじめます。

　本書では思春期を一三歳頃から二二歳頃としていますが、年齢は目安です。もっと早く恋愛を意識する子もいるでしょう。ゆっくりの子もいるでしょう。

　いずれにせよ、子どもは成長するにつれ、じょじょに異性を意識し、それまでとふるまいを変えるようになります。

　そのときにも、自分はどんな異性が好きか、異性にどうみられたいかと悩むなかで、自分らしさを掘り下げて考えます。

アイデンティティができていく

　自分と他人を比べたり、同級生のなかで本当に気の合う人がわかったり、好きな人ができたり。そうした生活をとおして、自分らしさ、アイデンティティが少しずつできていきます。

　アスペルガー症候群の子はそれに加えて、診断名や特性と向き合うこともします。

　重要なことは早めに伝え、その後はゆっくり考え、受け止める時間を用意してあげてください。


特性があることを気にして、自分はほかの子よりも劣っていると感じてしまう

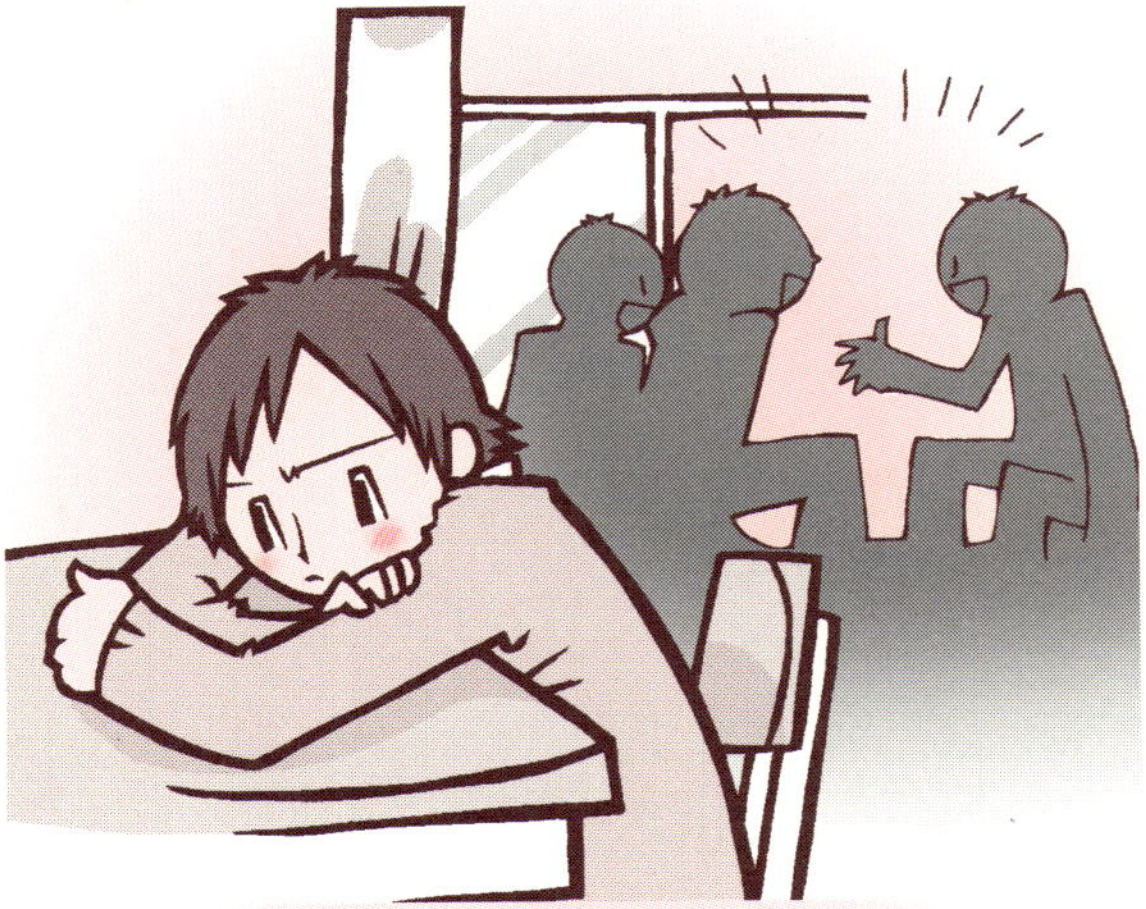

既刊『思春期のアスペルガー症候群』21ページより

アイデンティティをつくるこの時期、自分の異質性を意識し、悲観的になってしまう子がいます。既刊『思春期のアスペルガー症候群』でも解説しています。

自分らしさをゆっくり理解していく

思春期には誰もが自分と向き合いますが、アスペルガー症候群の人の場合、そこで特性を理解することになります。特性を受け入れるプロセスでもあります。

ほかの人との違いを否定しない

　自分らしさを気にして、自分と他人を比べたときに、違っている点を、劣っている点だと考えないことが大切です。

　違いは違いです。優劣をつける必要はありません。また、ひとつの違いをクローズアップしすぎるのも、誤解のもとです。

　とくにアスペルガー症候群の子は、他人との違いとして特性を理解します。

　そこで特性を自分の欠点、失敗の原因として否定的にとらえてしまうと、特性の本質がわからなくなっていきます。

親しい人には特性を伝えます

　思春期のテーマは自己理解ですが、できることなら、ほかの人にも同じように深く理解してもらいたいものです。友達や学校関係者に特性を伝え、理解してもらうと、それが支えとなって、自分の特性を肯定的に感じやすくなります。

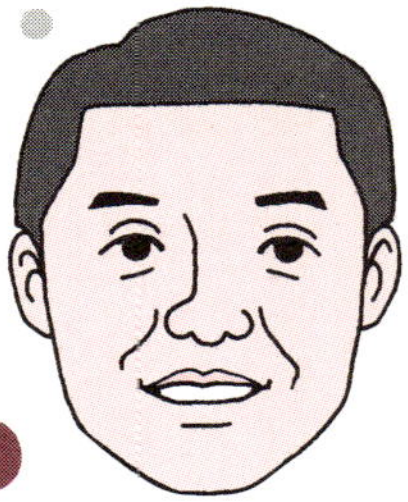

梅永雄二

親しい人には特性を伝える

　発達障害の特性は、それ自体が欠点になるものではありません。理解と支援があればすぐれた能力にむすびつき、そうでなければ生活上の困難につながるという、両面性をもったものです。

　本来、否定的にとらえるべきものではないのです。隠す必要などなく、家庭でも学校でも、どんどん話題にのぼってよいことだと考えてほしいのです。

　まずは、不用意に誤解することのない、親しい人たちに、診断名や特性を伝えてみるとよいでしょう。そこから理解が広がっていけば理想的です。

将来のために好きなことを探す

特性のよい面を理解して、それを中心にアイデンティティを形成していくことができれば、たしかな自尊心が育っていきます。

得意なことや好きなことを探しましょう。そしてそれを将来の仕事や、人生の目標にもむすびつけて考え、進路を考えるのです。

アスペルガー症候群の人は、能力が不均衡です。得意分野や興味をいかせば、すぐれた能力を発揮できます。それを将来にいかすために、好きなことを探すのです。

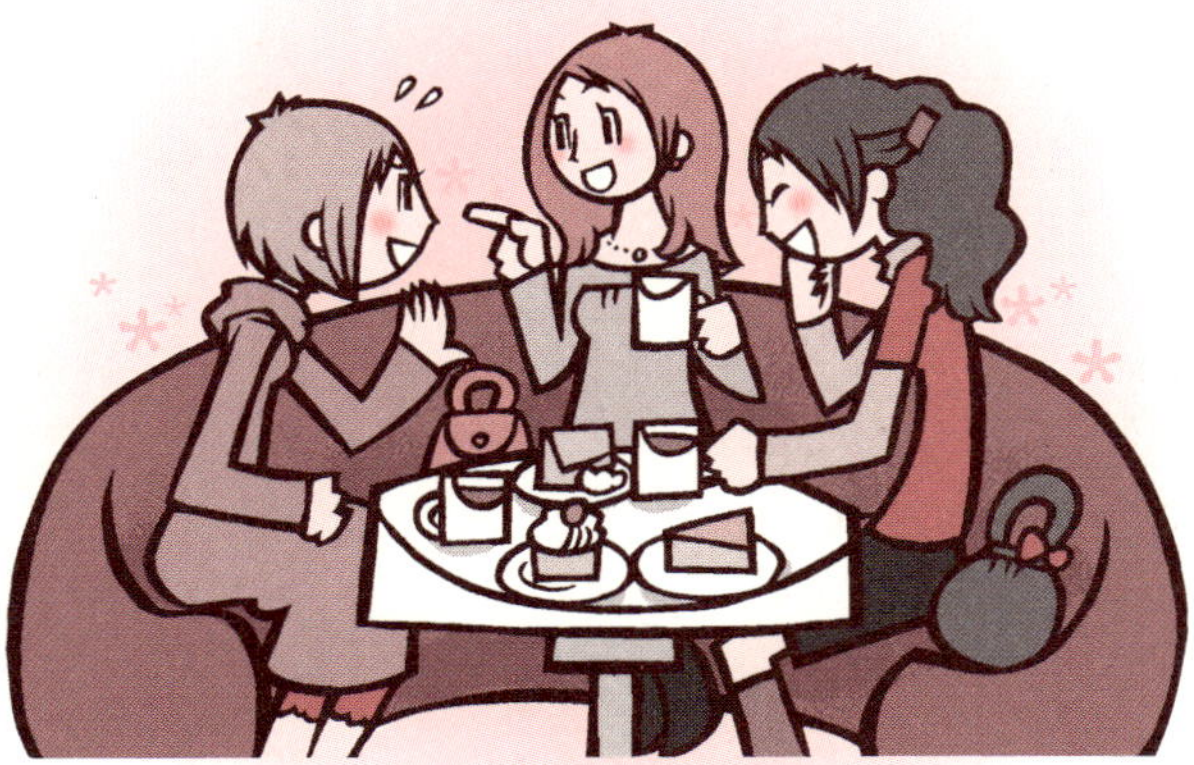

友達が特性を理解してくれて、ときには注意や指摘もくれると、自己理解が進む

既刊『大学生の発達障害』23 ページより

中学や高校、大学に通うなかで、自己理解が進みます。既刊『大学生の発達障害』では、人に相談して自己理解を深めていく過程を、くわしく解説しています。

どう考えればよいか

自分らしい人付き合いを

人間関係で悩む時期ですが、自分を必要以上に人と比較し、人付き合いから身を引くのはよくありません。自分らしい付き合い方を探してください。自分のことも、友達のことも、認められるようになっていきます。

ソーシャルストーリーズで学ぶ
196 ページ参照

相談して人間関係を理解する
184 ページ・大学生 22 ページ参照

※黒字は本書の参照ページ、色文字は既刊の参照ページをご案内しています

気づき

年齢的に許されないトラブルを起こす

社会性の乏しさからくるトラブルは、思春期になると、誤解や勘違いでは許されない場合が出てきます。問題が起きたことで、アスペルガー症候群だと気づく人もいます。

明言されない話題が増える

思春期には異性を意識したり、プライバシーを大事にしはじめたりして、思っていることを口に出さない場面が増えます。

恋愛感情を口に出さずにふくらませていくなど、言葉にしないやりとりが多くなる

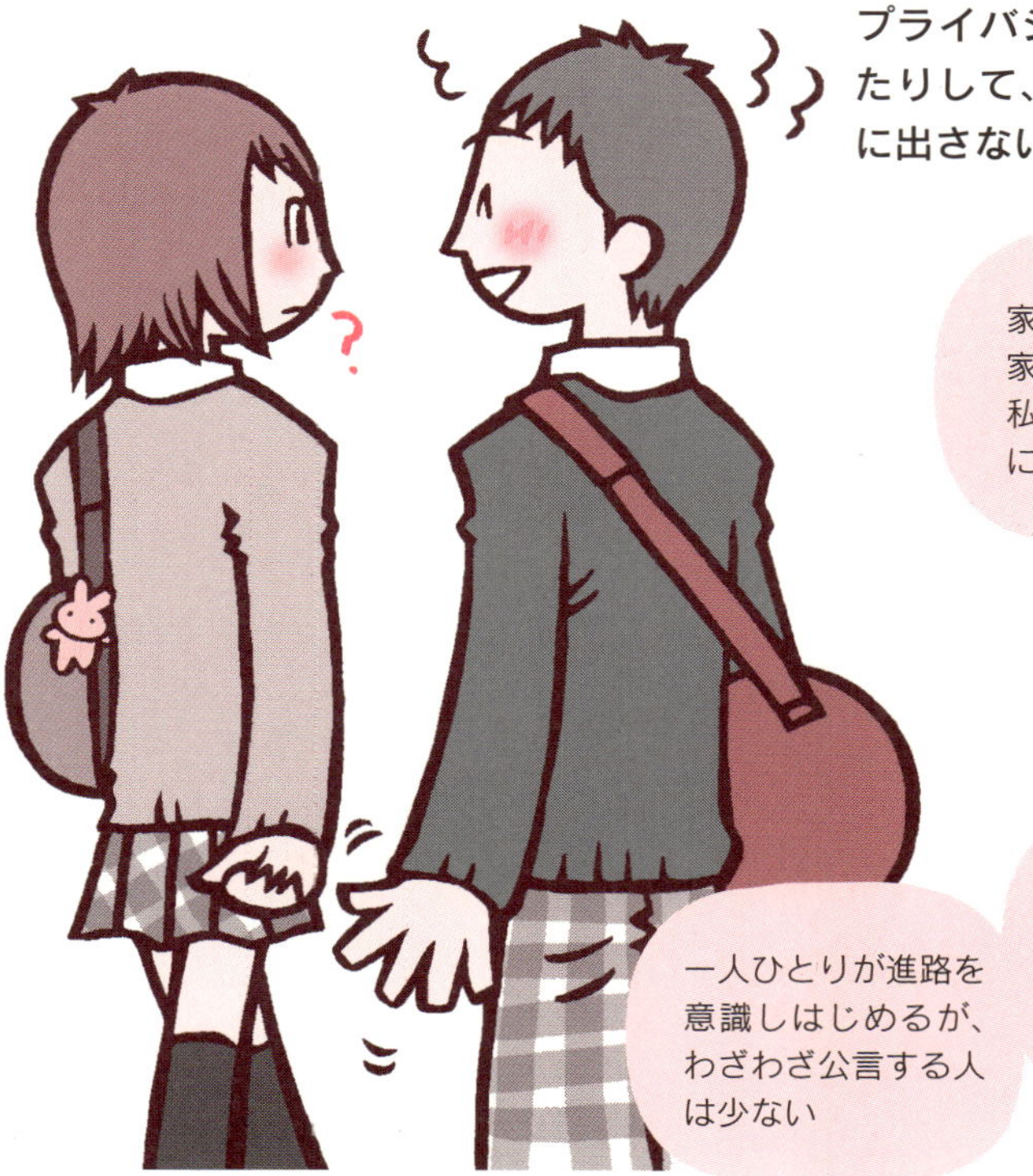
?
家庭でのすごし方や家族関係、趣味など私生活をおおっぴらには話さなくなる
恋愛をしたり、したいと思ったりするが、親しい人以外には本心は話さない
性的に成長する。身体的な発達は目にみえるが、心理的・社会的な発達がみえない
一人ひとりが進路を意識しはじめるが、わざわざ公言する人は少ない

暗黙の了解が多くて混乱する

幼い頃は空気を読まないトラブルが目立ちますが、思春期をむかえると、それが年齢にそぐわないトラブルになってきます。

思春期には男女関係やプライベートについて、気軽には話さないようになります。親友には話し、同級生には本心を話さないという付き合い方になってくるのです。

それは暗黙の了解として子どもどうしで共有されますが、アスペルガー症候群の子は、目にみえないその情報を共有することが困難です。そのため、思春期の子とは思えないような言動をして、トラブルを招くことがあるのです。

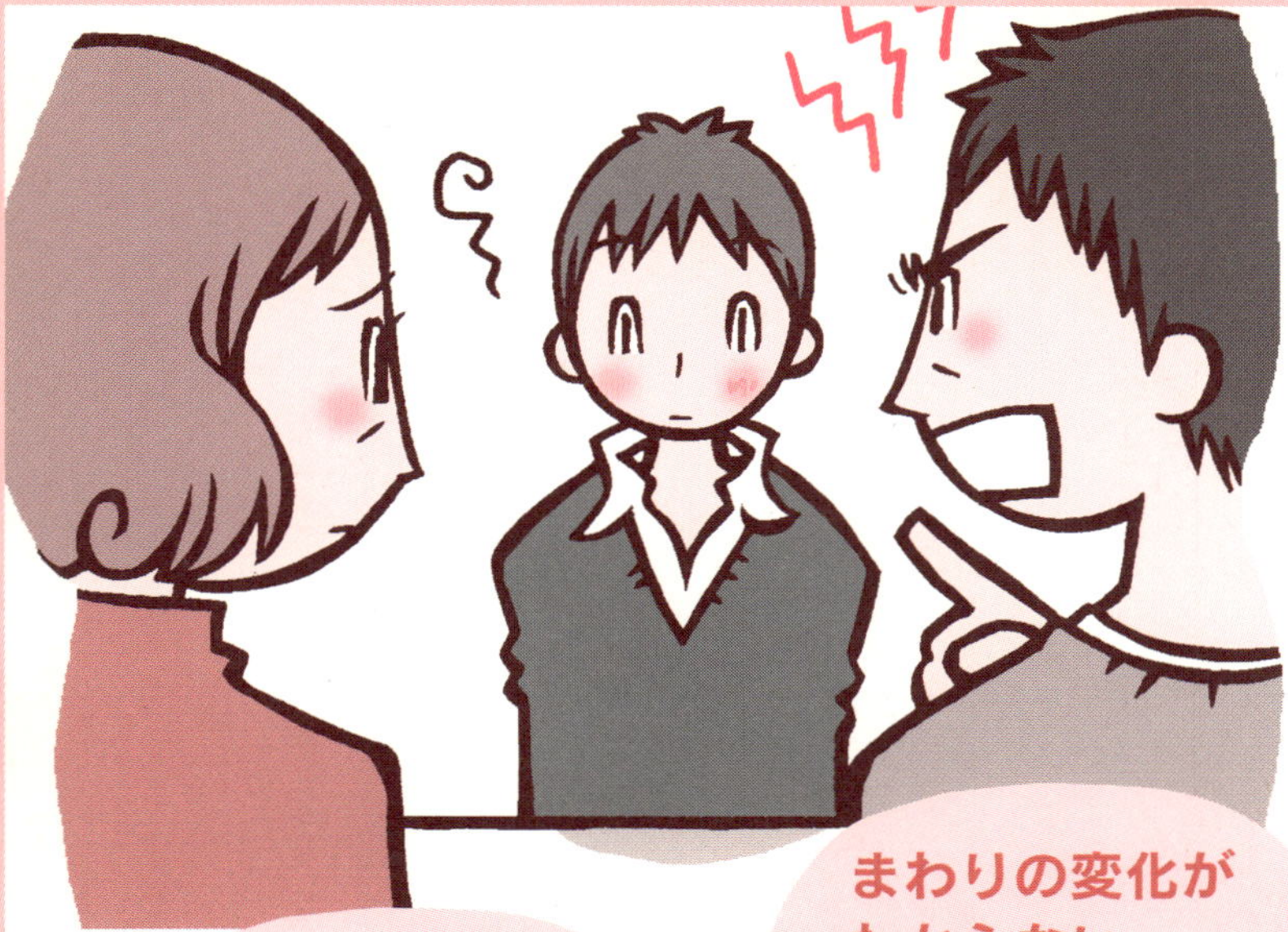

情報不足でトラブルに

具体的な言葉や文字にならない情報を、アスペルガー症候群の子はとりこぼしがちです。そのような情報が増える思春期には、情報不足によるトラブルが起きやすくなります。

「もう子どもじゃないんだから」などと注意されても、なにを叱られているのか理解できない

まわりの変化がわからない

ほかの子が成長するにつれ、ふるまいを変えていくことにあまり気づかない

年齢に合わない行動をとる

下品なことを子どものように言い立てる、異性に気軽にふれるなど、思春期にはほかの子はしないような言動がみられる

具体的な説明がない

男女関係や進路について、誰も面と向かって説明してくれないため、知らない

どう考えればよいか

本人も困っている

トラブルを起こすのは、本人にとっても不本意なことです。本人は行動に反して、内面ではほかの子と同じように成長したい、恋愛もしたいと思っているものです。わからなくて困っていることを理解してください。

トラブルになる前に教える

190・196ページ参照

家族以外が教えるのもよい

184ページ参照

言動や身だしなみが子どもっぽいわけ

ほかの子が大人っぽく成長しはじめるなか、子どもっぽさが残ります。言動や身だしなみを年齢に合わせて調整することには社会性や想像力が必要となるためです。

年齢より幼くみえる

結果として、年齢の割には子どもっぽいふるまいが目立ち、ほかの子より幼い印象があります。

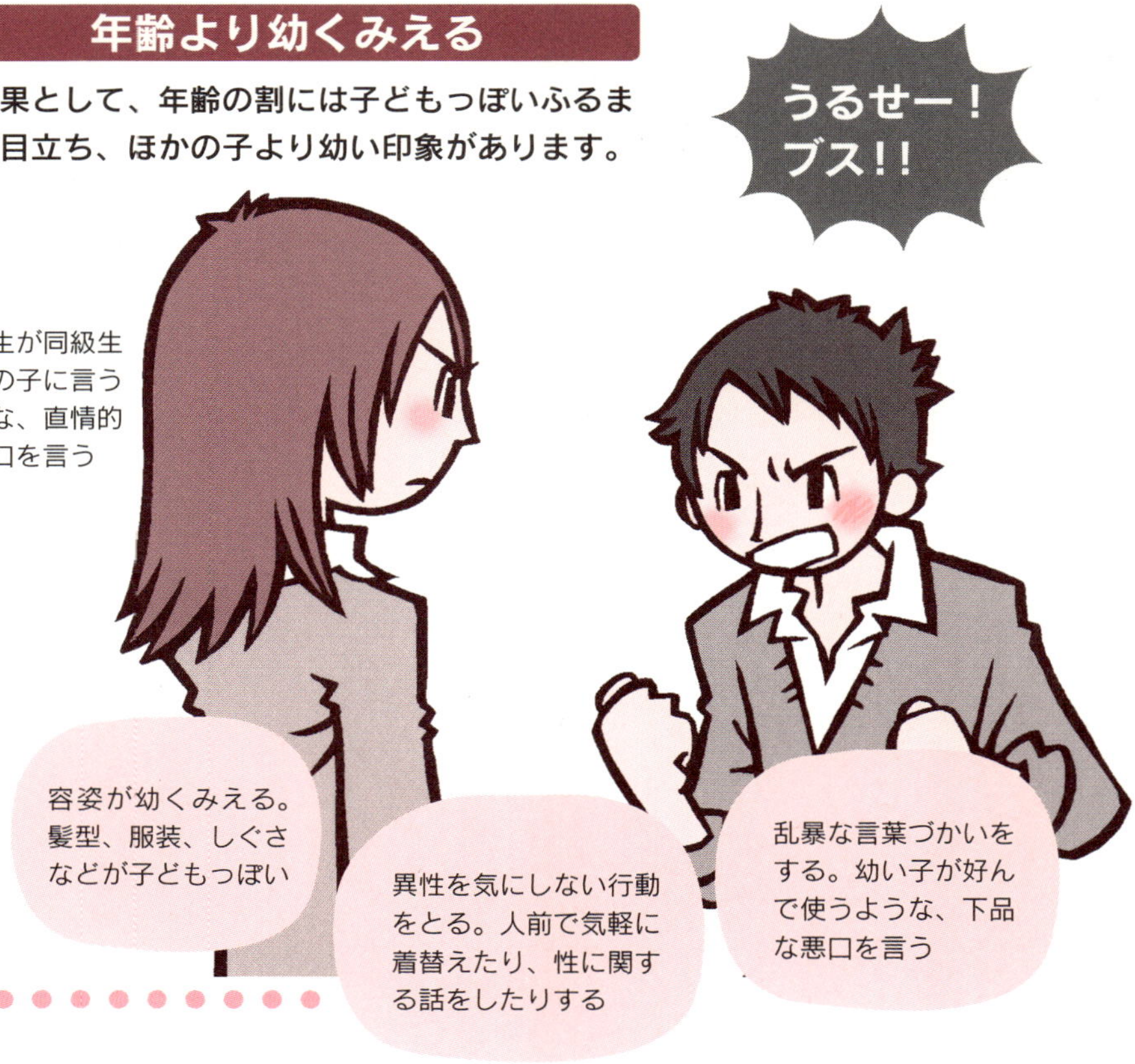
うるせー！
ブス!!
小学生が同級生の女の子に言うような、直情的な悪口を言う
容姿が幼くみえる。髪型、服装、しぐさなどが子どもっぽい
異性を気にしない行動をとる。人前で気軽に着替えたり、性に関する話をしたりする
乱暴な言葉づかいをする。幼い子が好んで使うような、下品な悪口を言う

経験で学べるのは一部だけ

大人顔負けの正確な言葉づかいや知識量をみせるいっぽうで、口論になると、とたんに子どものような悪口を言う。そういった、言動の不均衡が目立ちます。

思春期には、ほかの子の言動が年齢相応に落ち着いてくるので、アンバランスなふるまいがより目立ちます。

集団生活をするなかで、友達や教師などに注意され、説明されて直る部分もありますが、それは一部です。社会的なふるまいの理解しづらさはずっと抱えているので、継続的・計画的な支援が必要となります。

察する力の弱さがある

子どもっぽいまま成長していないのではなく、心身ともに成長はしているのに、社会的なふるまいが伴っていません。理解力の弱さが影響しています。

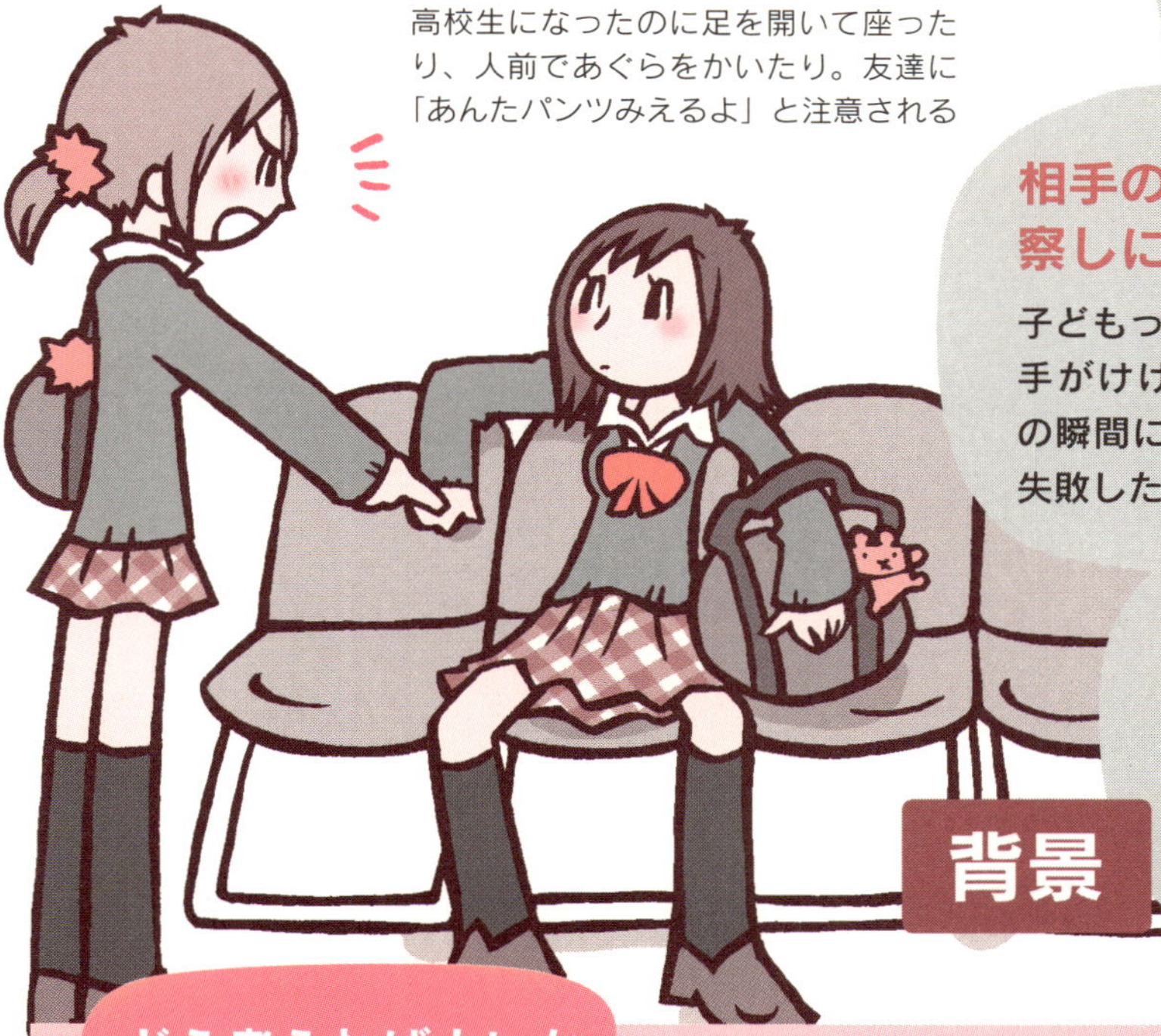

高校生になったのに足を開いて座ったり、人前であぐらをかいたり。友達に「あんたパンツみえるよ」と注意される

背景

基準がないからわからない

当たり前だが、言動にも身だしなみにも、年齢ごとの目安が示されていない。だからわからない

相手の気持ちを察しにくい

子どもっぽいことをしたとき、相手がけげんな表情をしても、その瞬間に相手の気持ちを察して、失敗したと気づくことが難しい

結果の予測が難しい

因果関係を把握するのが苦手。自分のふるまいがどのような結果を招くか、また招いたか、理解しにくい

どう考えればよいか

わざわざ言うのが大事

その子の年代ではもうあまりそぐわない言葉、服装、行動などを、一つひとつ注意して、その理由を説明しましょう。思春期の子にわざわざ言わなくても、という遠慮はアスペルガー症候群の子には不要です。

あえてはっきり説明する

190ページ・思春期66ページ参照

本人の思いも聞く

184ページ参照

恋愛がよくわからなくて苦しんでいる

思春期にとくに悩むのが、恋愛です。人間関係の距離感をつかむことが苦手なため、恋愛の仕方がわからず戸惑います。

気持ちはほかの子と同じ

アスペルガー症候群の子は、認知の仕方がほかの大多数の子と違います。しかし、恋愛がしたいという気持ちは、ほかの子と同じです。

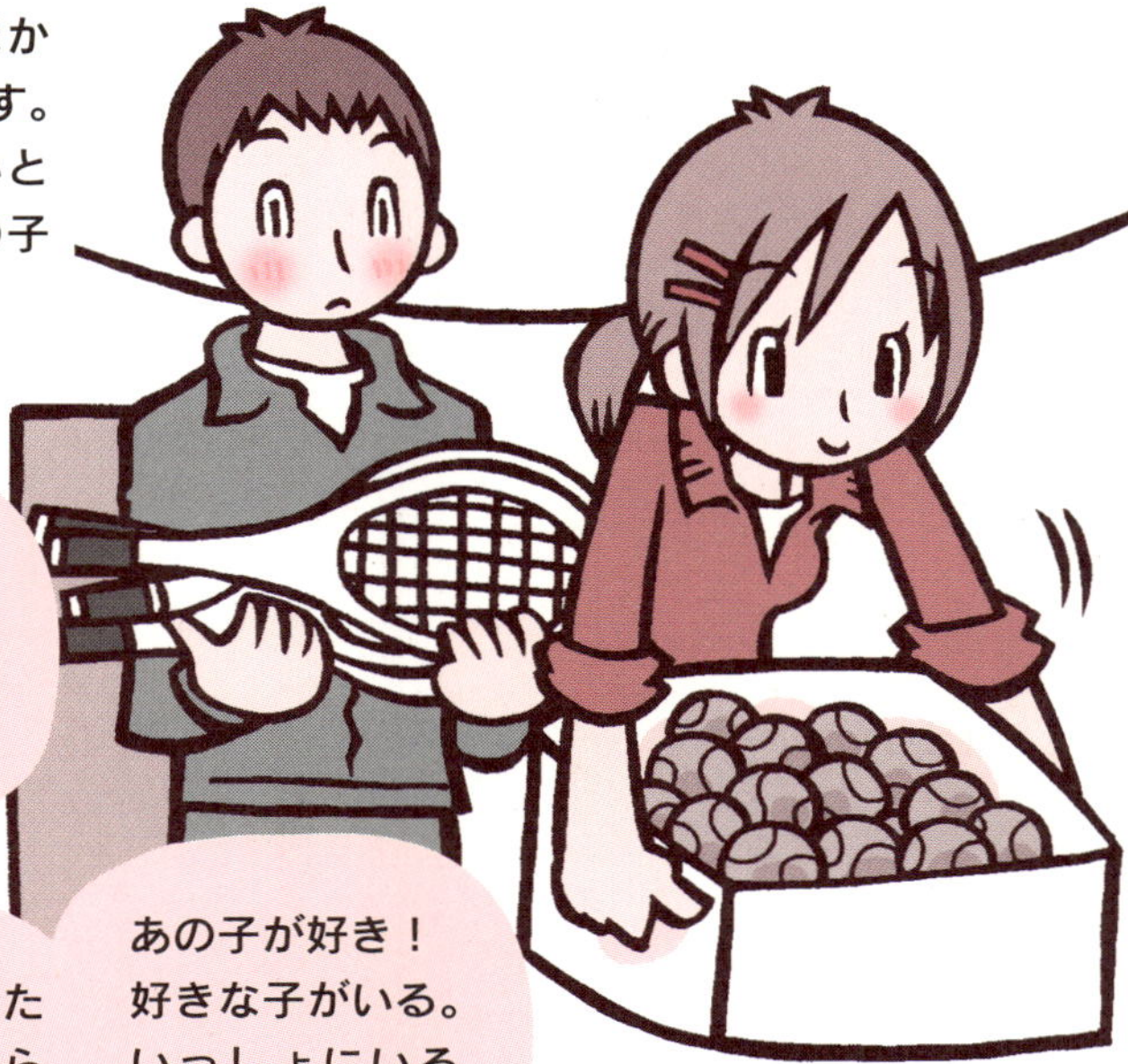

恋がしたい！
異性と付き合ったり、キスをしたりしてみたい

かっこよくなりたい！　容姿をほめられるようになって、異性にもてたい

あの子が好き！
好きな子がいる。いっしょにいるとドキドキする

部活動のあとかたづけで好きな子と２人きりになり、緊張するのは同じ

とり残されたような状態に

まわりの子が男女交際を経験したり、恋愛の楽しさを語ったりするなか、それができず、苦しんでいる子がいます。

「男女交際」はしたいけれど、その方法も、内容も具体的にはわからず、もがいています。

ほかの子が恋愛の仕方を次々に覚えていくなか、ひとり、とり残されたような状態になってしまいがちです。

この悩みについては、じっくり待ってもよいことはあまりありません。具体的なことを早く教えてあげたほうが、本人の思春期が充実します。

初対面の女子に「付き合おう。明日の午後６時に駅前で待ち合わせね」などと言ってしまうことも

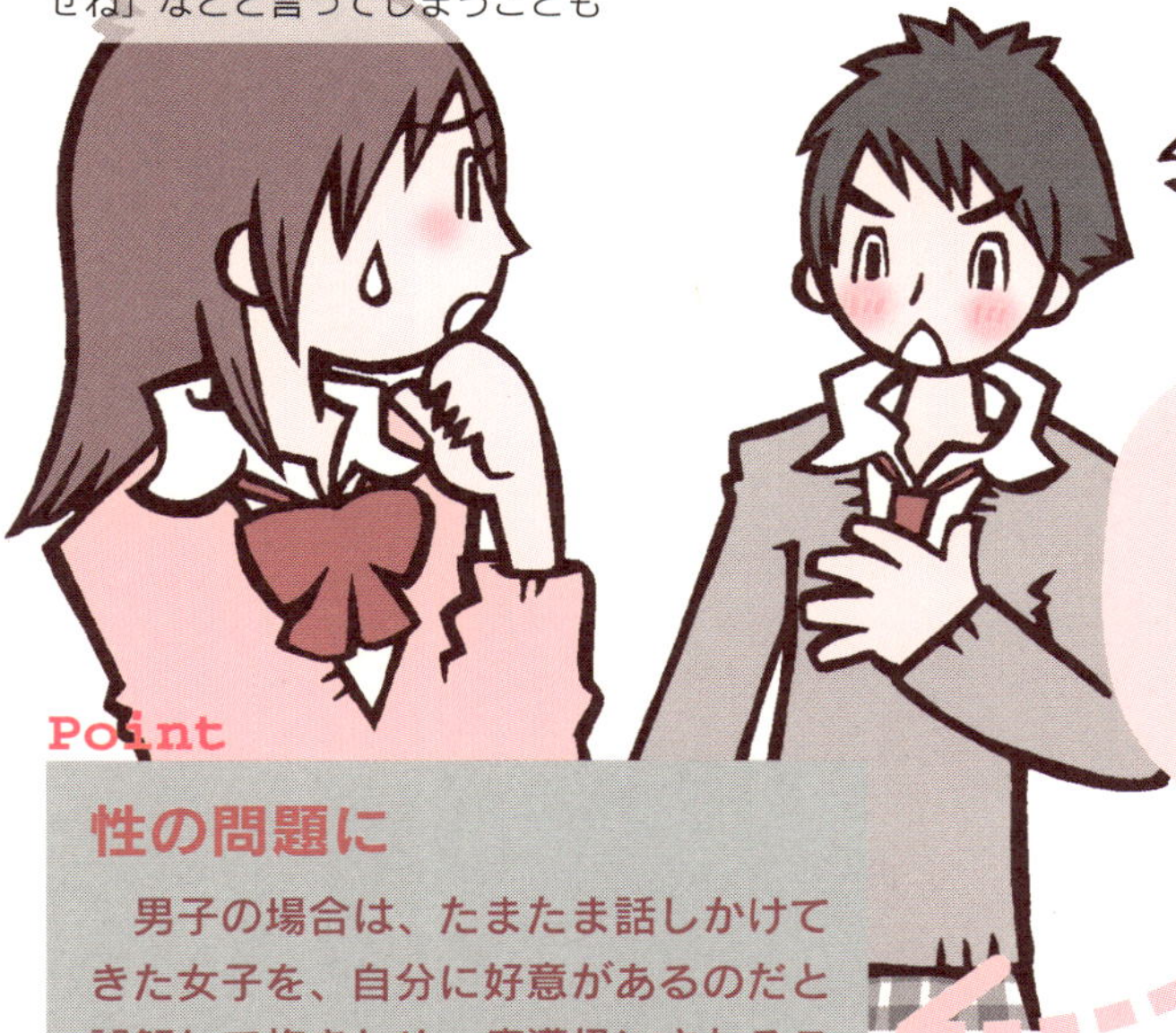

方法がわからなくてつらい

恋愛感情はほかの子と同じようにもつのに、その表現方法がわからなくて、苦しむ傾向があります。そのために好きな子に嫌われてしまうこともあり、本人のつらさは相当なものです。

付き合い方がわからない

「交際」の程度や内容が把握できない。友達と恋人とでは、話すときの距離が異なること、スキンシップが変わることなどがわからず戸惑う

話し方がわからない

関係に合わせた話し方が難しい。まだ友達にもなっていない異性に、親しげにプライベートなことをたずねるなど、独特の行動になりがち

わからないまま放置されると、ごくまれに、大きな問題になってしまう場合も

Point

性の問題に

男子の場合は、たまたま話しかけてきた女子を、自分に好意があるのだと誤解して抱きしめ、痴漢扱いされることなどがある。女子は、道ばたで言いよってきた男性の言葉を真に受けて、ついていってしまうことなどがある。

どう考えればよいか

できるかぎり早く対応を

本人が経験から学ぶことを待つのは得策ではありません。そうしているうちに、本人が失敗して傷ついてしまったり、勘違いから人を傷つけてしまったりする場合もあります。早く対応しましょう。

話しやすい相手が必要に

184 ページ参照

恋愛を具体的に理解する

196 ページ・思春期３章参照

自分はふつうじゃないと感じはじめる

思春期には誰もが自分らしさを気にしますが、そのときアスペルガー症候群の子は、自分とほかの子の違いにはっきりと気づきはじめます。

人との違いが気になる時期

みんなでいっしょに行動し、学んでいた学童期とは異なり、思春期には自分と人の違いが気になり出します。なんでもみんなでいっしょに、とはいかなくなります。

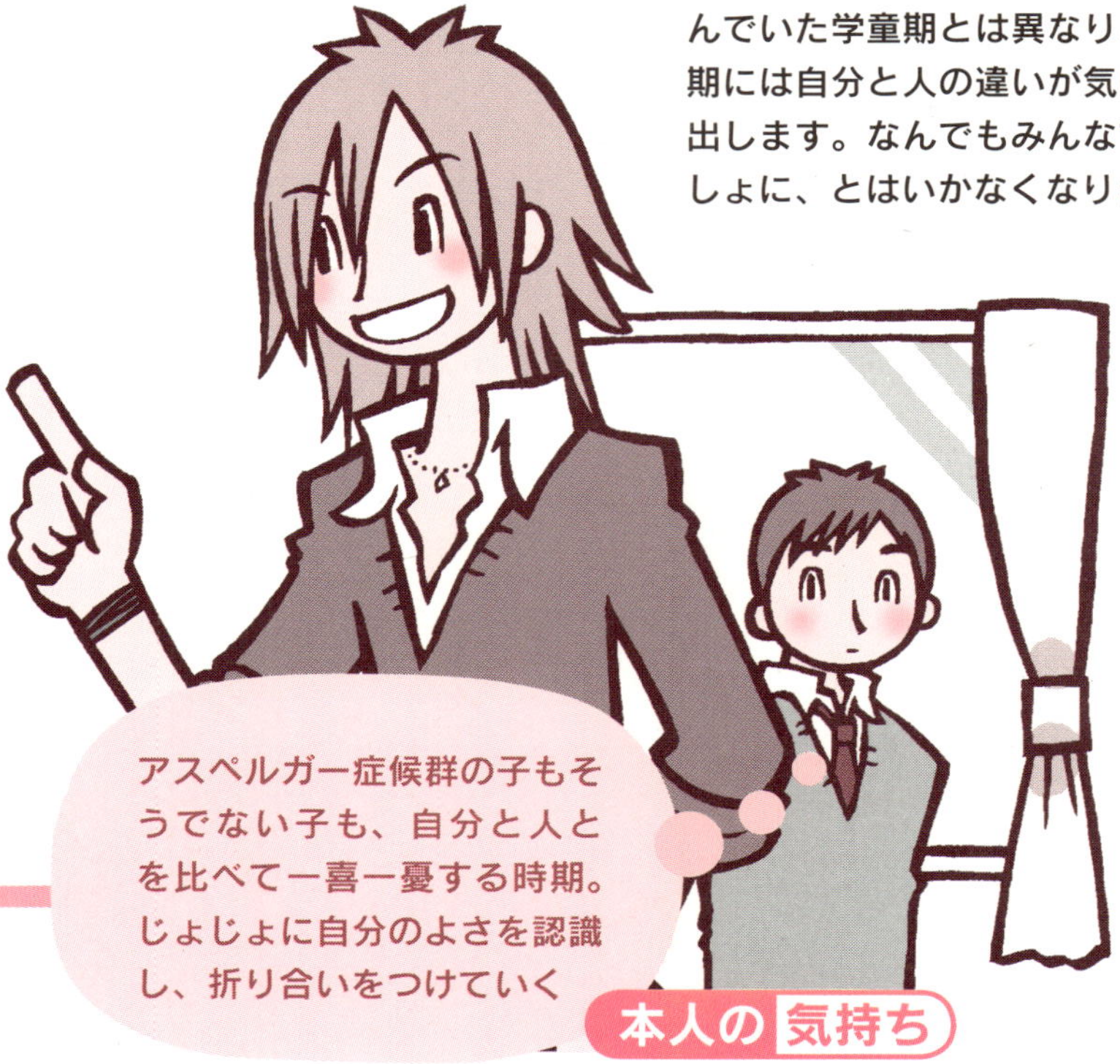
アスペルガー症候群の子もそうでない子も、自分と人とを比べて一喜一憂する時期。じょじょに自分のよさを認識し、折り合いをつけていく
本人の気持ち

同級生をみて「イケメンでいいな」とうらやましがる。同じようにはなれないと自覚し、自分のよさを探す

なにかがおかしいと感じる

思春期までアスペルガー症候群の自覚なしにすごしてきた子どもは、この時期に、自分にはなにか人と違うところがあると感じはじめる傾向があります。

自分と人を比べるなかで、ほかのほとんどの子ができているのに、自分だけできないことをみつけます。ひとつや二つではなく、いくつもあることに気づきます。

それでも深く考えず、長所をいかしてマイペースにやっていく子もいますが、そこで悩んでしまう子もいます。

子どもが悩んでいるようなら、アドバイスが必要です。

人間関係でうまくいかず、部活動を断念。自分には決定的に欠けているものがあると考え、自己否定的に

特性に本当の意味で気づく

この時期には、本人の理解力があがったこともあり、特性をはっきりと自覚できるようになってきます。それがマイナスにならないよう、支援が必要です。

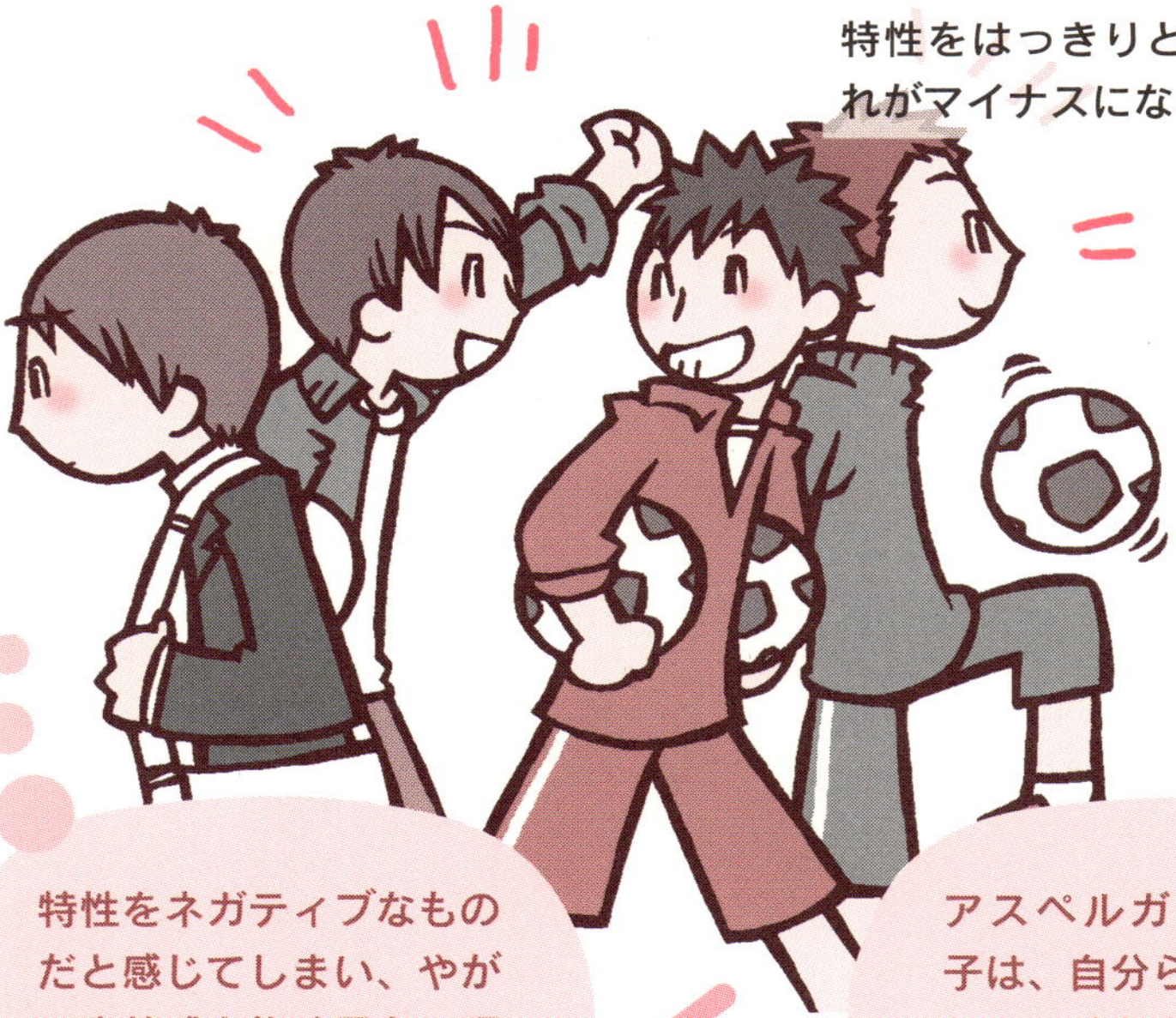

Point

特性を知っていた子も、あらためて知る

学童期に特性を説明され、理解していた子も、思春期になるとあらためて、自分がほかの子と違うことを認識する。家族はこの時期に、発達障害をもう一度くわしく伝えるとよい。

アスペルガー症候群の子は、自分らしさを認識していくなかで、特性があることをはっきりと自覚しはじめる

特性をネガティブなものだと感じてしまい、やがて劣等感を抱く子も。理解者が特性のよい面を説明することで防げる

どう考えればよいか

気休めではいけない

子どもをなぐさめるために、ほかの子との違いを過小評価したり、「大丈夫だ」などと気休めを言うのはやめましょう。違いを違いとして受け止め、よい面もあることをはっきり伝えてください。

本人には自己肯定感が必要

184ページ参照

必要な支援を受ける

192・194ページ・高校生3章参照

でも特別扱いされることには抵抗がある

自分にほかの子と違うところがあるのは理解できる。でもそれを認めたくない。多くの子どもが、そんな葛藤をもち、悩んでいます。

本や冊子で視覚的に示すと理解しやすいが、情報を真に受けて、自分にはない特性をあると思いこんでしまったりもするので、フォローは必要

特性は自覚できる

違いを自覚することはでき、説明されればそれがアスペルガー症候群の特性なのだと理解することもできます。頭のよい子どもなのです。

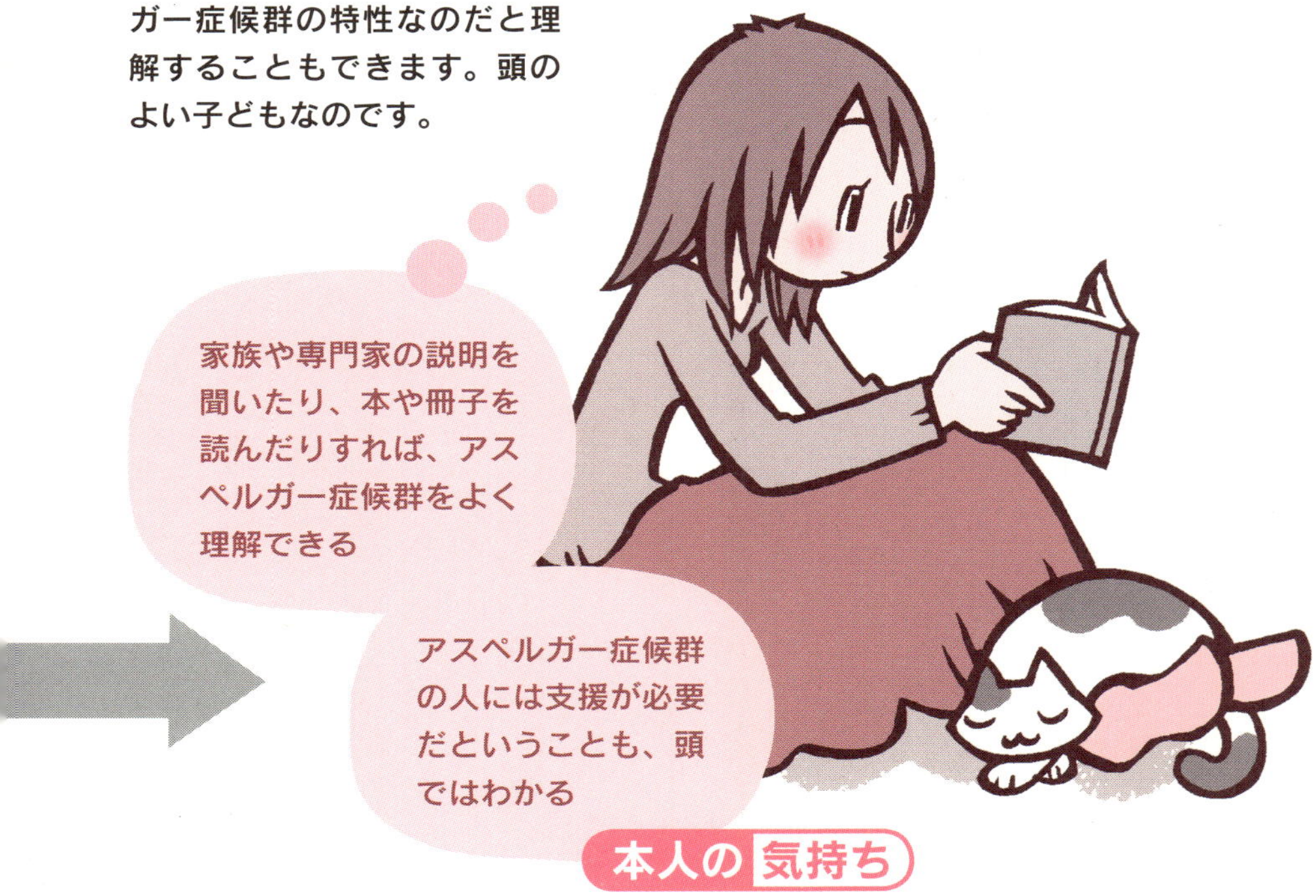
家族や専門家の説明を聞いたり、本や冊子を読んだりすれば、アスペルガー症候群をよく理解できる
アスペルガー症候群の人には支援が必要だということも、頭ではわかる
本人の気持ち

早くから自覚していた子は抵抗感が少ない

学童期から発達障害の説明を受け、自分の特性をある程度理解していた子は、思春期に入って、よりくわしく自己理解します。抵抗感は比較的少ないです。

いっぽう、思春期になってはじめて発達障害を知った子どもや両親は、事態をなかなかすぐには認識できません。

少し違うとは感じながらも、ほかの子と同じようにすごしてきたのが、ある日突然「障害」という診断名をつけられてしまうのですから、戸惑うのも当然です。

子どもにも家族にも、ゆっくり考える時間が必要です。

わかるけど認めたくない

　思春期にはじめて特性を知った子は、それまで自分はほかの子と同じだと思って生活してきているため、事態をすぐには受け止められません。多くの子が、理解はできるけれど、認めたくないという心境になります。学童期までに特性を知っていた子は別です。

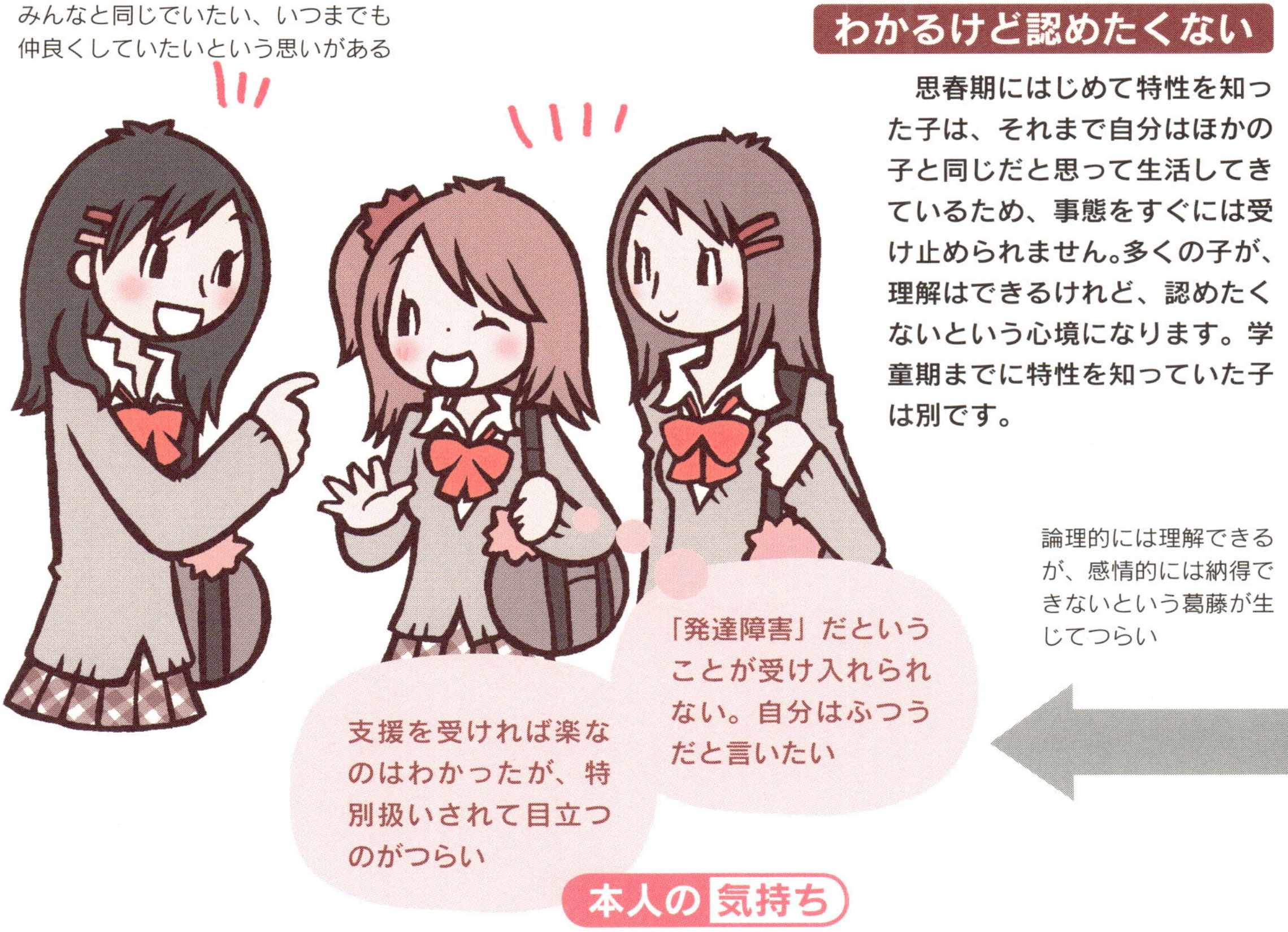
みんなと同じでいたい、いつまでも仲良くしていたいという思いがある
「発達障害」だということが受け入れられない。自分はふつうだと言いたい
支援を受ければ楽なのはわかったが、特別扱いされて目立つのがつらい
本人の気持ち
論理的には理解できるが、感情的には納得できないという葛藤が生じてつらい

どう考えればよいか

落ち着くまで時間が必要

　アスペルガー症候群の人が豊かな生活を送るためには、自己理解が欠かせません。自分のもつ特性を理解することで、それまで傷つけられてきた自尊感情が回復しはじめます。そして、必要な支援を理解することもできます。

イライラ対策をする

188ページ・思春期42ページ参照

当事者団体で仲間と出会う

198ページ参照

支援 生活編

家族以外の話しやすい相談相手を探す

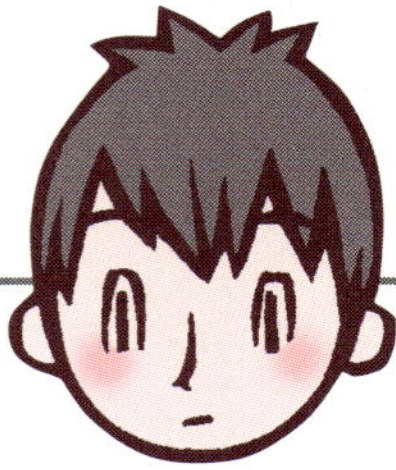

支援できたケース

高校生の男の子。高校に入ってからアスペルガー症候群だとわかりました。本を読みましたが、納得できないことが多く、ひとりで悩みを抱えていました。

大学に通うきょうだいが、学内の心理相談の窓口を紹介。心理学専攻の大学院生が研究目的で開いている窓口で、無料で利用できました。

相談相手の学生が発達障害を知っていて、特性を肯定的に説明してくれ、あらためて自己理解する機会となりました。

支援者からひと言

指導教授から発達障害の説明を受けたことがあり、どのような特性があるか、知っていました。

相談にきた子はそれほどコミュニケーションが苦手なわけではありませんでした。いくつかのマナーを、考え方も含めて具体的に説明しましたが、それが学校生活で役立ったそうです。自分もよい体験ができました。

思春期には悩みが複雑に

思春期の悩みには、恋愛や進路など、家族に相談しにくいことが増えてきます。本人が気にせず相談しても、家族の側が話しづらく感じる場合もあります。

本人と家族だけですべての悩みに対処しようとせず、ほかの人も頼るようにしましょう。

なんでも話せる相手がほしい

各種機関の相談窓口で、発達障害にくわしい相談相手をみつけると、支援の幅が広がります。

本人は、家族以外の相談相手ができて、話しやすくなる場合があります。家族にとっても、理解者が増えるのはよいことです。

本人が嫌がらなければ、相談先の相手と家族も連絡をとり合い、話せる範囲で支援の情報を共有するとよいでしょう。

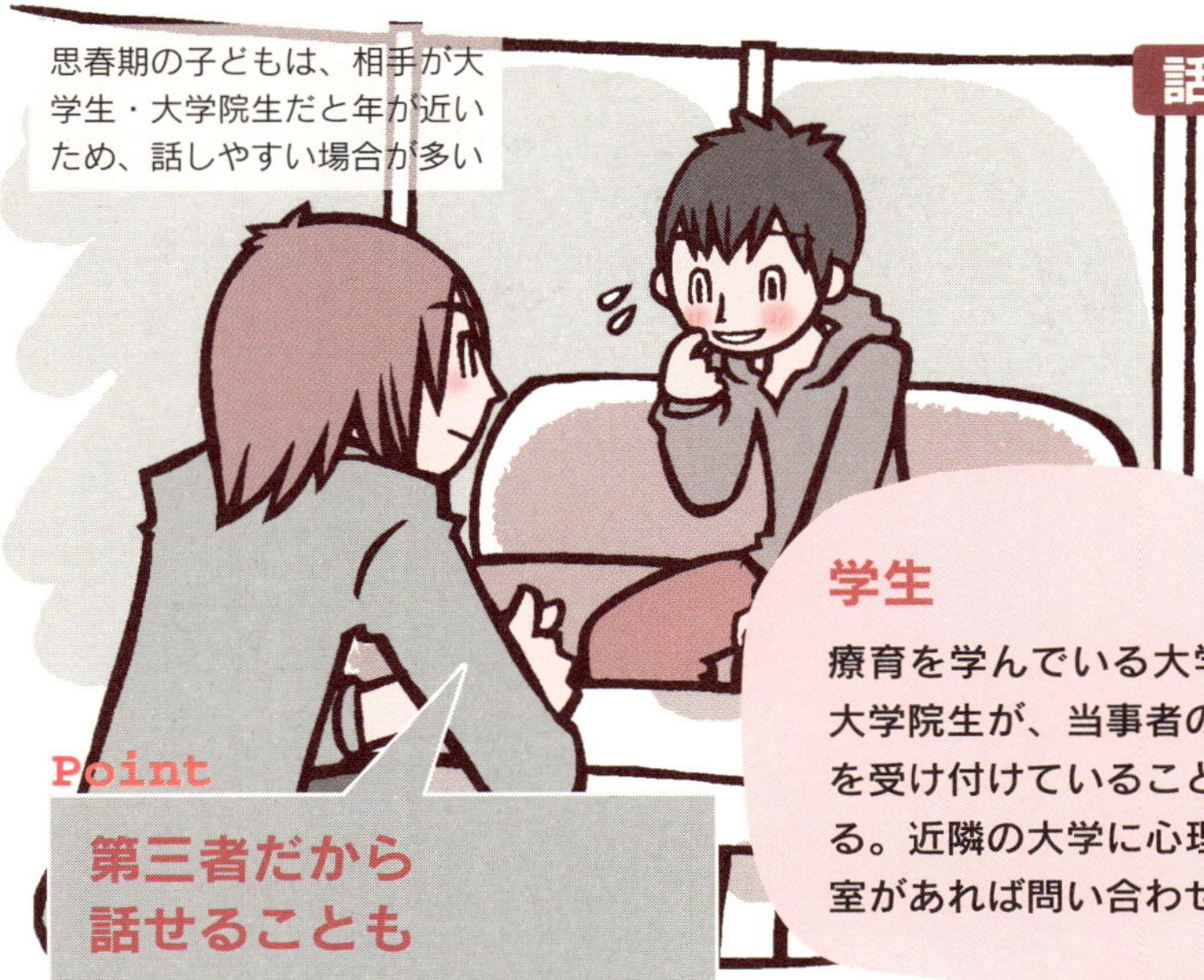
思春期の子どもは、相手が大学生・大学院生だと年が近いため、話しやすい場合が多い

話しやすければ誰でもよい

相談相手は家族やきょうだいでもよいのですが、当事者の多くは、第三者のほうが相談しやすいといいます。とくに思春期に入ると、その傾向が強まります。

学生

療育を学んでいる大学生・大学院生が、当事者の相談を受け付けていることがある。近隣の大学に心理相談室があれば問い合わせる

療育関係者

医療機関や療育センターなどの職員で、本人が話しやすい人。相談業務についている人だと話す機会がつくりやすい

相談員

発達障害者支援センターなどの相談窓口の職員。支援にくわしいため、ほかの人がうまくいった事例などを教えてくれる

Point

第三者だから話せることも

アスペルガー症候群の人には、相手にかまわず話したいことを話すという特性があるとされるが、いつも必ずそうなるわけではない。家族やきょうだい、友達には相談しづらいという人もいる。

学校は

学生相談室や、そのほかにも生徒が相談しやすい場をつくるとよい。ある高校では、大学生を招いて相談に応じる場をもうけたところ、生徒が同級生には相談しにくい話題を打ち明けにきたことがある。

家族は

本人から相談がある場合や、相談を持ちかけて本人が話したがる場合は、悩みを聞く。人間関係のポイントなどを伝えようとしたとき、本人が嫌がるようであれば、ほかの人から説明してもらうことを考慮する。

本人は

話しやすい相手を探す。第三者だと気が楽だが、家族やきょうだいがよければ、それでももちろんかまわない。どんな悩みでも、ひとりで抱えこむのがいちばん問題を悪化させやすいことを理解する。

ひと目でわかる！

発達障害支援にたずさわる職種

療育関係

保健師

乳幼児健診などに関わり、子どもの心身の健康をみている。発達障害にくわしい人が多い

医師

子どもの言動をみたり検査をしたりして、発達障害の有無やその詳細を診断。療育の方向性を決める。二次障害がある場合には薬物療法などの治療をおこなう。本人や家族、療育関係者、教育関係者から情報を集め、対応を見直すなど、療育の中心的な役割を果たす

臨床発達心理士

心理士のなかでもとくに発達にくわしい人。子どもが発達のどの部分につまずいているか把握して対応する

看護師

臨床心理士

子どもの心理的傾向を、面接や検査によって調べる。子どもが心理的に健康な状態になるよう、援助する。診断・治療はしないが、悩みごとへの対応や生活面への助言など、支援をおこなう

＋ 発達障害には医師や心理士だけでなく、言葉の専門家や運動の専門家が関わる

言語聴覚士

言葉の使い方の発達をみる専門家。話す力、聞く力、理解する力などを詳細にチェックし、言語的な発達をうながす

作業療法士

子どもの運動面・感覚面のつまずきをみる専門家。作業や遊びを通じて、子どもに体の使い方を教える

理学療法士

教育関係

特別支援教育士

各種学会などで発達障害に関する講習を受け、特別支援教育を学んだ人。資格認定されている。一定の知識を得ているため、適切な情報提供ができる

保育士

保育園で子どもを育てる。園には特別支援教育の体制がなく、発達障害支援には園ごとに違いがある。研修を積極的に受け、支援にくわしい人もいる

特別支援教育コーディネーター

小・中学校で特別支援教育を担当している教師。研修などは受けているが、資格制ではなく、支援に対する理解度の個人差が大きい

教師

幼稚園や学校でものごとを教える。小・中学校では特別支援教育の影響で発達障害への理解があるが、理解度の個人差は大きい。幼稚園には特別支援教育がなく、対応は個々に異なる

園や学校の職員

教育委員会の担当者

スクールカウンセラー

医療機関で診断を受けると、教育機関や福祉機関で診断名にそった対応が受けられる

福祉関係

自閉症スペクトラム支援士

支援員

発達障害支援センターなど、支援機関の職員。相談に応じたり、各機関を紹介したりして、本人と家族を支える

行政担当者

各機関の相談員

医師が情報の中心にいる

一般的には、医師が発達障害の診断を下し、療育や支援の全体的な方向性を定めます。ただし、発達障害の対応には担当者の個人差や地域差が大きいため、場合によって体制は異なります。

※自閉症スペクトラム支援士は、日本自閉症スペクトラム学会の認定資格。
福祉機関や医療機関、教育機関などで当事者支援をおこなっている。

支援 生活編 自分だけのイライラ対策を身につける

支援できたケース

高校生の男の子。論理性へのこだわりが強い子です。自分の主張にあいまいな言い方で反論されると、イライラしてかんしゃくを起こしてしまいます。

もう体が大きく、イライラが暴力沙汰につながることも考えられたため、家族が支援機関と相談。本人をまじえて、イライラ対策を考えました。

いくつかの対策を用意し、しばらく試してみました。よい対策がみつかり、かんしゃくを起こすことが減ってきました。

イライラするのは仕方ない

イライラするのは誰でも同じです。アスペルガー症候群の子が、特別に怒りっぽいというわけではありません。

ただ、アスペルガー症候群の子は周囲で起きていることを把握するのが苦手なため、場の状況についていけず、混乱することがあります。それがイライラにつながる側面はあります。

イライラするのは仕方がありません。しかし、そのままにしておいて、友達との仲がこじれてしまってはよくないので、対策をとりましょう。

爆発を自分でおさえられるように

イライラ対策として、特別によい方法はありません。自分に合った方法を探しましょう。

目標は、爆発しそうになるよりももっと前の段階で、自分のイライラに気づき、対策をとれるようになること。すぐにはできなくて当たり前です。少しずつ、覚えていってください。

成功した対策の例として多いのは、体を動かしたり、呼吸を整えたりすること。じっとしているとどうしても考えこんでしまうので、体を使ってエネルギーを発散させるのです。

対策はなんでもよい

気持ちをしずめる方法は、まわりの迷惑にならなければ、どのようなものでもかまいません。できれば、最初からお金のかからない方法にしぼって考えるとよいでしょう。

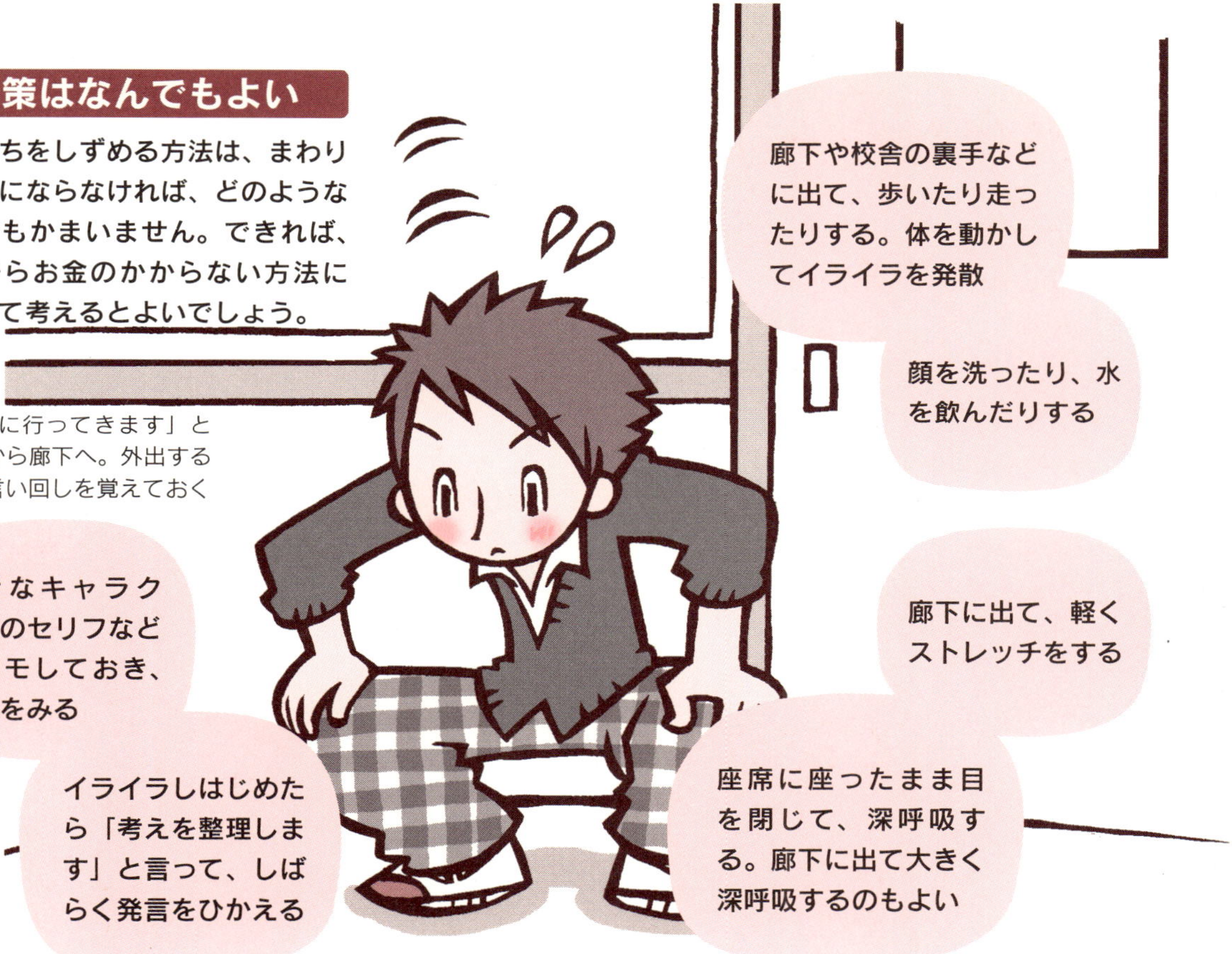

廊下や校舎の裏手などに出て、歩いたり走ったりする。体を動かしてイライラを発散
顔を洗ったり、水を飲んだりする
「トイレに行ってきます」と断ってから廊下へ。外出するための言い回しを覚えておく
好きなキャラクターのセリフなどをメモしておき、それをみる
廊下に出て、軽くストレッチをする
イライラしはじめたら「考えを整理します」と言って、しばらく発言をひかえる
座席に座ったまま目を閉じて、深呼吸する。廊下に出て大きく深呼吸するのもよい

学校は

教室を出ることで、本人の精神状態がかなり落ち着く場合もある。毎日何度かトイレに行く程度のことはおおめにみる。まわりの生徒がはやしたてたりしないよう、ほかの生徒へのフォローもおこなう。

家族は

本人といっしょにイライラ対策を考える。幼い頃によくしていたことなど、思い当たればアドバイスする。また、家庭ではイライラしにくい環境づくりも効果がある。たとえば、苦手な音などをとりのぞく。

本人は

イライラ対策をいくつか試し、実際に役立つものを探す。また、会話や作業を中断するための言葉や、教室を出るための言葉を覚えておく。それでもイライラすることもあるので、完全には防げないと考える。

支援 生活編

性教育は同性の親が中心におこなう

支援できたケース

高校生の男の子。本人も家族もアスペルガー症候群には気づいていませんでした。

同級生を好きになって告白しましたが、はっきりと断られました。しかし本人は納得せず、告白をくり返し、やがて相手の女子が教師に相談。学校から家族に連絡があり、問題が発覚しました。

その後、学校や近所の心理士に相談を重ねるなかで、アスペルガー症候群がわかりました。家族と心理士が交際について具体的な説明をすると、本人が納得し、問題がおさまりました。

はっきり教えないとわからない

いま日本では、性に関することの多くは明示されず、人づてに教えられるようになっています。

学校で性教育の授業がおこなわれますが、授業で教わるのは、第二次性徴や性交、妊娠・出産など、知識的なことが中心です。

男女付き合いのマナーや、性の話題の扱い方などは、くわしくとりあげられません。異性にしてはいけないこと、人前で話さないほうがよいことなどの基準は、とくに示されないのです。

まさにその、教えないほうの内容が、アスペルガー症候群の子にとってわかりづらいことです。そのために苦労します。

大きなトラブルになる前に

思春期になって、性に関することで問題を起こすと、大きなトラブルに発展しかねません。

問題の大きさを認識すると、本人があとで傷つきます。相手がいれば、相手にも迷惑をかけます。放置していて、よいことはなにもないのです。

学校でおこなわれる性教育の補足として、性に関する社会常識の部分を、家族が中心となって教えましょう。

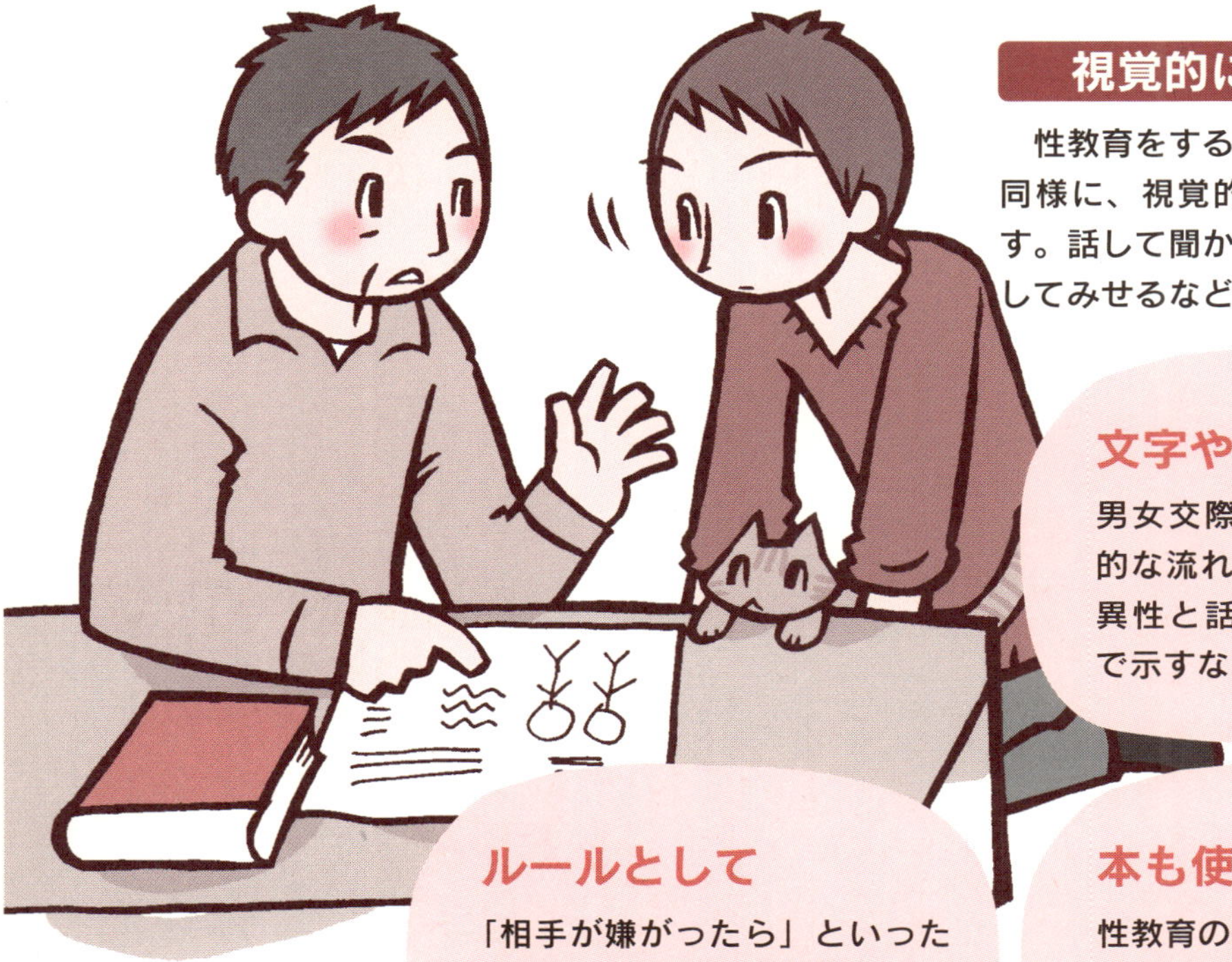

男子には父親、女子には母親が説明するとよい。実体験などをまじえて説明できる

視覚的に示すのがよい

　性教育をするときにも、ほかの支援と同様に、視覚的な手がかりが役立ちます。話して聞かせるだけでなく、文章にしてみせるなど、工夫をしてください。

文字や絵で

男女交際にいたるまでの基本的な流れをチャートにしたり、異性と話すときの距離感を絵で示すなど、工夫をする

ルールとして

「相手が嫌がったら」といった仮定の話を入れ、柔軟な対応を求めるのではなく、とくに大切なことをルール化して伝える

本も使って

性教育の教科書や、男女交際がわかりやすく書かれている本などを渡し、復習の意味であとで読んでもらうのもよい

学校は

　男女交際などで問題になりそうな気配があったら、できるかぎり早めに相談をもちかけ、両者の誤解をとく。生徒と同性で、相性のよい教師がいれば、その教師が性に関することを教えてもよい。

家族は

　家族も恥ずかしがらず、正確に伝える。家族が言いづらいと感じることは、ほかの人も本人に言ってくれない可能性が高い。家族が言わなければ、いつまでもわからないままになってしまう。

本人は

　将来のために欠かせないことなので、恥ずかしく感じても、学んでおく。過去にテレビや本で学んだ性の知識を家族から否定される場合もあるが、生活を改善するためには必要なステップなので、話を聞く。

支援 学習編

特別支援教育がとぎれる中学卒業時の注意点

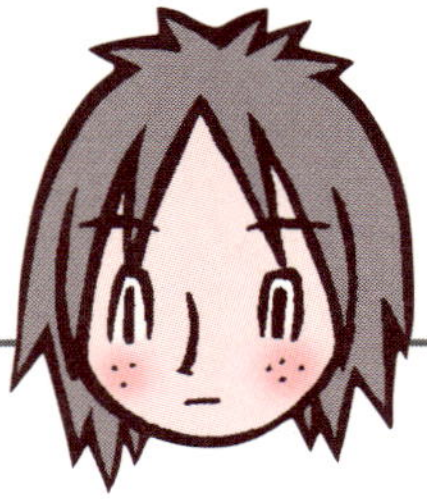

支援できたケース

高校生の男の子。小学生のときにアスペルガー症候群と診断を受けました。授業の内容が比較的よくわかったので、小・中学校は通常学級に在籍しました。

担任の教師や友達がプリントやノートに配慮してくれ、試験問題の拡大もしてもらえたため、困難はほとんどありませんでした。

高校進学にあたって、それまでの支援がなくなると不安だったため、支援機関に相談。支援機関の担当者が中学と高校に連絡をとり、移行支援を提案しました。

進学先の高校でもプリントへの配慮など、ある程度の支援が受けられ、安心して登校しています。

支援者からひと言

中学の教師と相談して、支援の情報を一枚の紙にまとめました。それを支援シートとして、高校側に提供。

高校がちょうど発達障害支援にとりくみはじめたところで、よい実践例になると言われ、よろこばれました。

支援の情報がとぎれてしまう

二〇一一年現在、特別支援教育が全国的に導入されているのは小学校と中学校です。

幼稚園や高校、大学での教育にも、支援は必要だとされていますが、導入はまだあまり進んでいません。そのため、高校進学と同時に教育面の支援がとぎれてしまう場合があります。

移行支援を利用したい

支援がとぎれて問題にならないよう、一部の中学・高校が移行支援をおこなっています。

中学でおこなわれていた支援を整理して、高校側に情報として提供し、同様の支援をおこなうというものです。

本人が希望した場合に、家族や関係者が中学・高校に連絡して、移行支援を要請します。

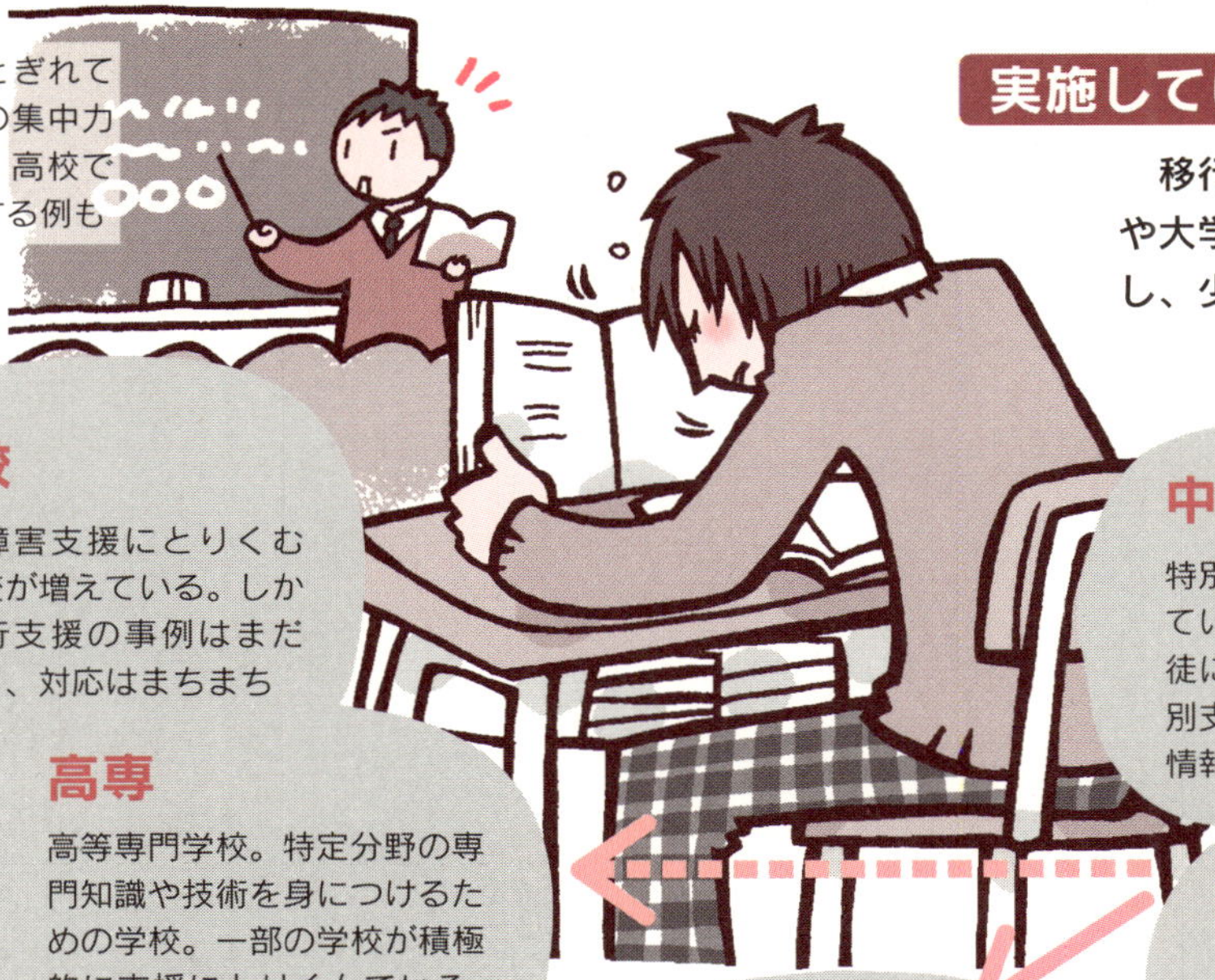

支援がとぎれて授業への集中力が落ち、高校で居眠りする例も

実施しているのはまだ一部

移行支援に対応している高校や大学は、まだ一部です。しかし、少しずつ増えています。

高校

発達障害支援にとりくむ一般校が増えている。しかし移行支援の事例はまだ少なく、対応はまちまち

高専

高等専門学校。特定分野の専門知識や技術を身につけるための学校。一部の学校が積極的に支援にとりくんでいる。移行支援への対応はまちまち

文部科学省の指定を受け、発達障害支援のモデル事業校となっている高校では、移行支援への対応が受けやすい

中学校

特別支援教育をおこなっている。支援の必要な生徒には個別指導計画・個別支援計画を立て、その情報をまとめている

特別支援学校

小学部・中学部。専門知識のある教員が配属されていて、一般校と同様に個別の計画をまとめている

特別支援学校

支援の必要な児童・生徒のための学校なので、高等部に進学する際には支援情報が引き継がれる

一般校には情報がつながりにくく、特別支援学校にはつながりやすい

学校

家族から移行支援を求める申し出があったときに、教師どうしが連絡をとり合うのもよい。どちらかが支援にくわしければ、その教師が中心となって、情報提供や説明をおこなってもうまくいく。

家族は

移行支援を利用する場合には、基本的には家族が中心的な役割を担う。在学中の中学と、進学予定の高校の両方に連絡をとり、相談する。療育機関や支援機関に協力してもらうのもひとつの方法。

本人は

中学卒業後、進学先で支援を受けたいかどうか、考えておく。家族と相談し、移行支援を希望する場合には、卒業よりも前に対応をはじめる。移行支援を求め、支援の有無を目安にして高校を選ぶ人もいる。

支援
学習編

入学試験から本人に合った配慮を求める

支援できたケース

大学生の女の子。中学時代にアスペルガー症候群と診断されました。高校は推薦入学で、一般校に進学。とくに問題なく高校生活を送りました。

大学進学にあたり、入学試験を受けることになりました。大勢のなかにいると緊張しやすく、指示の聞きとりに不安があったため、支援機関から助言をもらって、大学側に別室受験の希望を提出。緊張することなく入試をすませ、無事に進学できました。

配慮された前例がある

入学試験における発達障害支援は、すでにはじまっています。

高校や大学での事例として、別室受験が認められた人がいます。ほかにも、口頭での指示だけでなく、同じ内容を板書してもらった例も報告されています。

また、二〇一〇年に大学進学のためのセンター試験で、発達障害への支援をおこなうことが決まりました。二〇一一年の試験から、問題用紙の拡大などの支援がおこなわれています。

対応は学校ごとにまちまち

すぐれた支援の事例、制度の改正などが次々に報告されていますが、まだ整備は途中段階です。

入試への配慮のほかに、入学後の授業中の支援、定期試験への配慮など、高校・大学での支援には課題がまだあります。

現在は、各校の理解度や対応力によって、支援の内容が大きく異なっています。しかし近年、高校や大学の教職員が集まり、発達障害に関する研修や講習をおこなうことが増えています。

今後は、中学校以降の教育機関でも、発達障害支援が一般的におこなわれるようになることが期待されます。

ある程度の支援は受けられる

特別支援教育が導入されていない、高校や大学などでも、発達障害に対してある程度の支援が受けられるようになってきました。

高校でも大学でも

学校を選ぶときにもマッチングが大事になる。たとえば専門学校で手に職をつけようと考えたときには、その作業に適性があるかどうか、事前に体験して確認したい。

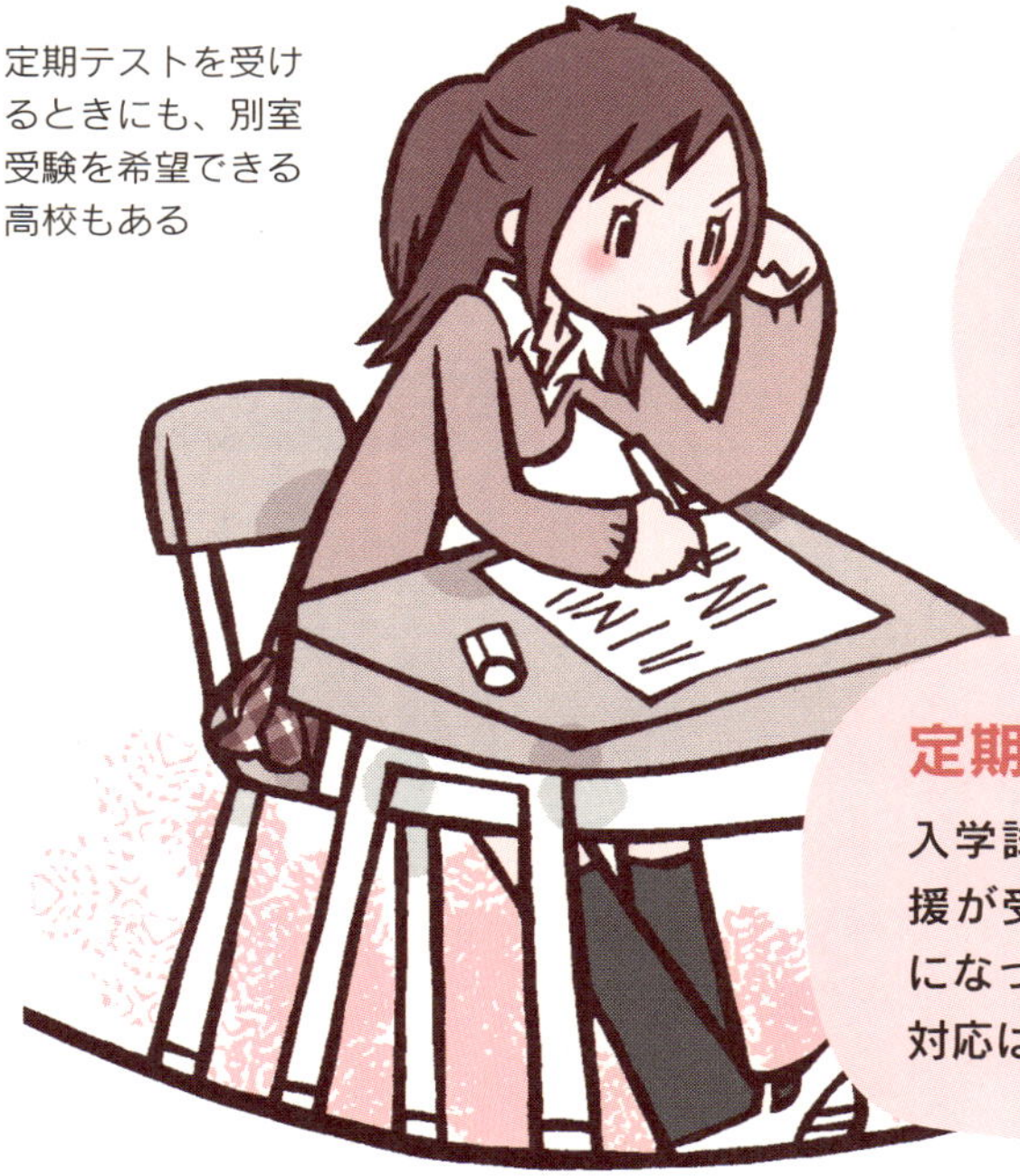

定期テストを受けるときにも、別室受験を希望できる高校もある

入学試験

別室受験、問題用紙の拡大などの支援が受けられる。事前の申し出が必要となる

授業

プリントの拡大、ノートを借りることの許可など、ある程度の支援はおこなわれている。支援学級をつくるなど、大規模な支援はない

定期試験

入学試験と同様の支援が受けられるようになってきているが、対応は学校による

学校は

家族から支援を求める申し出があったら、学校としての制度を確認。必要に応じて地域の教育委員会に連絡をとり、支援がどこまで認められるか、確認する。不公平にならないよう、ほかの生徒への配慮も必要。

家族は

本人の希望を聞きとり、整理する。支援機関に相談して、前例があれば聞いておく。そのうえで学校に相談する。前例があると依頼しやすい。過去に例がない場合、地域の教育委員会に相談する場合もある。

本人は

実現できるかどうかはともかく、必要な支援があれば、まず家族に伝えてみる。「どうせ理解してもらえない」「がんばるしかない」と思いこまない。各校がどんどん発達障害支援を進めている。

支援 療育 編

当事者団体や支援団体などで仲間と出会う

支援できたケース

高校生の男の子。中学生時代にアスペルガー症候群と診断されましたが、診断名をなかなか受け止められませんでした。

特性を理解するために、当事者団体に参加したところ、同じ悩みをもつ同年代の少年と出会うことができました。

それ以来、家族ぐるみの付き合いがはじまりました。子どもたちはお互いのよい点に気づき、特性を受け止められるようになっていきました。

本人たちは当事者団体の定例会が心の支えだったといいます。

同じ悩みを分かち合える

当事者団体や支援団体の集まりに参加すると、同じように発達障害に悩んでいる人たちに出会うことができます。

学校ではなかなか話しにくい特性のことも、当事者団体では気軽に話すことができます。それどころか、全員で話し合うテーマとしてとりあげることもあります。

同じ悩みを分かち合うことによって、特性を受け止め、客観的にみることができるようになっていきます。

まわりに理解者が少なく、理解を求めて説明しても、なかなか共感してもらえないというときなどに、集まりに参加することで、孤立が防げます。

支援の情報を交換できる

参加者から、支援の情報を提供してもらえる可能性もあります。地域の機関がおこなっている支援や、各機関の空き状況など、ほかでは得られない情報があります。

当事者団体や支援団体は専門家ではなく、一般の人が運営している場合がほとんどです。参加者はお互いにマナーを守り、活動しています。参加する場合には、会の規定に従いましょう。

主な当事者団体・支援団体

●一般社団法人日本発達障害ネットワーク（JDD ネット）

発達障害関係の団体の連合ネットワーク。当事者や家族の社会参加を支えるために、情報提供や調査研究などをおこなっている。

ホームページ：http://jddnet.jp/

● NPO 法人アスペ・エルデの会

アスペルガー症候群・高機能自閉症などの発達障害児・者の「生涯発達援助システム」を確立し、実践することを目的とした会。全国の研究協力団体と連携している。

ホームページ：http://www.as-japan.jp/j/

● NPO 法人えじそんくらぶ

AD/HD をはじめとする発達障害を、豊かな個性のひとつとして支援する団体。ストレスマネジメント講座、親支援講座に力を入れ、情報提供や関連機関との連携をしている。

ホームページ：http://www.e-club.jp/

● NPO 法人 EDGE

ディスレクシアの正しい認識の普及と支援を目的として設立された団体。研究者や行政、教育機関、メディアなどに働きかけ、啓発活動やネットワークづくりをしている。

ホームページ：http://www.npo-edge.jp/

● NPO 法人全国 LD 親の会

38 都道府県 48 団体が所属する、LD 親の会の全国組織。各地の親の会どうしで、情報交換をおこなっている。

ホームページ：http://www.jpald.net/

●ぶどうの木

2006 年から活動をはじめた地域団体。親子で集まる「小さな広場」や、佐々木正美教室・相談室・スタッフとの勉強会を中心に、子どもと家族の問題全般をサポート。

ホームページ：http://www.budo-noki.jp/

学校は

当事者団体や支援団体は講演や研修などを開くことがある。参加すると、発達障害支援に関する具体的な情報や、当事者の心境を知ることができる。また、地域の他機関と連携をとるきっかけにもなる。

家族は

上記のような全国規模の団体のほかに、地域で活動している会や、医療機関や療育機関を介して知り合った人たちによるグループなどもある。情報を集めて本人に伝え、参加できそうなところをいっしょに選ぶ。

本人は

家族から各団体の情報や活動内容を教えてもらい、参加できそうなところを選ぶ。実際に行ってみて、相性のよいところがあれば、継続して参加する。ほかの参加者を批判しないことが大前提となる。

高校・大学での支援はどうなっていくか

モデル事業がおこなわれている

平成一九年度から、高等学校での発達障害支援の研究・実践がおこなわれています。文部科学省が年度ごとに複数の学校をモデル事業校に指定し、試行的に支援をしているのです。

モデル事業校では、授業中の指示の仕方や、プリントの内容への配慮などがおこなわれました。生徒の情報を集約してシートにまとめ、教職員どうしで共有する試みも実践されています。

また、高等専門学校では、職場実習がおこなわれました。教員が支援者として同行し、視覚的な手がかりを使いながら仕事をする実習です。仕事への適性をはかるとりくみとして実践されました。

モデル事業の成果は、文部科学省によって年度ごとに発表されています。その結果にそって検討がおこなわれ、今後の高校での支援にいかされます。

研修・実践が増えている

小・中学校での特別支援教育が普及してきたことによって、発達障害への支援の重要性が、教育現場に広がっています。モデル事業校以外の高等学校や、大学、専門学校などでも、発達障害支援がおこなわれはじめています。

教職員が研修をおこなったり、校内に支援担当者をおき、相談に応じるなどして、各校が発達障害への理解を深めています。

制度もじょじょに整備されつつある

校内環境の整備のほかに、入学試験に対する配慮も、整備されはじめています。大学入試センターでは、発達障害への支援として、試験時間の延長や問題文の拡大などを制度化し、二〇一一年から実施しています。

7 成人期

自分に合った仕事を探す

大人になると、社会での居場所が学校から職場へと移っていきます。
職場では、行動に自主性や柔軟性を求められることが増えます。
アスペルガー症候群の人は、適職について活躍する場合と、
求められる作業や人間関係に適応できず、苦しむ場合があります。
適職につきたいのは誰でも同じですが、アスペルガー症候群の人は、
まわりの人に合わせて考えや行動を調整することが苦手ですから、
自分に合わない仕事についたときのつらさが、ほかの人より強いのです。

社会でほかの人との親密性を築く時期

成人期は、社会に出て生活環境が広がる時期です。社会のなかで友人・知人との間に親密な関係を築きます。それがうまくいかないと、孤独になっていってしまいます。

人間関係が深まります

成人期の主題は「親密性」です。思春期に自己を確立した人が、確かな自分をもって、ほかの人との間に親密な関係を築いていきます。信頼できる少数の友人・知人との関係が深まる時期です。

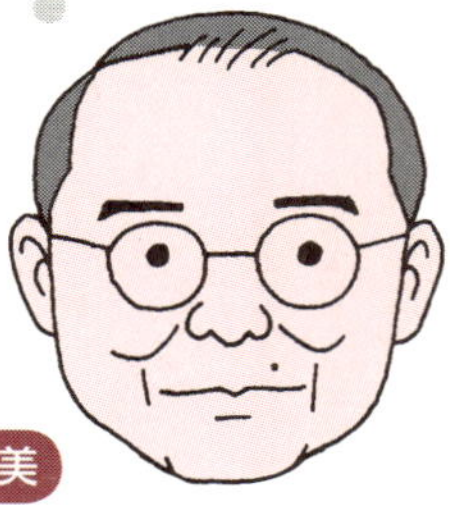

少数の友人と親密な関係に

人間は、成人したあとにも発達・成長します。成人期を健康に、幸福にすごすためには、成人としての成長が必要です。

成人期をむかえる前、学童期には、ほかの子どもとのまじわりを通じて、さまざまなことを学習します。そうしてほかの子と交流するうちに、思春期がきて、自分と他者を比較しながら、自己を確立していきます。

そのあとに成人期がおとずれます。自分というものができて、はじめて人は大人になるのです。

成人期に人は、自分と本当に気の合う友人を探し、選び、親密な関係を築いていきます。自立はしながら、孤立はしないのです。それが成人期の幸福な生き方です。

社会に居場所が増える

思春期までは、家庭や学校など、与えられた場所、用意された場所ですごすのがふつうです。

成人期に入ると、居場所も自分で選びとっていくようになります。どの職場で働き、どの人とともに家庭を築くか、すべてが自分にゆだねられます。

エリクソンは成人期の親密な人間関係を「相手に自分を賭ける」ような関係性だと言いました。

自分を賭けられるくらい信頼で

きる人をみつけ、その人とともに生活環境をつくっていくのが、成人期の課題です。そうして居場所をつくり、社会に適応していく時期なのです。

自由だからこそ困難もある

成人期に人は、友人や恋人、仕事を、自分の判断で選びます。自由だからこそ、判断の難しい場面がたくさんあります。

アスペルガー症候群の人にとって、目安や基準がなく、自由な選択を求められるのは、混乱しやすい状況です。

集団やルールに適応しにくかった子どものころとは異なる、自分で選ぶ難しさが生じることを理解しておいてください。

支援が必要なのはずっと変わらない

アスペルガー症候群の人は成人期をむかえると、周囲から「もう大人だから本人の意思を尊重して」などと言われ、支援を受けにくくなりがちです。

しかし、判断の難しい場面が増え、親密な関係づくりという重要な課題が出る時期ですから、支援は引き続き必要です。

大人になってからも、特性は生活に影響します。支援が重要なことは、生涯変わりません。

社会に出ていくなかで、友達付き合いや男女交際、職場選びに戸惑い、孤立しないように、周囲の人は支援を続けましょう。

本人も、支援を求めるようにしてください。

集団生活のルールをマニュアルで身につける。理解者に相談して学ぶとよい

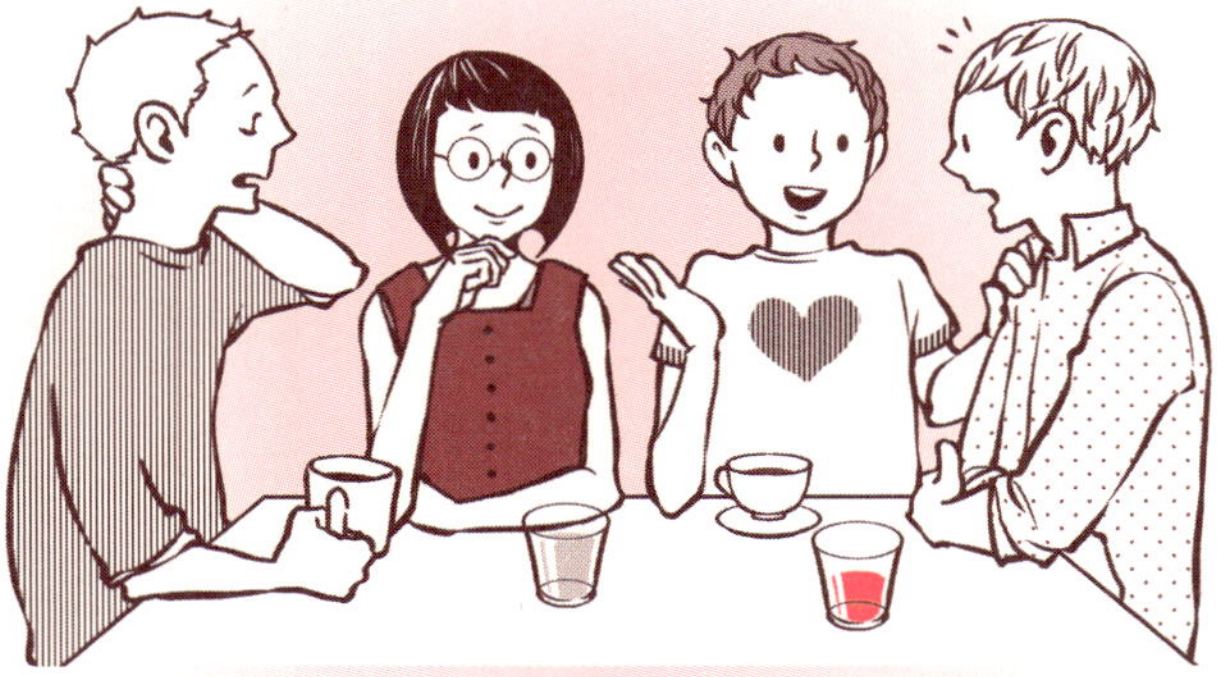

既刊『大人のアスペルガー症候群』33 ページより

成人期の支援については既刊『大人のアスペルガー症候群』でも解説しています。とくに人間関係についての考え方は、くわしくまとめています。ぜひご覧ください。

自分に合った生き方・働き方を探す

大人になるにつれ、特性への理解が深まり、自分に合う生活スタイルがわかってきます。平均的なスタイルからはずれるようでも、自分らしさを大切にしましょう。

「マッチング」を考えます

成人期には「マッチング」が重要になります。マッチングとは、相性や適性のこと。適性のある生き方・働き方を選ぶことで、特性が生活上の障害になることを防げます。自立する時期だからこそ、自分に合った環境が必要なのです。

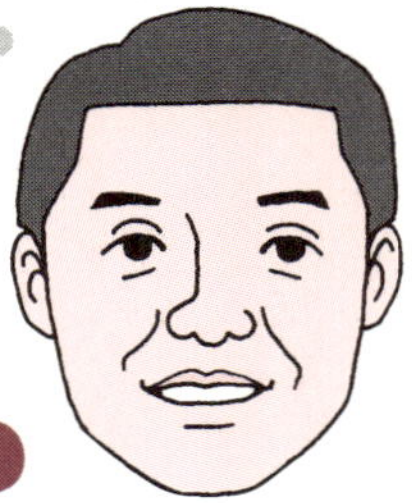
梅永雄二

マッチしないと二次障害が起きる

自己が確立するにつれて、どのような生活がしたいか、どんな仕事に適性があるかが、じょじょにわかってきます。

成人期には、自己理解にそって、暮らしをつくっていくことが大切です。一般論や理想論にとらわれ、自分に合わない生活をしていると、苦しくなってきます。

とくにアスペルガー症候群の人には行動特性があるため、自分らしいスタイルの確立が欠かせません。生活も仕事も、特性にマッチしていないと、困難が増え、二次的な障害を招きやすくなります。

スキルに合った生活を選ぶ

自分らしい暮らし方をつくるには、特性や能力を把握することが欠かせません。

子どものころには、特性を理解し、得意・不得意を知って対応していくことが中心ですが、大人になると、理解の仕方が変わってきます。

得意なものごとのなかで、仕事にいかせることをみつけ、それを中心に生活をつくっていく必要が出てくるのです。

自分の特性はどのようなスキルを形作っているか、そしてどのような仕事が向いているか、考えていきましょう。

人に相談しながら考えていく

自分のスキルや適性のある仕事を、ひとりで考え出すのは困難です。学校の就職課や就労支援機関などで、相談してみてください。

就職関連の相談をすると、自分が現実的にできることがわかり、特性への理解が深まります。

また、先々の見通しを立てることができ、将来を具体的に考えられるようになります。ひとりで悩み、孤立することも防げます。

成人期には、人に相談することが大きなポイントになります。

相談員や社会福祉士など、話を聞いてくれる人はいる

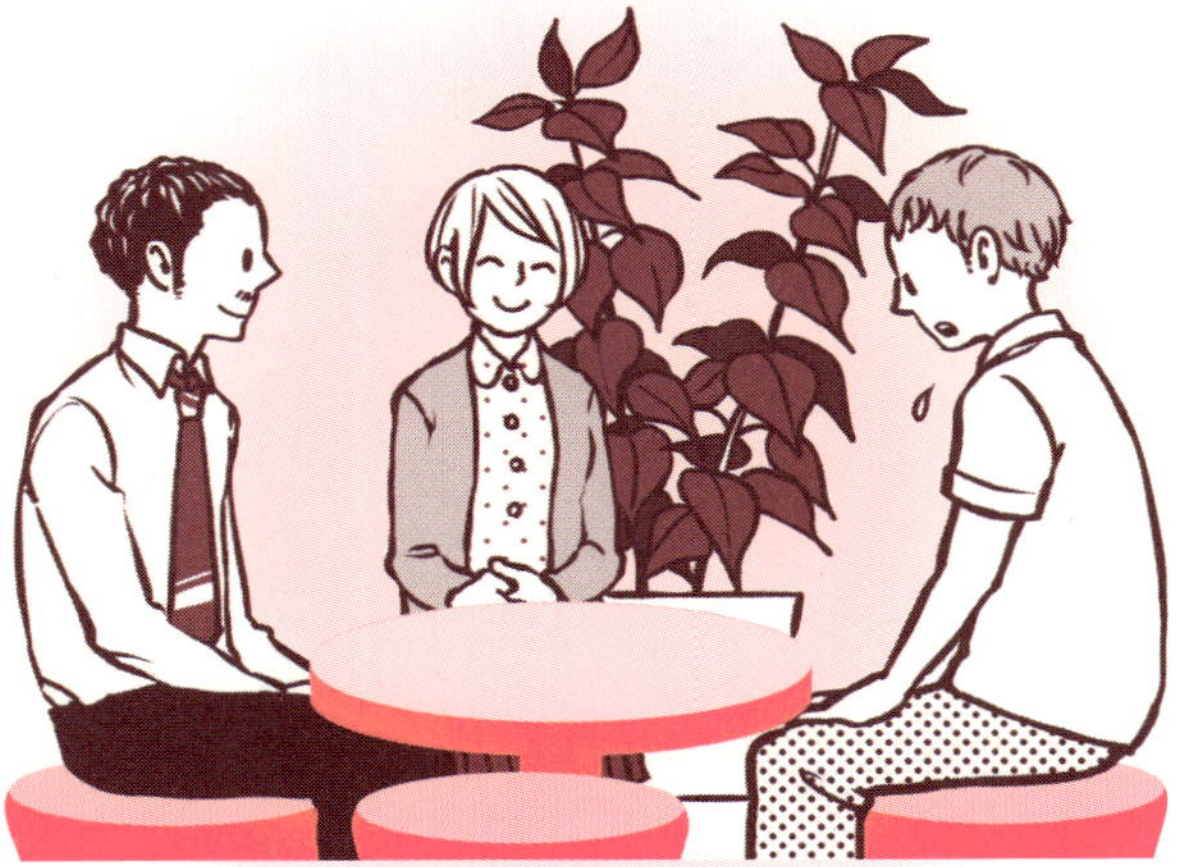

既刊『アスペルガー症候群　就労支援編』29 ページより

就労支援については既刊『アスペルガー症候群　就労支援編』でも解説しています。相談先の探し方、相談の仕方などをくわしくまとめています。ぜひご覧ください。

どう考えればよいか

「できること」を最優先に

得意なことや、特性のすぐれた面を中心に、生き方や働き方を考えていきます。大学でのコンパや職場の行事など、参加するのが一般的なことでも、苦手であれば、参加しないですむ方法を模索します。

コンパは行かなくてもよい

220 ページ参照

できることから仕事を探す

216 ページ・就労 34 ページ参照

※黒字は本書の参照ページ、色文字は既刊の参照ページをご案内しています

気づき

成績はよいのに、大学・職場で戸惑う

文章の理解や記憶、規則的な問題の練習が得意な人の場合、学校での成績がよく、高校や大学を出るまで、トラブルなくすごしていることがあります。

学び方が変わり、混乱する

成人期に入ると、大学や職場などで、自分の活動を自分で管理することが求められます。それまでは、学校の定める時間割にしたがうことが基本だったわけですから、大きな変化です。

この時期に主体性を要求されてトラブルに陥り、アスペルガー症候群に気づく人がいます。学童期には規則的な学習に力を発揮していて、発達障害に気づかなかったケースです。柔軟な判断の難しさにはじめて気づき、発達障害を自覚するのです。この時期に支援を受けはじめても、けっして遅くありません。ぜひ求めてください。

中学・高校は「構造化」されている

小・中・高の段階では、授業に時間割があるのが一般的です。教師や教室、座席なども ある程度固定されていて、自閉症スペクトラムの人が比較的理解しやすい環境です。

中学では安定

特別支援教育が実施されていることもあり、生活が安定しやすい

高校も乗り切る

授業の選択を求められることもあるが、まだ自由度は低く混乱は少ない

教室や時間割がわかりやすい

教室名や時間割の表示が明確で理解しやすい。また、学習内容や試験の多くが、暗記・復習によってこなせるもの。規則的な学習を得意とする子は力を発揮できる。

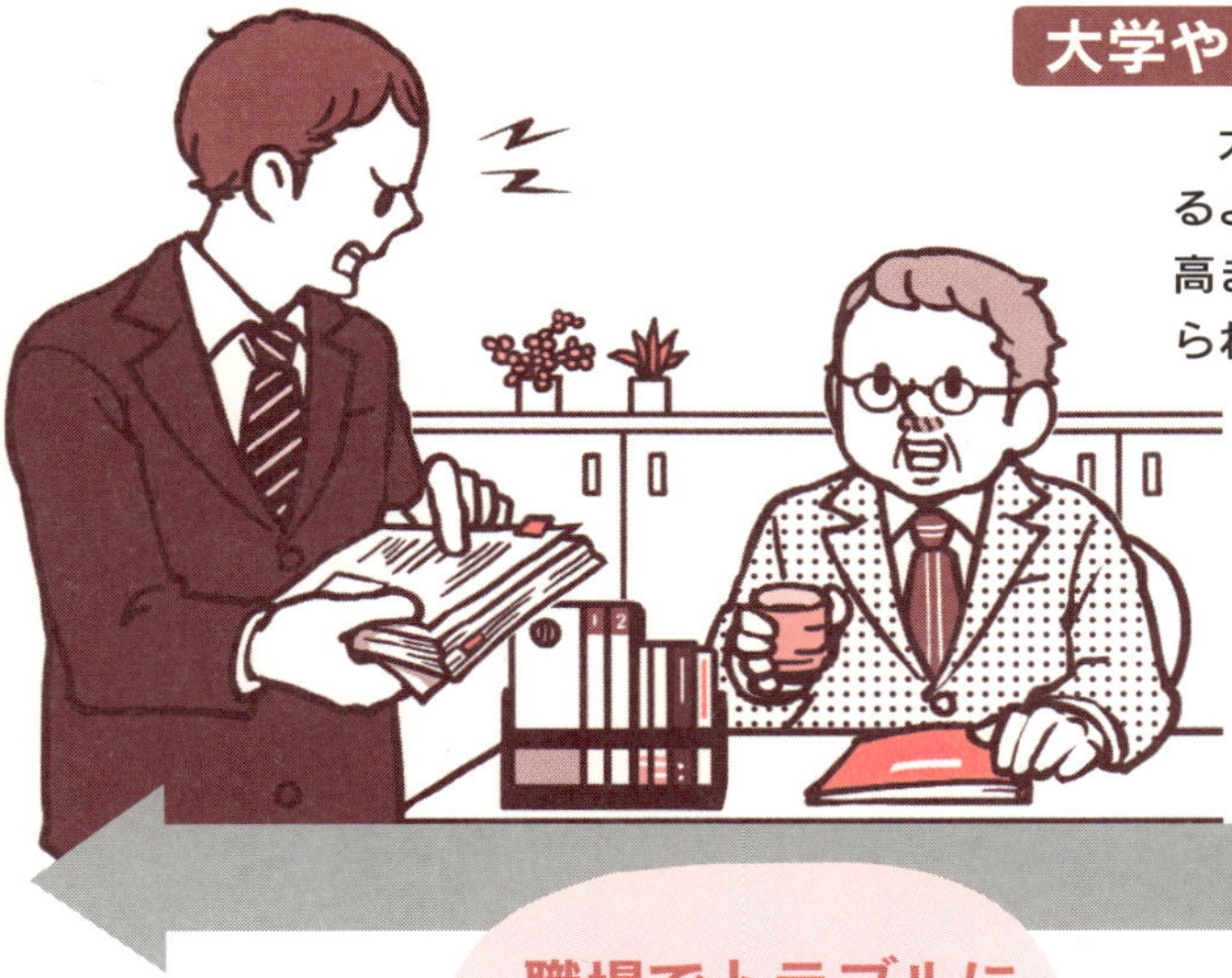

大学や職場は「構造化」されていない

大学に入ると、授業の大半を自分で選択するようになります。職場では自由度はさらに高まり、一人ひとりが臨機応変な判断を求められます。構造がみえにくい環境です。

大学で戸惑う

学習内容も教室も放課後の生活も、選択肢が広がり、混乱しやすくなる

職場でトラブルに

自己判断・自己責任を求められ、柔軟な対応ができずに苦しむ

小学校では教師の採点ミスを指摘しても問題にはならなかったが、職場で上司のミスを厳しく指摘すれば問題に

場面やスケジュールが複雑に

大学では履修登録をして時間割をつくる。職場では予定の自己管理が求められる。場を読みとる力もそれまで以上に求められ、生活しにくい状況に。

どう考えればよいか

「構造化」すれば安定する

大学や職場を「構造化」しましょう。予定を時間割のように視覚的にまとめ、作業をできるかぎり規則的に整理します。複雑な人間関係も、関係者をグループ分けして対応を規則化すれば、理解しやすくなります。

大学生活の構造化

218ページ・大学生
48ページ参照

職場の構造化

228ページ・就労
76ページ参照

相談の仕方がわからず孤立していく

アスペルガー症候群の人は、困ったとき自主的に人に相談することが苦手です。
成人期にはなんでもひとりで対処し、孤立してしまう場合があります。

つらさが人に伝わらない

生活していて困る場面があっても、本人がそれを人にうまく説明できなかったり、問題だと自覚できていなかったりします。

問題に無自覚

予定が守れないなど、困難はあるのだが、本人がそれを問題だと感じていない

以前に相談して失敗した

相談相手に悩みを理解されなかった経験がある人は、相談しても無駄だと思ってしまう

相談してもうまく伝えられない

友人・知人に「どうにかして」などと頼むが、詳細が説明できず、解決につながらない

相談相手がいない

苦しんではいるのだが、家族や友人、学校、職場に話しやすい人がいない

問題を人のせいに

悩みの原因をまわりの人の理解力不足だと考え、人を批判してしまう場合もある

相談してよくなると思っていない

アスペルガー症候群の人は、相互交流が苦手です。たすけてほしいと思っても、相談の仕方がわからず、孤立してしまいがちです。

過去に、人に相談することで悩みを解消した経験がある人は、また相談しようと考えます。しかし、過去に相談して失敗した人は、相談してよくなるとは思っていない場合があります。

本人がたすけを求めるまで待つのは、不適切な対応です。周囲の人から積極的に相談をもちかけ、孤立を防いでください。

本人は困っていることに無自覚な場合さえあります。

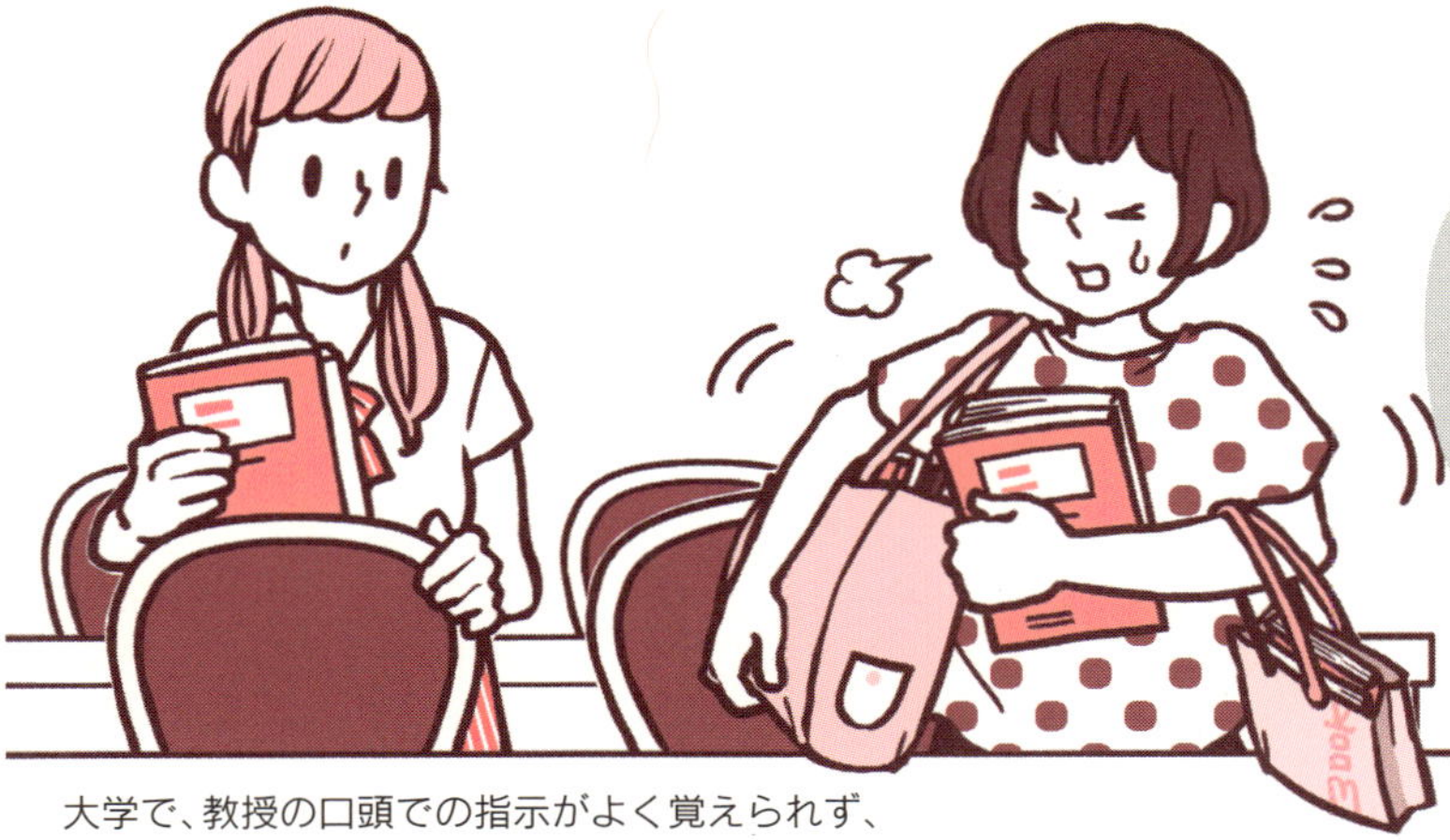

大学で、教授の口頭での指示がよく覚えられず、いつも大量の教科書を持ち歩く。重くてつらいが、それを人に相談しない

放置される

自分から相談しないため、周囲の人は悩んでいないと思い、とくに対応しない

人と衝突する

相談するが、解決を求めたり、人に対応を強要したりして、もめごとになってしまう

退学・退職

悩みが解決できず、退学・退職を決断。誰にも相談せず、ひとりで決めてしまう

卒業・転職

悩みながらも誰にも相談できずに卒業・転職。次の行き先で同じことに悩む

Point

一見、よさそうだが……

卒業や転職をすると、一見、うまくやっているようにみえるが、じつは人間関係の問題が放置されていて、その後、行く先々でトラブルになるという人もいる。

どう考えればよいか

相談の仕方を教わる

本人が相談すべきタイミングを自分で判断し、悩みを理路整然と説明するのは、簡単ではないでしょう。その方法を教わるところから、支援がはじまります。いつ、どんな話し方で相談すればよいか、家族や友人が教えてください。

定期的な相談の機会をつくる

216ページ参照

相談時のマナーを自分で確認する

大学生 20ページ参照

家族が世話を焼くのは甘やかしではない

お金やスケジュールを自己管理すること、社会生活のマナーを身につけることなど、アスペルガー症候群の人が苦手とすることには、成人期にも支援が必要です。

甘やかしと支援は違う

成人期の支援を、本人への甘やかしだと誤解する人がいます。大人になったのだから、支援を減らし、本人を自立させるべきだと考える人がいるのです。

しかし、甘やかしと支援は違います。甘やかしは、本人が自主的にできることを、ほかの人が肩代わりすることです。本来、不要なものです。

支援は、本人が苦手とすることへの援助です。行動するのは本人であり、周囲の人は助言や環境の調整などをおこない、支えとなるだけです。これは、困難を減らすために必要なことです。

本人まかせでは苦労する

大人になったら、なにごとも本人まかせにするのは、アスペルガー症候群の人には合わない考え方です。本人に苦労をしいることになりがちです。

ほかの家庭と同じように
大多数の人ができているからといって、平均的な社会生活を求めるのは配慮不足

お金は出すけど口は出さない
本人は金銭管理が苦手。具体的な説明や指示をせず、お金を渡すだけでは問題になりがち

もう大人だからまかせる
年齢を理由にして、すべての面で責任能力を求めるのは誤り。特性は基本的に変わらない

×

Point

「自己責任」にしない

成人期には「自己責任」で行動することが求められるが、アスペルガー症候群の人には情報の読みとりにくさがあり、ほかの人と同様の責任を求めるのは酷な場合もある。

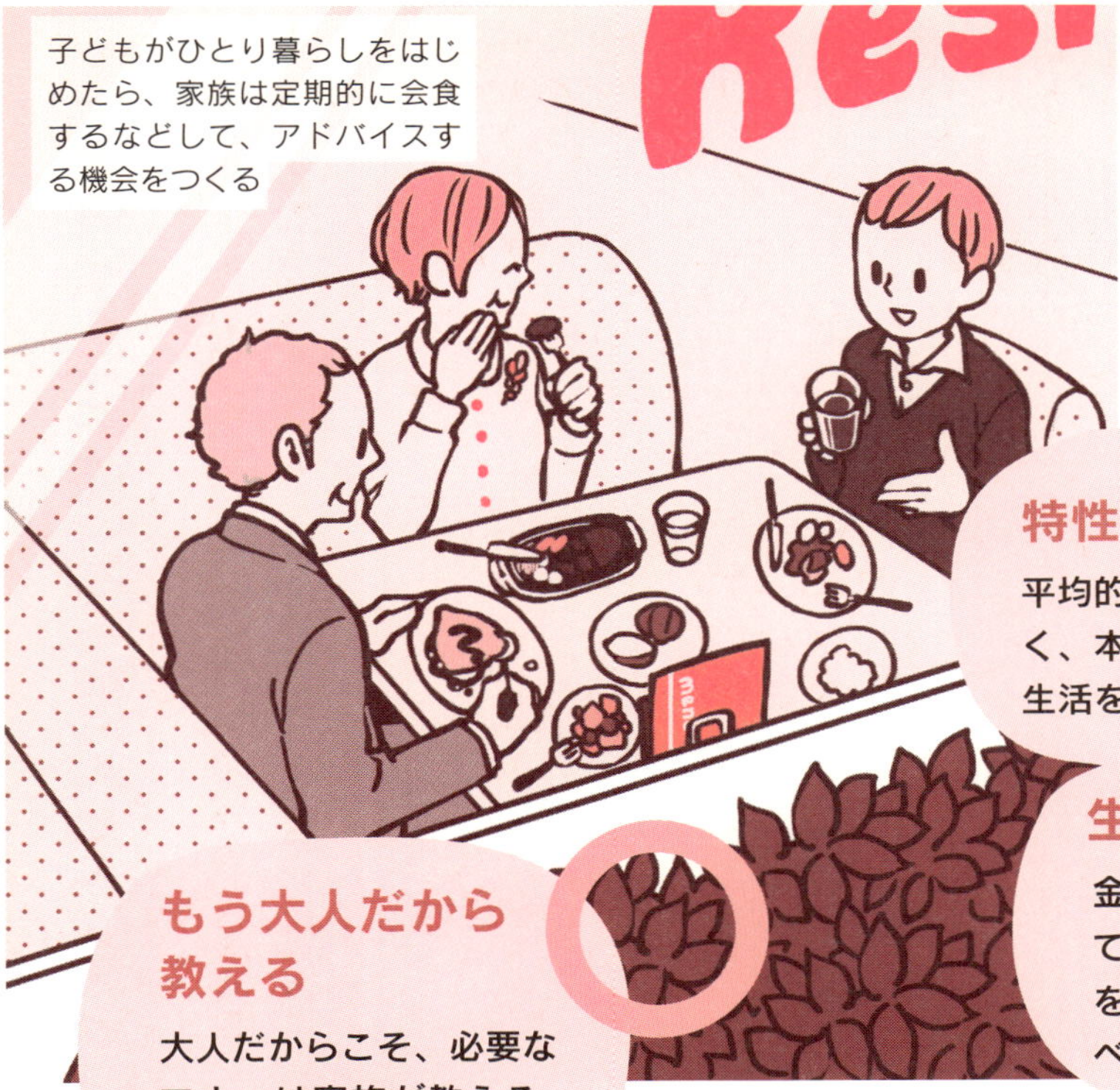

子どもがひとり暮らしをはじめたら、家族は定期的に会食するなどして、アドバイスする機会をつくる

必要なだけ世話を焼く

成人したからといって、支援を減らす必要はありません。何歳になっても、特性に合わせた援助があったほうがよいのです。家族は必要なだけ世話を焼いてください。

特性に合わせて

平均的な社会生活ではなく、本人の特性に合った生活をつくっていく

生活面にアドバイス

金銭面や人間関係面については、くり返しアドバイスをする。例外的なことはすべて相談させる

もう大人だから教える

大人だからこそ、必要なマナーは家族が教える。本人まかせにしない

どう考えればよいか

自己管理を支援する

世話を焼くといっても、家族が本人の生活を管理するのではありません。本人が自分で自分の生活を管理します。家族はその支援をしてください。あくまでも主体は本人。家族は助言を通じて、本人に自己管理を教えていきます。

大学に通うための支援

218ページ、大学生70ページ参照

職場定着の支援

228ページ・就労4章参照

成人では、わかってホッとする人も

子どものころから特性を自覚していた人は、成人期には比較的落ち着いています。成人期になってはじめてわかった人は、困難の理由がわかってホッとすることが多いです。

「自分が悪いのではなかった」という安心

発達障害と向き合うのはけっしてやさしいことではありません。多くの人が、障害を否定したい気持ちを抱きます。

しかしそのいっぽうで、発達障害があり、それを周囲に理解してもらっていなかったから、失敗することが多かったのだという納得感も生まれます。

診断がわかると、「自分の生き方や性格が悪いわけではないのだ」と感じることができ、低下していた自己評価が回復します。

とくに成人期に診断が下った人は、そのような経過をたどることが多いのです。

診断前は劣等感が強い

成人期になるまで、発達障害の診断を受けていない人がいます。特性を知らないと、苦手な作業や人間関係の失敗について、原因がわからず、劣等感を抱いてしまいがちです。

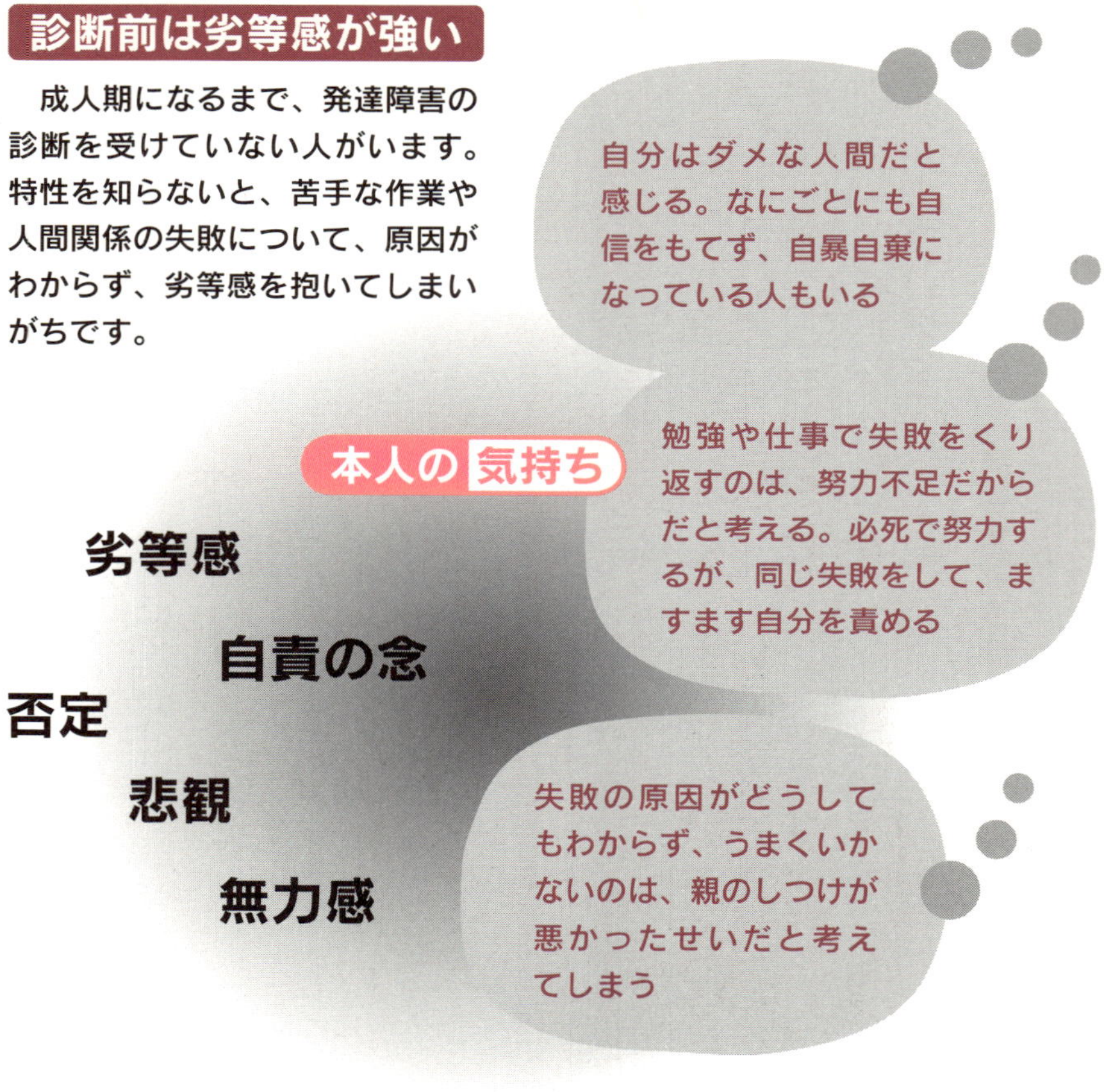
本人の気持ち
劣等感
自責の念
否定
悲観
無力感
自分はダメな人間だと感じる。なにごとにも自信をもてず、自暴自棄になっている人もいる
勉強や仕事で失敗をくり返すのは、努力不足だからだと考える。必死で努力するが、同じ失敗をして、ますます自分を責める
失敗の原因がどうしてもわからず、うまくいかないのは、親のしつけが悪かったせいだと考えてしまう

診断後は納得感が出やすい

当事者のなかには、アスペルガー症候群だと診断され、特性を説明されたとき、霧が晴れるようにして、それまでの苦労のわけがわかったと言う人がいます。診断によって、納得できる部分があるのです。

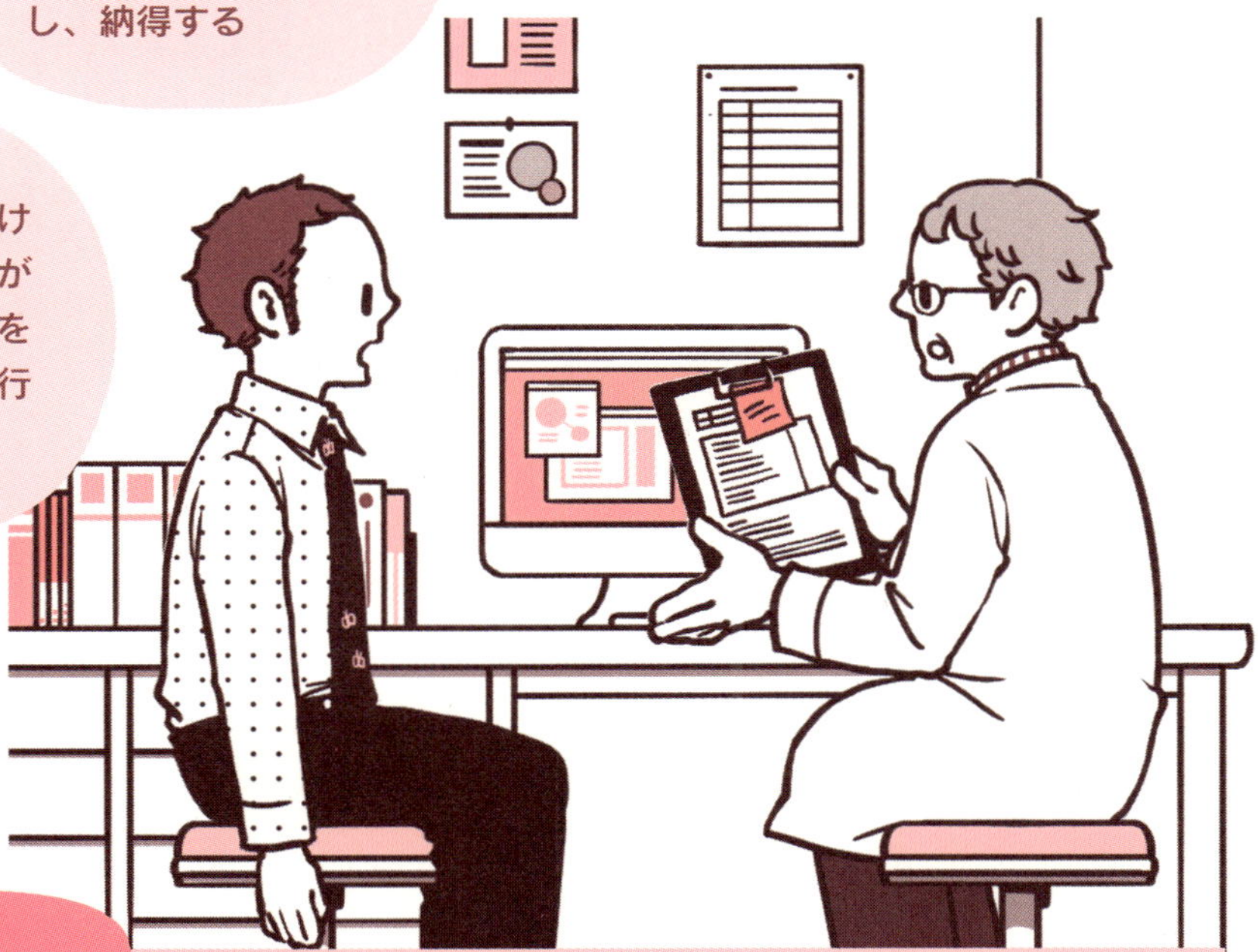
自分の努力不足のせいでも、親のしつけのせいでもなかったことがわかり、ホッとする。自尊感情が回復する
過去の失敗のなかには、アスペルガー症候群の特性によって起きたことがあると理解し、納得する
本人の気持ち
特性がわかり、支援の受け方を知ると、将来に希望がもてるようになる。転職を考慮するなど、具体的に行動しはじめる人もいる

診断を聞いて、苦労のわけがわかり、肩の力が抜けたという人もいる

どう考えればよいか

自己理解が欠かせない

アスペルガー症候群の人が豊かな生活を送るためには、自己理解が欠かせません。自分のもつ特性を理解することで、それまで傷つけられてきた自尊感情が回復しはじめます。そして、必要な支援を理解することもできます。

診断を受けられる場所を探す

214ページ参照

特性を理解する

3章・大人1章参照

ひと目でわかる!

発達障害の大人の相談先

大学関連機関

一般の教員・職員

就職課

学生支援センター

保健管理センター

教育・医療分野の教員

支援委員会

発達障害への対応を担当。学生課長、学生相談室長、各センター長などが関わる。支援を正式に求める場合の相談先

学生相談室

相談受付窓口。発達障害専門ではない。大学生活の悩みを相談したい場合には相談室へ。対応の充実度は大学によって異なる

発達障害対応の中心は支援委員会や学生相談室。各センターや一般の教職員はサポート的な役割になる

大学・職場どちらにも関わる支援機関

医療機関

発達障害の診断や、二次障害の診断・治療は医療機関で受ける。精神科に、発達障害にくわしい医師がいる

カウンセラー

大学や職場の保健管理担当者・カウンセラーから医療機関を紹介してもらえる場合もある

就労関連機関

地域障害者職業センター

発達障害や精神障害、肢体不自由などの障害がある人の就労を支援。発達障害の人の相談に応じているが、地域差がある

職業能力開発校

就労に必要な能力を習得できる機関。一般向けの開発校と「障害者職業能力開発校」の２種があり、どちらも一部が発達障害支援にとりくんでいる

障害者職業総合センター

地域若者サポートステーション

一般企業やハローワーク、サポートステーションは一般向け。発達障害をオープンにして就労をめざす場合は地域障害者職業センターに相談する

一般企業

ハローワーク

Point

じょじょに移行する

大学の就職課と就労関連機関は連携をとっている。発達障害特性をオープンにするのなら、どちらに対しても特性を伝え、支援態勢をじょじょに移行してもらうとよい。

市区町村の役所

各種の支援制度や手帳制度などを使いたい場合には、役所に行き、障害福祉担当の窓口で問い合わせるとよい

福祉機関

各種制度は発達障害者支援センターや精神保健福祉センターなどでも相談できる。就労相談に応じている機関もある

成人期には本人が福祉課や福祉機関に相談する機会が増える。担当者との関係を築きたい

相談できるところが増えている

発達障害者支援法ができ、特別支援教育がはじまったことで、発達障害のことが広く理解されはじめています。

その影響で、高校や大学などの教育機関、就労関連機関にも発達障害支援の情報が伝わっています。発達障害に対応する機関は今後さらに増えるでしょう。

支援
学習編

大学では履修登録・レポートに支援が必要

支援できたケース

二〇代男性。大学一年目、二年目と単位不足で進級できませんでした。成績はよいのですが、履修登録にミスがありました。

登録方法を確認するため、学生課に相談。学生課の職員が学生相談室と連携しながら、男性の悩みを聞きました。そのなかで発達障害の特性がわかり、履修登録の方法を書面で具体的に説明。三年目は無事、進級できました。

期限のあるものが問題になりやすい

アスペルガー症候群の人は、期日を意識して、自発的に計画を立てることが苦手です。また、口頭の指示では期日を覚えられない場合もあります。その結果、履修登録やレポート提出など、期限のあることが問題になるのです。

小・中学校では、書類の提出が遅れてもおおごとにはなりませんが、大学では履修登録をしなければ、翌年まで単位がとれなくなってしまいます。

勉強ができないわけではない

期限を守ること以外に、板書を書きとることや、討論をすることも苦手とする傾向があります。

しかしそのいっぽうで、知識をたくわえることは得意です。状況さえ整えば、すぐれた能力を発揮します。

勉強ができないわけではないのです。成績が悪かったり、進級できなかったりしたときに、授業についていけないのだと判断するのは早計です。

履修登録やレポートなど、期日のあることに対応できているか、家族や友人と相談して、確認しましょう。

また、ノートのとり方や、ゼミや実習など、一部の授業に困難がある可能性も考慮して、幅広く対応してください。

力を発揮するために支援を受ける

アスペルガー症候群の人には、すぐれた学習能力があります。登録や提出など、苦手なことが学びのさまたげとならないように支援を受けましょう。

履修登録の確認

授業の組み合わせ方、登録方法、登録期限などを家族や友人、学校職員が確認する

テスト・レポートへの配慮

書類を読みやすく拡大する、試験日や提出日を書面で提示するなどの配慮を求める

ノートの提供

板書の書きとりが苦手な人は、友人からノートのコピーをもらうか、カメラで板書を撮影する。教員にその旨を報告する

ゼミへの参加

対話の苦手さをゼミの参加者に理解してもらう。口論を未然に防ぐため、特性を周知する

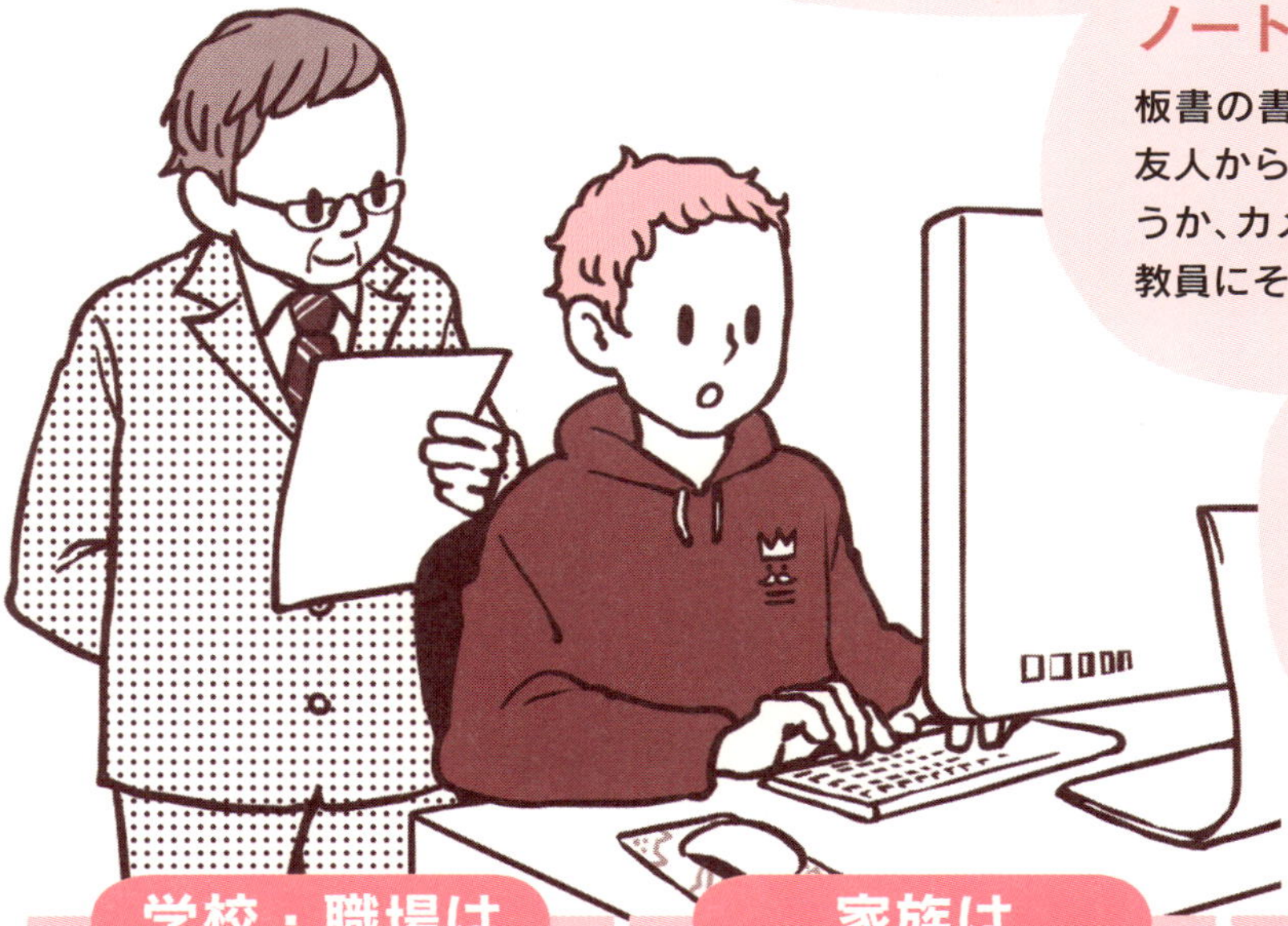

パソコンで履修登録の手続きをする際、学生課の職員にみてもらうとよい

学校・職場は

本人や家族から発達障害への支援を求められた場合には、制度内で最大限配慮する。登録の代行や試験の免除など、本人の責任をとりさるような対応は過剰支援となるのでさける。

家族は

履修登録へのアドバイスなど、家庭でできることはすぐに支援する。大学側に配慮を求める場合は、発達障害の特性をはっきり伝える。詳細を隠すと配慮を得にくくなる。

本人は

すべて自分ひとりでこなそうとせず、苦手なことは相談し、支援してもらう。また、それは甘えでも恥ずかしいことでもなく、力を発揮するために必要なサポートだと考える。

支援 学習編

コンパやサークル活動は楽しめれば参加する

支援できたケース

二〇代女性。友達は多いほどよいと思っていて、コンパやサークル活動の誘いがあれば、必ず参加していました。しかし、好きなアイドルの話になると口論してしまい、問題になりがちでした。

家族が、無理に交流を広げる必要はないことを伝えました。仲のよい人との交流に限定することで、トラブルが減りました。

クラスの集いでもつらければ不参加に

大学ではクラス全体での宴席やサークル活動などがあり、それまで以上に交際の幅が広がります。

アスペルガー症候群の人は、大勢の集まる場では話がすれ違ってしまいがちです。話し方に注意していても、緊張して注意点を忘れてしまうこともあります。

集まりに参加するときには、そこにどのくらい理解者がいるかをひとつの基準としましょう。

規模が大きく、多くの人が参加する会でも、理解者がサポートしてくれれば楽しめます。

いっぽう、少人数で参加しやすいようにみえても、全員が初対面で、場の空気を読みながら話すような集まりでは、対人関係のトラブルが起きがちです。

上手な断り方を身につける

不参加にするとき、「嫌だから」「つまらないから」などと本心を言ってしまいがちです。そうならないよう、「先約がある」「また今度誘って」など、便利な言い回しを覚えておきましょう。

参加する会を選ぶことが身について、さらに、参加しにくいときの断り方も覚えられれば、集団行動のトラブルをかなり減らすことができます。

理解者のなかで人付き合いの経験をつみ、自尊感情がはぐくまれていきます。

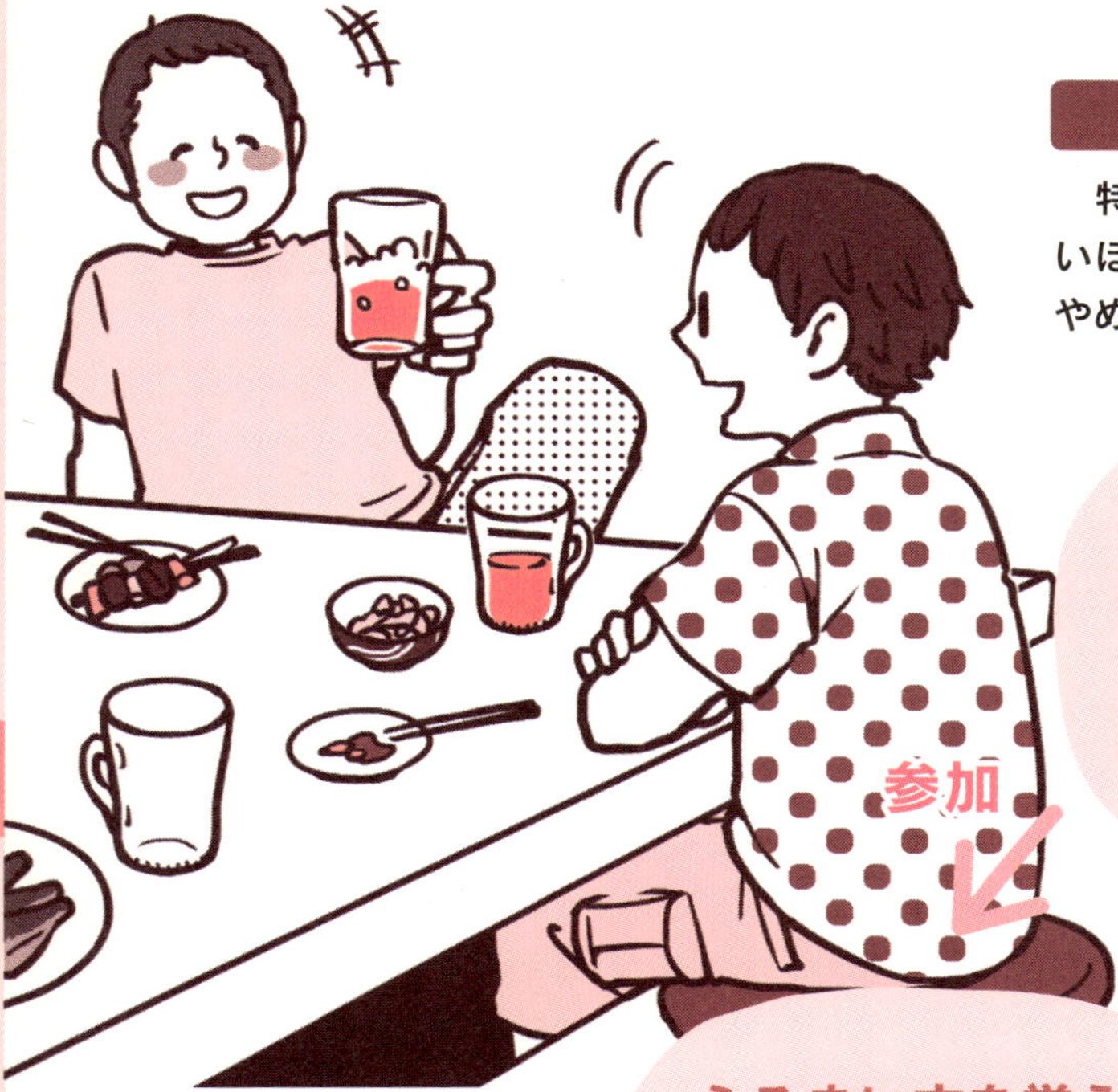

気の合う先輩と酒席を共にするのは、よい経験に。精算時はメモやレシートで金額を確認するなどして、特性に配慮してもらう

参加・不参加の仕方を覚える

特性を理解してもらえない場には、参加しないほうがよいでしょう。無理して参加するのはやめ、丁寧な断り方を覚えて、対処します。

楽しめることを選ぶ

判断基準は、理解者がいることと、その場を楽しめること。楽しめない場では、失敗体験や被害体験をしてしまう

参加

ふるまい方を覚える

理解者がいて楽しい場でも、マナーに気をつける。とくに人を批判する発言、金銭面のトラブルなどに注意

不参加

断り方を覚える

楽しめない集まりでも、文句を言ったり無断欠席したりすればトラブルに。丁寧な断り方を覚えておく

学校・職場は

本人が不参加を希望したときに「失礼だ」「付き合いが悪い」などと言わず、柔軟に対応する。職場でも宴席への参加を強制しない。実習や会議など、重要な用事と区別して考える。

家族は

本人が悩んでいたら相談にのる。適切な話し方、金銭面の注意点などを具体的に教える。本人に「人付き合いをすればするほどよい」という固定観念があれば、話し合って修正する。

本人は

対人関係はすべて苦手だと思う必要はない。理解者のなかでは、豊かなまじわりができる。大学や職場での集まりは、ほとんどが義務ではないので、楽しめる場を選んで参加する。

支援 就労編

ジョブ・マッチングがすべてのカギ

支援できたケース

三〇代男性。大学を卒業して就職しましたが、職場の人間関係に悩んで退職。その後はいくつかの職場を転々としていました。

本人は広告関係の仕事を希望していましたが、打ち合わせや商談が苦手で、適性があるとはいえない状況でした。就労支援機関の担当者が助言し、本人の得意な技術系の企業に転職。それ以来、順調に働いています。

適性があれば仕事は続く

アスペルガー症候群の人は、転職をくり返し、職場を転々としてしまうことがあります。

能力が不均衡なため、適性のある仕事とそうでない仕事がはっきりと分かれます。また、向かない仕事についたときに、自分の言動の調節が難しく、苦労します。

職場に定着するためには、仕事の適性、「ジョブ・マッチング」を検討することが大切です。

実習などをとおして、仕事への適性をはかったうえで就労すると、働きはじめてから混乱することが、ある程度予防できます。

また、適性のある仕事につけば、ストレスを感じることが比較的少ないため、仕事が続きやすくなります。能力が発揮でき、周囲から評価されるので、人間関係の問題もあまり起きません。

日本には三万種の職種がある

日本には約三万種の職種があるといわれています。必ず適性のある仕事があります。

職場への定着には、仕事の内容のほかに、職場の雰囲気や同僚との人間関係など、さまざまな要素が関わるため、簡単には判断できません。しかし、特性をよく理解して適職を推測し、実習したうえで働きはじめれば、比較的、定着しやすくなります。

在学中のアルバイトは、よい経験になる。たとえばスーパーでの品出し作業や在庫管理を通じて、小売業の適性がはかれる

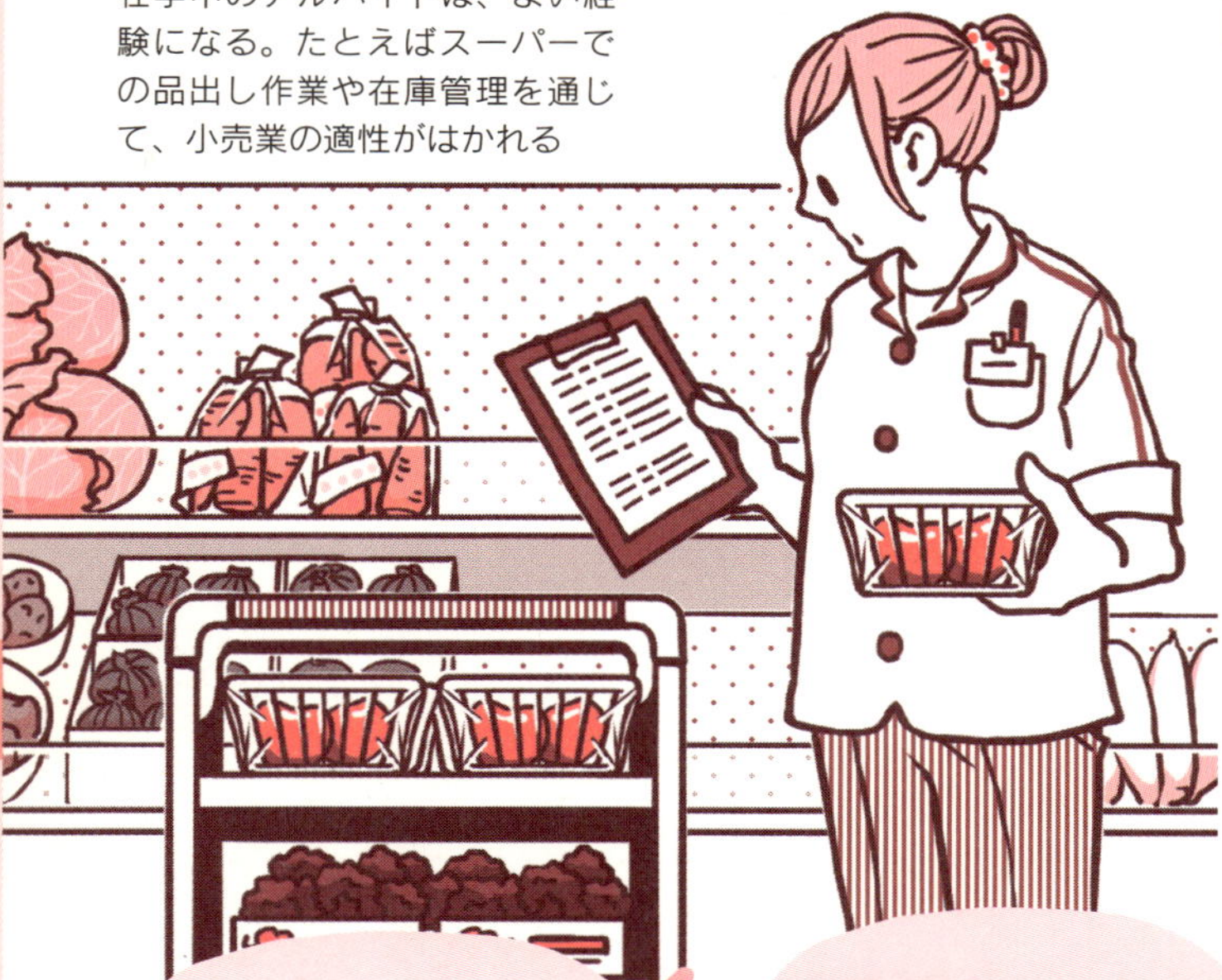

実践して確かめる

仕事の適性は、考えてわかることではありません。考えて、ある程度推測することはできますが、実際に作業をして確かめることも大切です。

Point

学校選びも同じ

学校を選ぶときにもマッチングが大事になる。たとえば専門学校で手に職をつけようと考えたときには、その作業に適性があるかどうか、事前に体験して確認したい。

相談する

大学や支援機関の、就労相談の窓口に相談する。得意なこと、もっている資格、志望業種などを伝えて、適職を助言してもらう

経験する

自分に向いている仕事がわかってきたら、実際に働いてみる。アルバイト、インターンシップ、トライアル雇用を利用する

検証する

働きぶりを勤務先や相談相手、家族などに評価してもらう。自分でも仕事への適性を自己評価する

学校・職場は

実践の機会をできるかぎり多くもうける。大学はアルバイト情報の提供を、そして職場は実践をとおして、適性を見極める。本人にとっても勤務先にとっても、貴重なテストとなる。

家族は

本人が適性を客観的に判断することは難しい。家族が適宜、アドバイスをする。ただし、家族も本人を思うあまり感情的な判断をする場合がある。第三者の協力を求めるとよい。

本人は

自分の希望や本で得た情報をもとに、適職を決めつけてしまう場合がある。実践して確かめたほうがよい。希望どおりの仕事でなくても、苦労が少なく、やりがいがあることを選ぶ。

※トライアル雇用は、発達障害の人が利用できる、雇用支援制度。3ヵ月間の勤務を通じて適性をみる。とくに問題がなければ継続雇用を検討してもらう

支援
就労編

「就活」は、支援機関の協力を得ながら

支援できたケース

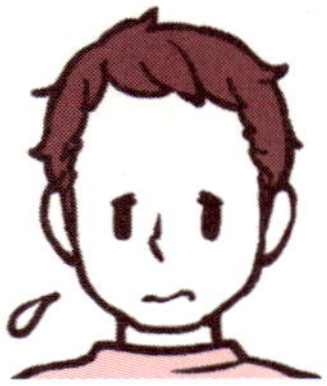

二〇代男性。一〇社以上の試験を受けましたが、いずれも不採用。履歴書の段階で選考からもれることもしばしばあり、方法を見直すために大学の就職課に相談しました。

書類の提出期限をすぎる、志望動機に「大企業だから」「なんとなく」と率直な気持ちを書いてしまっているなどの問題が発覚。

履歴書の添削指導や面接指導を受け、就職試験の出来がよくなって、内定を得ました。発達障害の有無ははっきりせず、本人への告知もおこなわれませんでした。

支援者からひと言

この学生は発達障害の診断がありませんでしたが、診断のある学生と同様の悩みを抱えていました。そこで、同じように対応したところ、本人がよく理解して、がんばりました。

発達障害については、外部の専門家から助言を受けています。

アドバイスなしでは失敗しがち

就職活動を誰にも相談せずにするのは、おすすめできません。

就職試験を受けるときには、言動を調節して、よけいなことは言わないように工夫する必要がありますが、それはアスペルガー症候群の人にとって苦手なことです。

専門家の支援を受け、対処していきましょう。

履歴書作成、就職面接を練習する

とくに難しいのが、履歴書の作成と、面接試験です。

履歴書には、就職希望先の企業に対する批判を、率直に書いてしまうことがあります。面接では質問に答えず、言いたいことを言うなど、話がずれていきがちです。

それらの失敗は、事前に助言をもらったり、練習したりすることで十分に防げます。

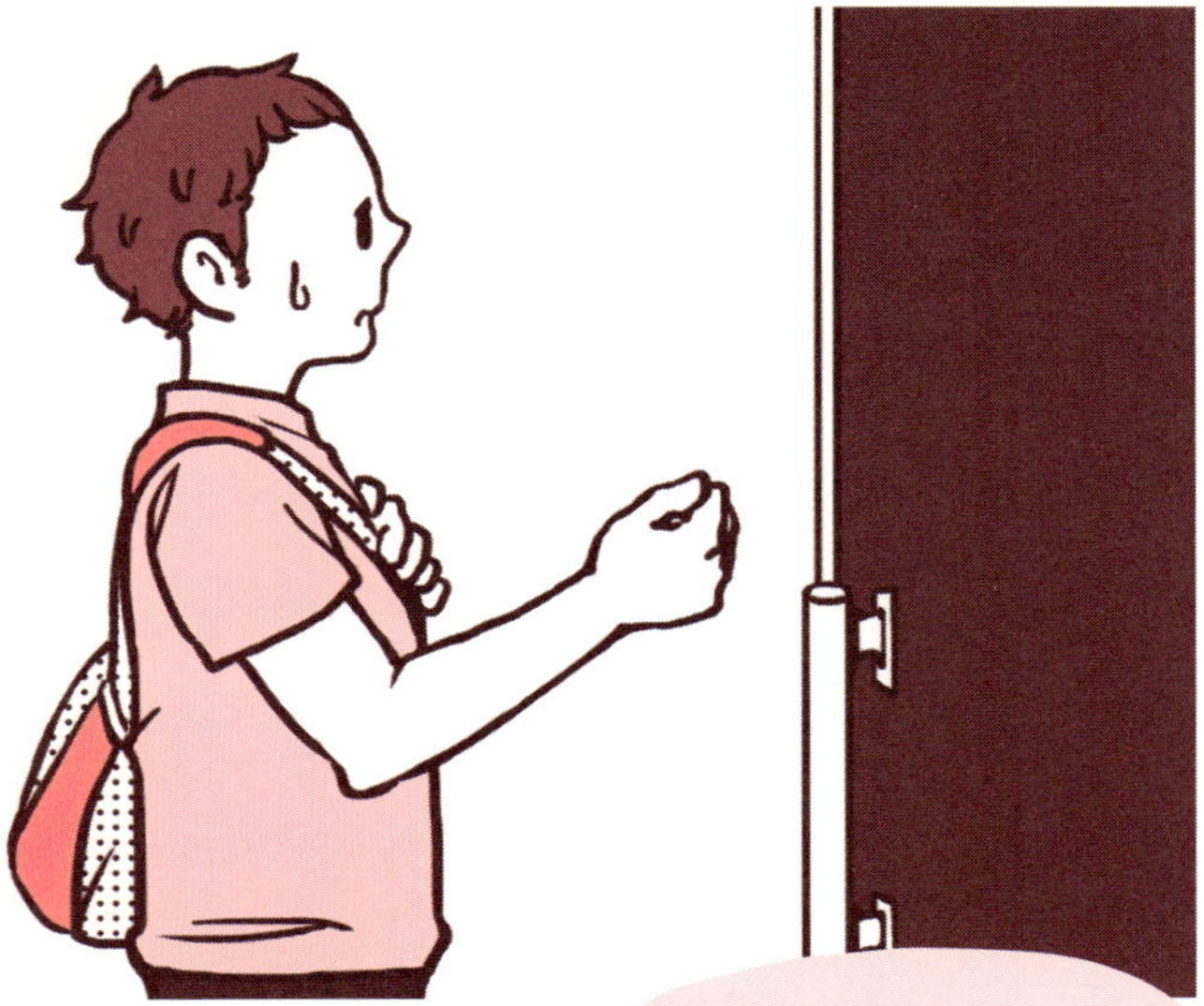

支援機関に相談する

就職活動について、家族や友人に相談するのもよいのですが、より充実したサポートを受けるために、就労支援機関を利用しましょう。

一般の就労支援機関

大学の就職課や、ハローワーク、地域若者サポートステーション、就職説明会を開催している企業など。一般就労する場合の窓口。

支援機関など、慣れないところに行くのは緊張するものだが、ぜひ相談を

相談する

就労支援機関に連絡をとる。来所相談は予約が必要な場合もあるので、詳細は各機関に問い合わせる

発達障害に対応している就労支援機関

地域障害者職業センターや障害者職業能力開発校など。発達障害の診断がある人に専門的な対応をおこなっている窓口。

相談することによって、支援がはじまる。待っていても支援は受けられない

学校・職場は

学校は、発達障害のある人を雇用する予定の職場を把握する。職場は学校に求人情報を伝える。支援を受けながら就職をめざす人が、募集している職場を探しやすい状況をつくる。

家族は

地域の就労支援機関を探して、本人に連絡先を教え、相談をすすめる。また、就職活動する際の身だしなみや、敬語の基本的な使い方など、大人として助言できることはする。

本人は

遠慮しないで、利用できる制度は活用する。発達障害の特性を職場に伝える場合には、相応の支援が受けられる。特性を伝えない場合は、支援機関の助言を受けながら一般就労をめざす。

自分の力を知る

支援者との相談を続けるうちに、自分にはどのような能力があり、どのような仕事に適性があるか、わかってきます。

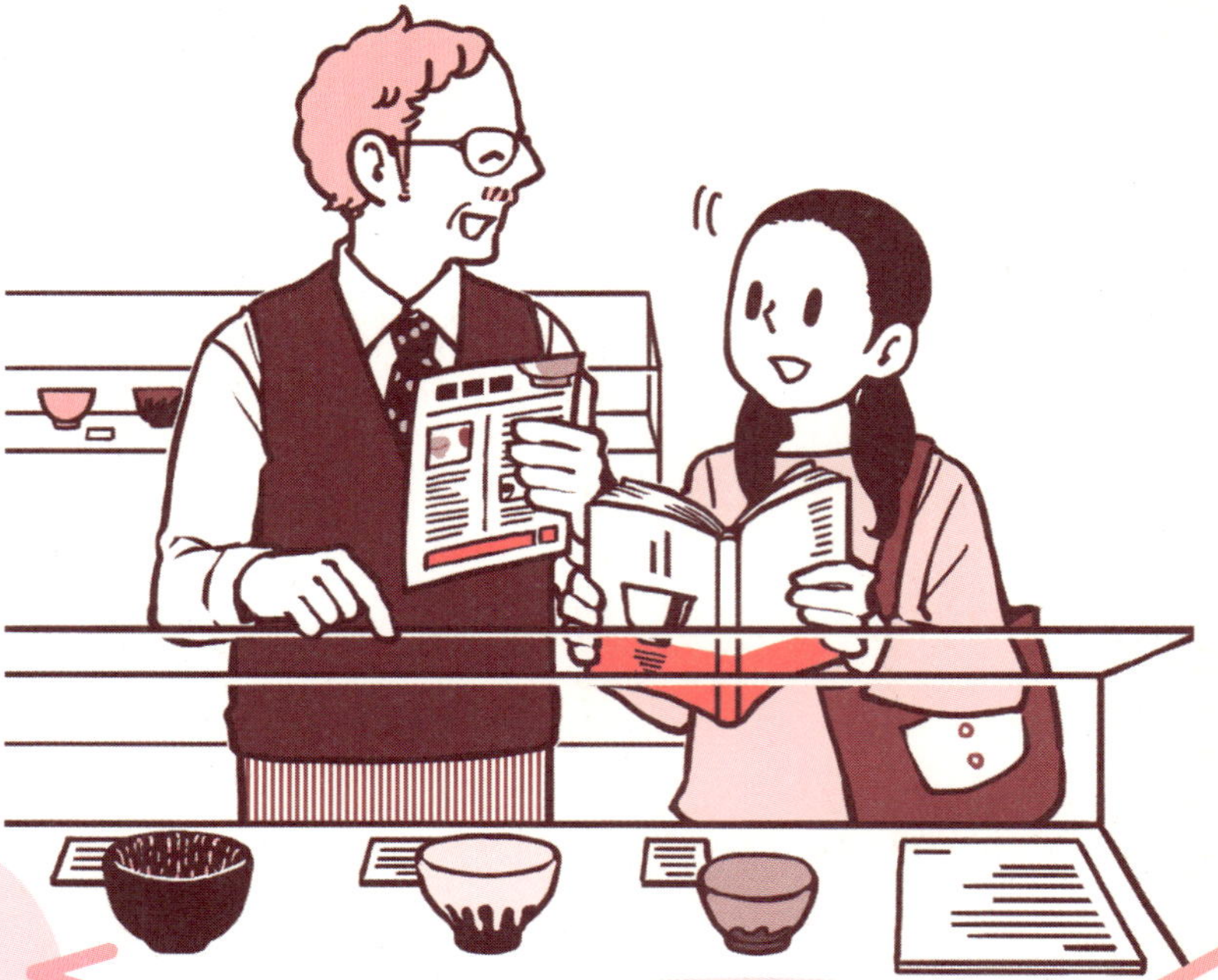

英会話が得意な人は、率直な発言が欧米人に好まれ、それが長所になることがある

適職をしぼりこむ

自分の能力・状態が理解できたら、適職を考える。一業種・一職種に決めず、ある程度の範囲までしぼりこむ

スキルを把握する

面談や職業適性検査を受け、自分の能力を知る。支援者と相談しながら、手帳を取得して障害者就労するかどうか検討する

●手帳制度について

障害がある人は、所定の手帳を取得することで、各種の支援制度を利用することができる。就労時には、障害者雇用への応募が可能に。

発達障害には手帳制度がない。障害者基本法の改正により、発達障害は精神障害に含まれたため「精神障害者保健福祉手帳」が取得できる。知的障害の人の「療育手帳」が取得できる場合もある。

●申請方法

市区町村の役所に必要書類を提出する。発達障害の人は、精神障害者保健福祉手帳が取得できる。療育手帳は基本的にIQ70未満が条件。自閉症スペクトラムの人は70以上でも取得できる場合がある。

●メリットとデメリット

手帳を取得することで、必要な支援が明確になる。また、障害者雇用枠で就職すれば、適切な支援が受けやすい。

いっぽうで、明確に「障害者」と認定されることに抵抗を覚える人もいる。本人の意思をよく確認しないと、就労への意欲を失わせてしまう場合もある。

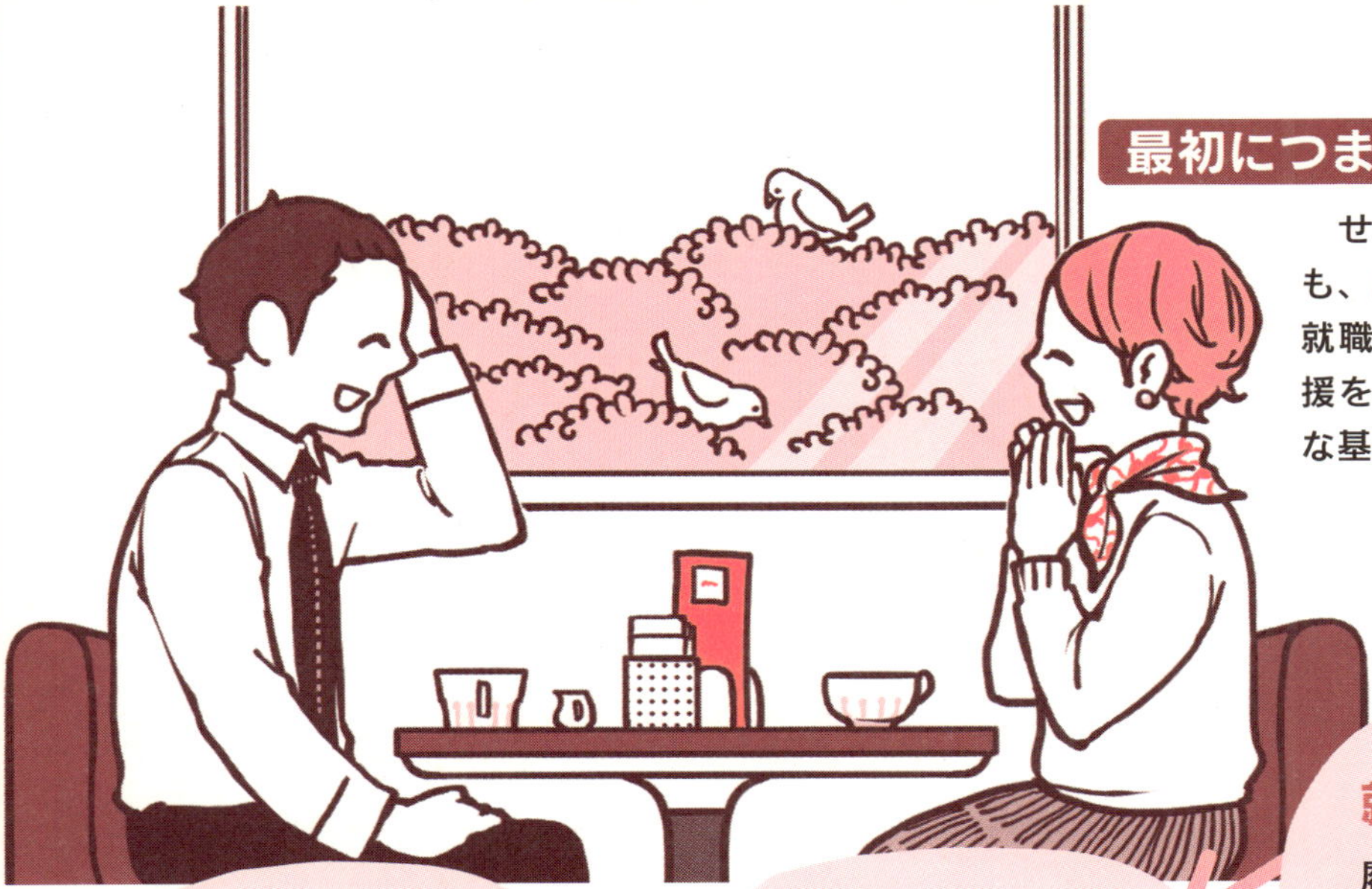

最初につまずかないように

せっかく適職がわかっても、履歴書が書けなければ、就職活動が進みません。支援を受け、就職試験に必要な基礎知識を補いましょう。

障害者職業カウンセラーやジョブコーチに相談する機会を定期的にもうけるとよい

就職試験の練習

履歴書の書き方や面接時の話し方を練習する。不採用につながりやすい点を具体的に確認し、適切な回答を覚える

支援制度を利用する

発達障害の診断がある人はトライアル雇用制度が利用でき、ジョブコーチの支援を受けられる。希望者は就労支援機関に相談を。

継続支援を受ける

就労しても、そこから定着するまでが難しい。ジョブコーチに経過をみてもらうなど、継続的に支援を受ける

学校・職場は

学校は仕事の適性について助言するなど、できる範囲で支援する。職場はジョブコーチが支援をおこなうことを認め、本人が職場に定着できるよう、柔軟に対応する。支援機関に連絡をとる。

家族は

適職の把握や手帳取得についての決断、就職先の選択など、処理すべき情報が多くて、本人ひとりでは混乱しがち。情報を書面にまとめたり、よい面を伝えたりして、本人の理解をたすけるとよい。

本人は

自分の職業適性を理解することが第一。適性がわかったら、それにそって就職活動をする。障害者手帳の取得をすすめられた場合には、周囲と相談したうえで、最終的な判断は自分でおこなう。

※ジョブコーチは職場定着の支援をおこなう人。国家資格ではない。派遣してもらいたい場合には、地域障害者職業センターや各種就労支援機関に相談する

支援 就労編

仕事を続けるために支援を受ける

支援できたケース

三〇代男性。就労支援機関の支援を受けて、障害者雇用枠で一般企業に就職。書類作成などの業務にたずさわっています。

作業は習得でき、同僚との人間関係も安定していますが、集中力が切れやすいことが問題に。

業務中なのに居眠りをしてしまったり、同僚に無断で外出するなど、評価を大きく落とす行動が、しだいに目立ちはじめました。

上司が支援機関の担当者に連絡をして相談。支援者が環境面の見直しを提案しました。

集中できるよう、掲示物を減らし、作業スペースを仕切り板で区切りました。また、上司に断れば、数分間外出してもかまわないことに。問題は改善しました。

支援者からひと言

仕事上の問題が発覚すると、職場の人は、本人の努力不足や、仕事への適性がないのだと考えがちです。このケースでは私が支援機関の担当者として、専門家の立場から環境調整を提案した結果、誤解をまねく前に対応できました。

就労するだけで終わらないように

就労することへの支援も大切ですが、仕事についてから、職場に定着できるよう支援することも同じように大切です。

就労支援機関やジョブコーチのフォローを受けること、同僚に相談することで、継続的に支援を受けるようにしましょう。

企業のとりくみが進んでいる

発達障害が一般によく知られるようになり、企業が支援にとりくむようになってきました。

学校での環境調整は、発達障害の子以外の子にも役立つものです。企業での対応も同じ。指示を具体的に出すことや、備品の置き場所を明確に示すことは、スタッフ全員にとって意義があります。

そのため、一般企業での支援が進んでいるのです。

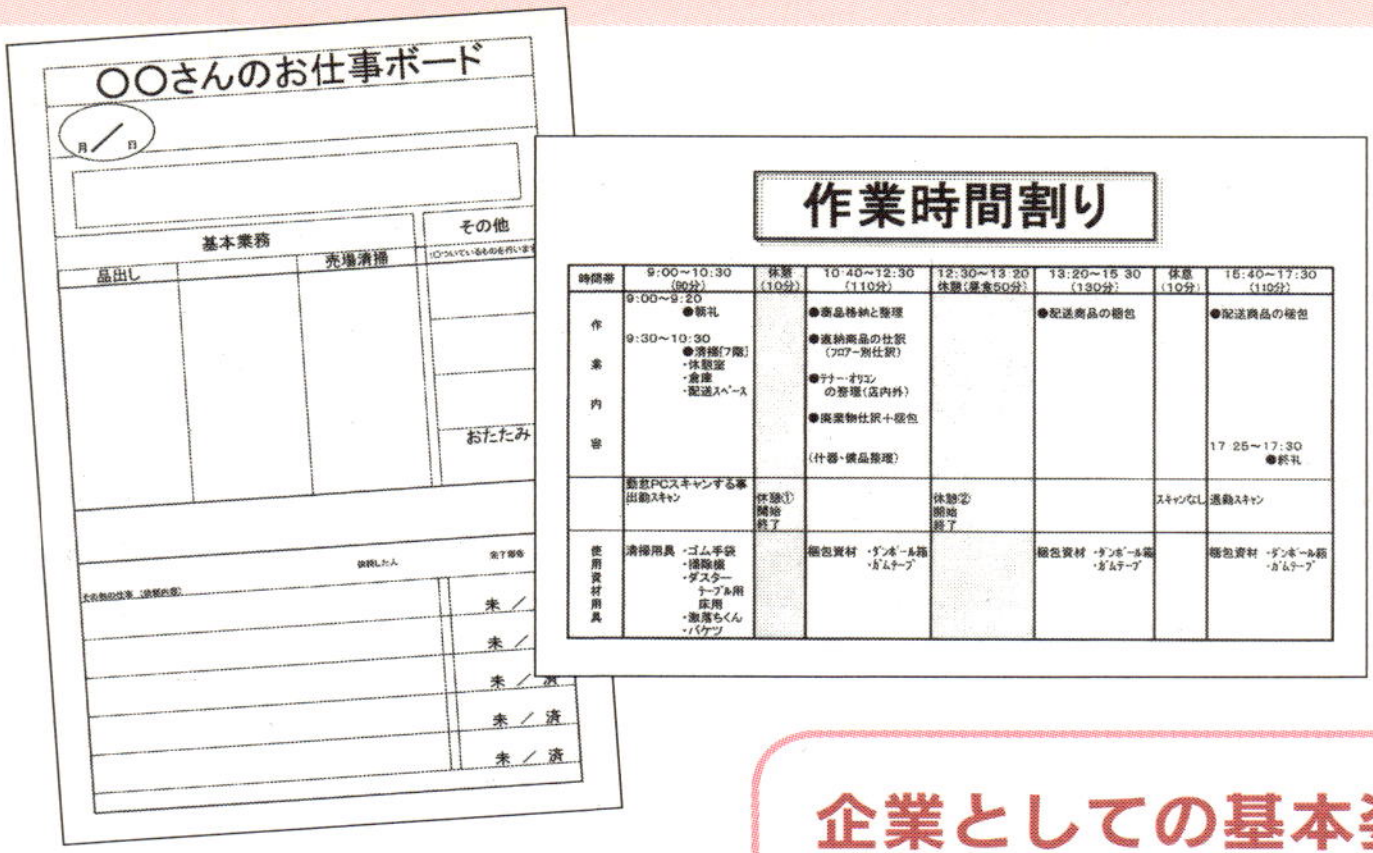

支援に使われているスケジュール表。個別に対応しているので、同じものはない

株式会社良品計画の支援例

「無印良品」ブランドを展開する企業、良品計画では、障害者雇用枠で、発達障害の人を積極的に採用しています。発達障害の人が一般スタッフと同じ職場で、個別支援を受けて働いています。

企業としての基本姿勢

発達障害の人のために特別な部署をつくるのではなく、一般のオフィスや店舗に配属している。各職場でスタッフが支援機関と相談しながら、必要な支援を判断し、個別の対応をおこなっている。

店舗に配属

発達障害の人が 10 名以上、店舗に勤務。品出しや清掃など一般スタッフと同様の業務をしている

店長への説明

人事担当者が配属先の店長やスタッフに 1 時間以上かけて、発達障害の特性を説明。理解を得てから配属している

支援機関と連携

当事者が支援機関を利用していることが、採用条件のひとつ。就労後、スタッフと支援機関が連携をとる必要があるため

同僚への影響

支援を通じてスタッフどうしのコミュニケーションが増加。また、発達障害の人のまじめさに影響され、スタッフの遅刻が減少

学校・職場は

就労支援機関の担当者や地域の医師に相談して、発達障害への理解を深める。就労時に支援計画を立てて実践。その後は、本人や同僚の感想を聞きとり、支援のあり方を見直していく。

家族は

支援を受けているといっても、ストレスは感じるもの。家族はそのはけ口として、本人の不満を聞く役になる。本人が不満を職場に感情的にぶつけないよう、アドバイスする。

本人は

支援を受けて就労している場合には、困った点を職場の担当者に随時、相談する。ジョブコーチ制度を利用している場合にはジョブコーチに相談。働きやすい環境を自分からも求める。

支援
療育編

二次障害には薬物療法などをおこなう

支援できたケース

四〇代女性。発達障害に気づかないまま、就職、結婚、出産を経験。子育てに悩んで心療内科を受診し、発達障害とうつ病の診断を受けました。

薬物療法で抑うつ症状をおさえるとともに、夫に発達障害への理解を求めた結果、家庭環境が改善。子育てに余裕をもってとりくめるようになりました。

アスペルガー症候群に薬が処方されることはない

二〇一一年現在、発達障害ではAD／HDにのみ薬物療法が認められています。AD／HDの多動性や衝動性、不注意は、薬でおさえることができます。

AD／HDにはコンサータという薬や、ストラテラという薬が使われています。脳神経系に作用する薬です。ただし、子どもへの処方が中心で、大人が使うのはごくかぎられた場合です。

アスペルガー症候群の特性には薬物療法の作用は認められていないため、薬が処方されることはありません。AD／HDを併存している場合には、薬物療法がおこなわれることがあります。

二次的な症状には薬を使う

ただ、発達障害だけでなく、二次的な障害が起きている場合には、アスペルガー症候群の人も薬物療法を受けることになります。

二次的にうつ病や強迫性障害などの心の病気を発症した場合には、それらの病気をおさえるために、薬物療法が適用となります。

薬を使うことで、二次障害の重い症状をおさえます。症状が軽減してきたら、薬は減らします。最終的には服薬せずに生活できることをめざします。

二次障害が解消したら、発達障害への理解を深め、支援を受けて生活を立て直します。

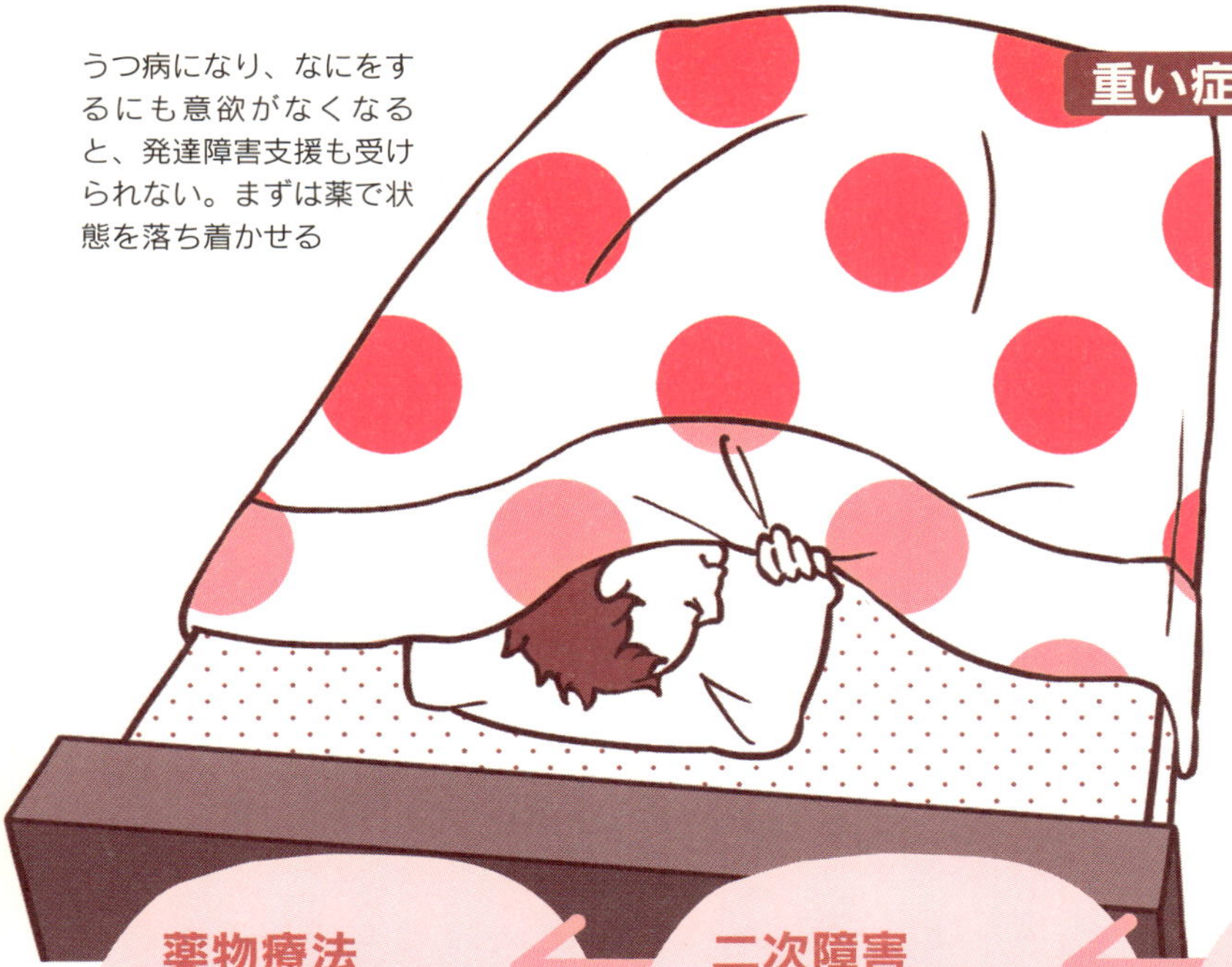

うつ病になり、なにをするにも意欲がなくなると、発達障害支援も受けられない。まずは薬で状態を落ち着かせる

重い症状をおさえるために

薬物療法は、アスペルガー症候群の特性とは異なる点で重い症状があり、生活に支障をきたしている場合に用いられます。無理解な環境で二次障害が起きた場合にかぎられます。

無理解な環境

発達障害特性への理解がなく、対人関係のスキル向上など、苦手なことを求められる。それができないと強く叱責される

二次障害

失敗体験と叱責が続き、精神的なストレスが蓄積。自己否定的になり、抑うつ症状や強い不安にさいなまれる

薬物療法

症状が悪化すると、心の病気だと診断される場合がある。精神科医の指示にしたがって、薬を服用する

本人は

生活に支障が出たら、精神科や心療内科を受診する。薬が処方された場合には医師の指示にしたがって服用。症状の緩和を第一にめざし、発達障害への対応はその次におこなう。

家族は

薬物療法にとりくむことが決まったら、薬の管理を手伝う。用法・用量を守れるよう、家族が服薬のタイミングを本人に伝えるようにする。病院に同行して医師の説明を聞くとよい。

学校・職場は

発達障害の人が薬物療法を必要とするのは、無理解な環境におかれたとき。本人や家族から支援を求める申し出があったら、研修をおこなうなどして、発達障害への理解を深めたい。

デンマーク発・究極の就労支援

特性をいかした企業「スペシャリスタナ」

デンマークに、自閉症スペクトラムの特性をいかした企業「スペシャリスタナ」があります。

ソフトウェアの検証作業や、品質管理などのサービスをおこなう企業です。細部をよく点検し、正確に仕上げる作業は、自閉症スペクトラムの人が得意とする領域。それを強みにした経営をおこなっています。

従業員の7割以上が自閉症スペクトラムの人

スペシャリスタナの創立者、ソルキル・ゾンネには、高機能自閉症の息子がいます。彼は自閉症スペクトラムの人が特性をいかす職場がないことを知り、自らそれをつくりあげました。

スペシャリスタナはほかの企業と違い、自閉症スペクトラムの特性をいかすことが、サービスの中核にあります。一般企業のなかで、特性をいかして働くこととは根本的に異なるのです。ですから、自閉症スペクトラムの人が従業員約五〇名のうち七割以上をしめるという特徴をもっています。

「無能」を「有能」に変える

ゾンネは自閉症スペクトラムの人が「無能」だとみなされる風潮を変えることに成功しています。

無理解な環境では「無能」だとみられる人が、その才能を理解してもらえる場では「有能」な従業員となることを、スペシャリスタナによって示しました。

スペシャリスタナはその理念にもとづき、自閉症スペクトラムの人がほかの企業でも有能さを発揮できるように、トレーニングをおこなっています。

このような考え方が、日本の就労支援の現場にも普及していくことが期待されます。

8 成人期以降

地域に愛されて暮らす

乳幼児期や学童期には、両親にしっかりと守られ、
愛されて生活することが大切です。
しかし、その関係はいつまでも続くものではありません。
やがて両親は老齢をむかえ、支援はじょじょに減っていきます。
成人期以降には、地域のなかで理解者にかこまれ、
愛されて生活することが理想です。
そのためにできることは、やはり理解者を増やすこと。
友人や同僚、近隣住民との間に、よい関係を築きましょう。

理解者のなかで豊かに生活していく

仕事について自分の役割をもち、余暇を楽しくすごすための趣味をもつと、生活が安定してきます。その支えとなるのは、理解ある人々です。

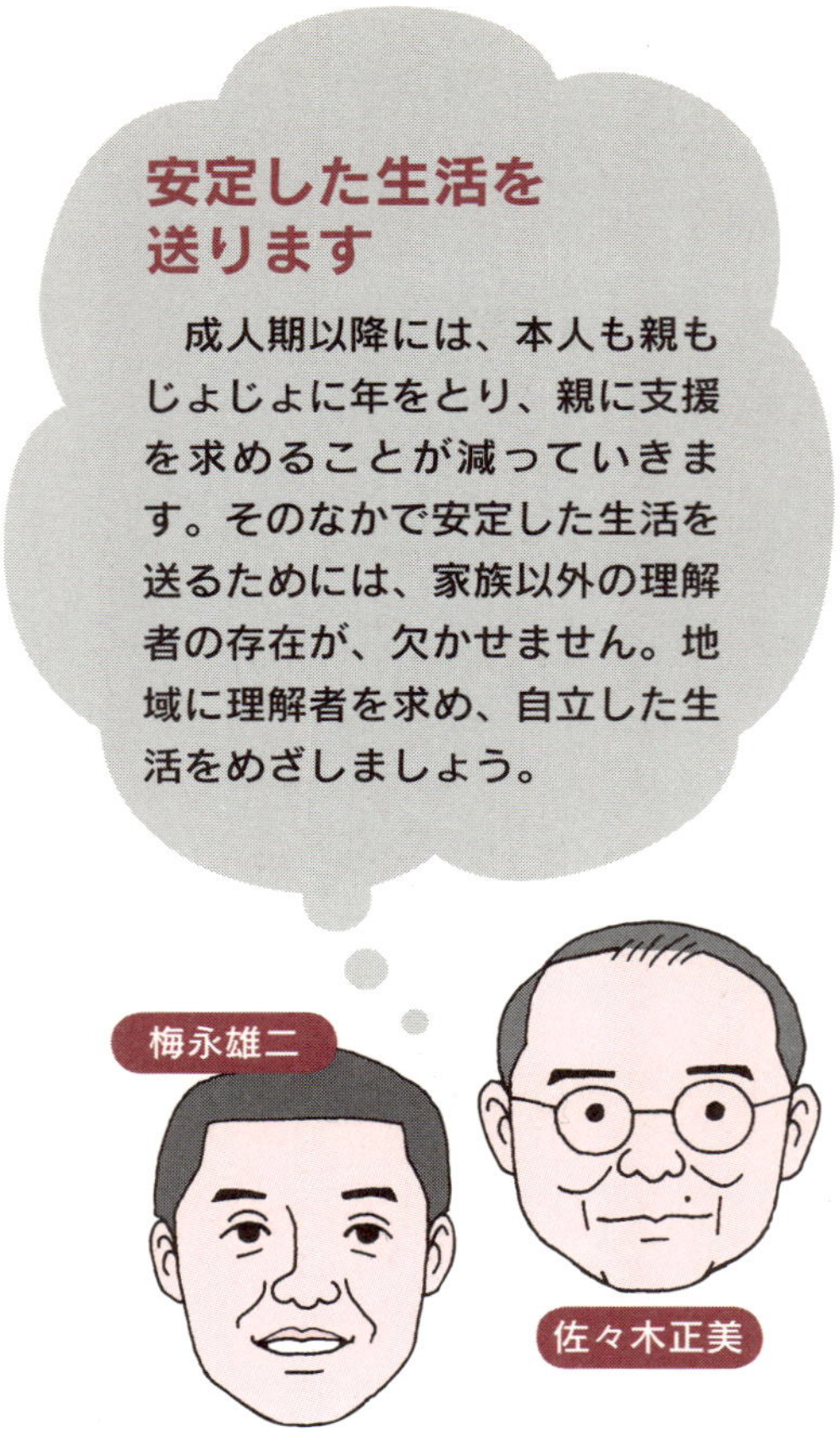
安定した生活を送ります
成人期以降には、本人も親もじょじょに年をとり、親に支援を求めることが減っていきます。そのなかで安定した生活を送るためには、家族以外の理解者の存在が、欠かせません。地域に理解者を求め、自立した生活をめざしましょう。
梅永雄二
佐々木正美

親とずっと暮らすのは難しい

アスペルガー症候群の子をもつ親にとって、もっとも心配なことのひとつが、将来でしょう。

子どもが、生涯ずっと親と暮らすことは難しく、いずれは自立した生活をすることになっていきます。親が、そのときのことを不安に思うのは当然です。

地域に理解者を得る

成人期以降には、地域や職場など、生活環境のなかで理解者を得ることが大切です。

しかし、理解者といっても、家族ではありませんから、家族と同じように支援をしてもらうことは、基本的には望めません。

理解者は多ければ多いほどよいのです。

多くの理解者をもち、自宅にいても、職場にいても、地域で活動をしていても、ある程度の支援が受けられる環境をつくっていけば、生活は安定します。

家族がその中心にいることは変わりませんが、家族の負担は減っていきます。

自立と孤立は根本的に違う

子どもはいずれ、家族から自立していきます。しかし自立と孤立は違います。

孤立は、ひとりきりの状態です。望んでも望まなくても、ひとりなのです。自立はそうではありません。ひとりで責任をもって行動できるいっぽうで、必要ならば人を頼れること。それが自立です。

自宅で家族と同居していても、家族を頼っていても、自立している人もいるのです。

ですから、ひとり暮らしをすることになった場合に、それが自立になるか、孤立になるかで、生活の安定度は大きく異なります。

理解者を得て、孤立せず、自立した生活をつくっていくことが目標です。

身近な人には冊子を渡すなどして、特性を正しく理解してもらう

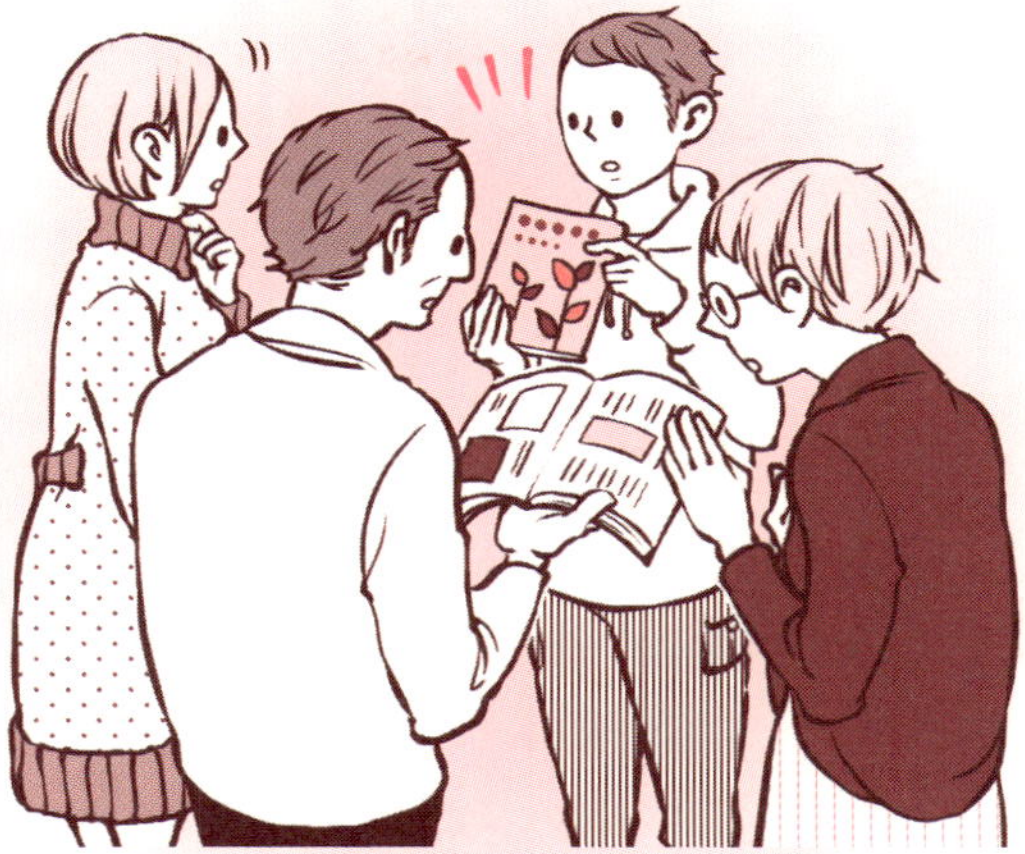

既刊『大人のアスペルガー症候群』91ページより

理解者を求めるときのポイントは既刊『大人のアスペルガー症候群』でも解説しています。必ずしも、会う人すべてに発達障害を伝えるわけではありません。

どう考えればよいか

必要なだけ支援を受ける

いずれは親から独立するといっても、なにもかもひとりでこなす必要はありません。それは孤立です。独立し、自立した生活をはじめてからも、支援は受け続けましょう。そのために理解者が必要なのです。

手続きは代行してもらってもよい

240ページ参照

時間とお金の自己管理が難しい

大学生3章

※黒字は本書の参照ページ、色文字は既刊の参照ページをご案内しています

レッテルをはらず、個人としてみてほしい

発達障害の特性は、人によって現れ方が異なります。成人期以降には、本人が特性の現れ方をよく把握しているので、それを聞いて対応しましょう。

本人の気持ち

認知の仕方がほかの人と異なるだけで、人と話したい気持ちや、人といっしょに遊びたい気持ち、仕事に積極的にとりくみたい気持ちは、ほかの人と同じ。機会をうばわないでほしいと思っている

一面的なとらえ方

コミュニケーションが苦手だから、話しかけないほうがよいのでは？

社会性が乏しいのだから、宴会やグループ活動には誘わないほうがよい？

想像力を働かせるのが不得意だから、企画立案は求めないほうがよい？

×

画一的な対応ではつらい

「発達障害だから」「アスペルガー症候群だから」という画一的な見方は、本人を苦しめ、傷つけてしまいます。

発達障害である前にひとりの人間

当事者はみな、「アスペルガー症候群の人」や「発達障害の人」である前に、「○○さん」という個人です。「アスペルガー症候群の○○さん」と考えるのではなく、「○○さんにはアスペルガー症候群がある」と、とらえてください。

発達障害の基礎知識をもって対応することは大切なのですが、それが先入観や押しつけにならないように、配慮しなければいけません。周囲の人はもちろん、本人も同じです。自分の得意・不得意を先入観で決めつけないこと。そうすることで、本当の能力がわかってきます。

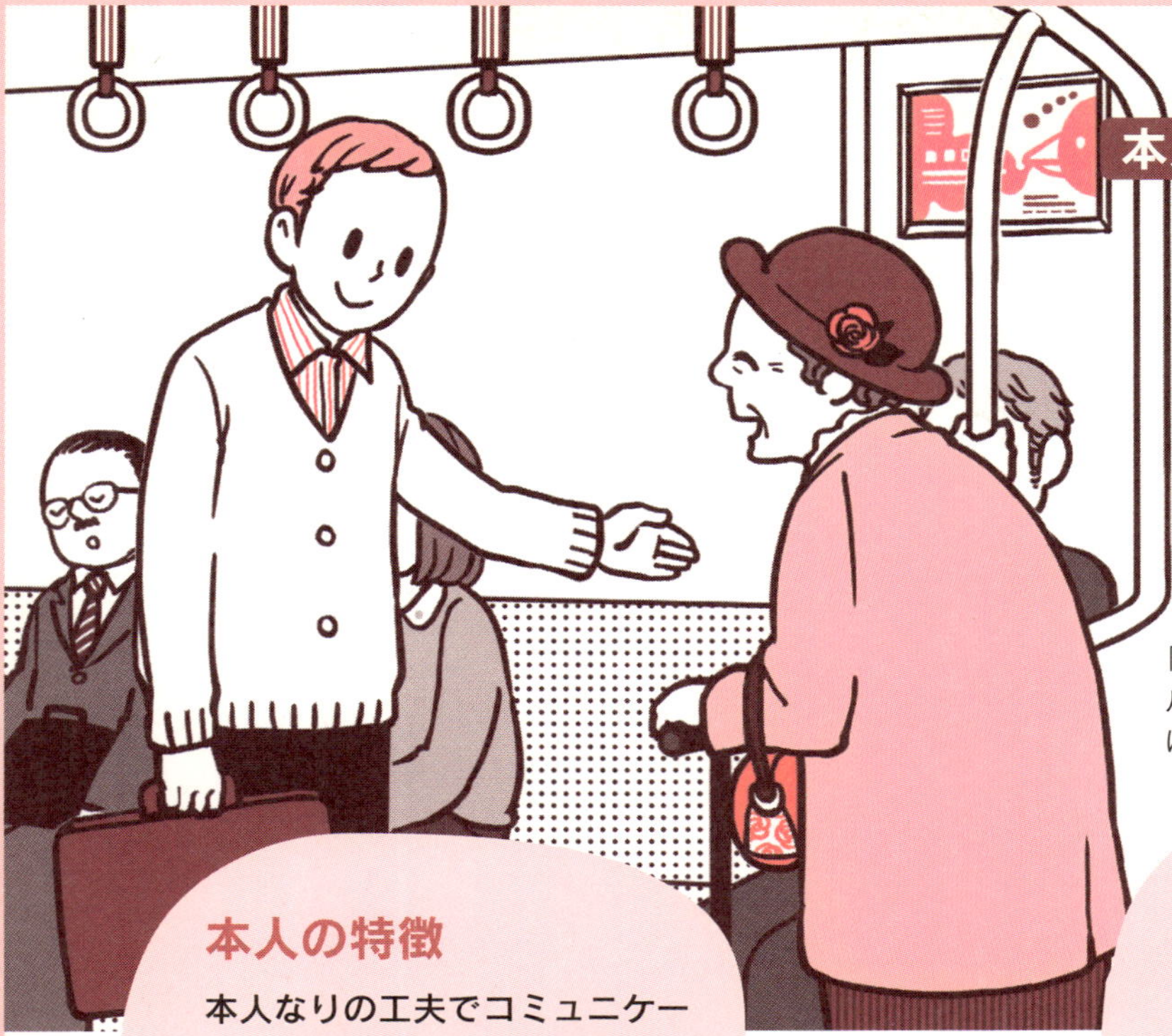

本人の特徴もみてほしい

本に書かれた特性と当事者の言動は、必ずしも一致しません。特性の基本的な現れ方を理解するとともに、「この人はなにが得意でなにが苦手か」という視点ももってください。

「お年寄りには席を譲る」というルールを守っている青年。その点では、ほかの人よりも社会性が豊か

本人の特徴

本人なりの工夫でコミュニケーションをしていたり、社会性・想像力を発揮していたりする。実生活をよくみることが重要

アスペルガー症候群の特性

コミュニケーション・社会性・想像力の三つの特性を理解することも大切。それが理解の基盤となる

どう考えればよいか

基準と個性をどちらもみる

まず発達障害の特性を理解しましょう。そのうえで、本人の生活の様子をよく見守ります。そして、基準的な特性と、本人の個性をあわせて理解し、現実的な対応策を考えていきます。

特性の基礎知識を知る

3章参照

本人のストレスを聞く

大学生 20ページ参照

支援
生活編

各種手続きは家族がサポートする

支援できたケース

二〇代男性。就職を機にひとり暮らしをはじめました。炊事や洗濯、掃除などの家事は、親元で暮らしているうちにある程度、身につけていたため、生活面での問題は起きませんでした。

しかし、金銭管理でトラブルが起きました。携帯電話や水道の使用料金が高額になったり、テレビのショッピング番組をみて衝動買いをするなど、家族と同居している頃にはなかった問題が多発。

発達障害者支援センターなどに相談したうえで、家族が家計の管理をサポート。お金の使い方を書面に整理してみせるなど、支援をおこなったことで、大問題になる前に対処できました。

重要な手続きは家族が確認する

本人がアスペルガー症候群の特性を理解していて、成人期までに支援を受けてきていれば、生活上、ほとんどのことに問題は起きなくなってきます。

成人期以降は、基本的には本人の判断を尊重しましょう。ただし、多額の金銭が関わるような重要な手続きにだけは、注意が必要です。お金を支払ったあとでは、対応できない場合があるからです。

お金の問題には正解がない

金銭が関わる問題がやっかいなのは、正解がないからです。高額商品も、テレビのショッピング番組も、それ自体にはとくに問題はありません。

生活環境や自分の使えるお金、これからの予定など、さまざまなことを考慮して、総合的に判断したとき、お金の使い方が適切か不適切かがわかります。

そのように複雑なことだからこそ、アスペルガー症候群の人には理解しにくく、支援が必要なのです。本人の自立をさまたげないよう、家族はサポート役となりましょう。

本人が主役、家族はサポート

本人が主体的に行動し、家族は必要に応じてサポートをするという関係をつくっていきましょう。

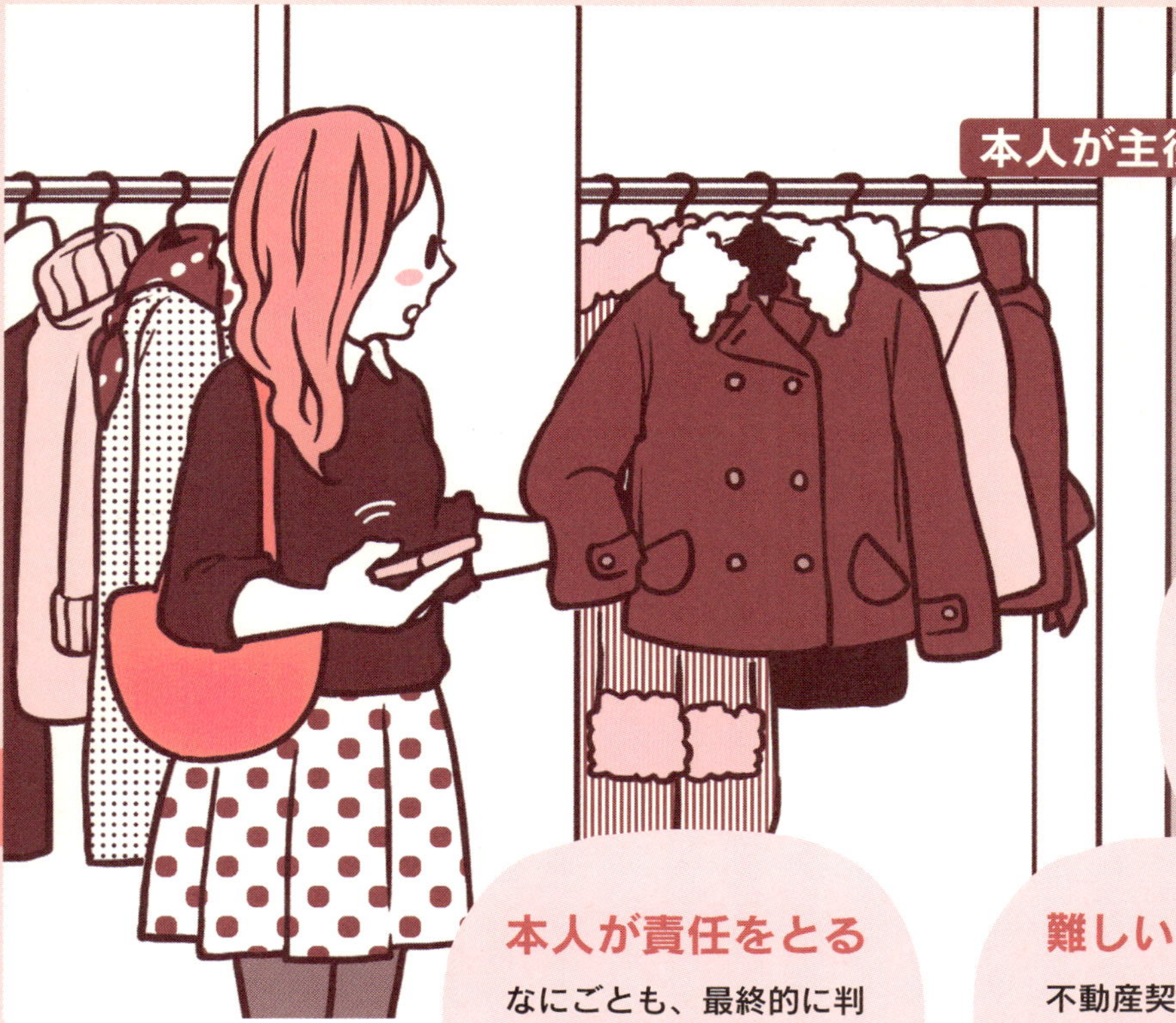

かわいいコートをみつけたら、ひとまず家族にメール。予算や必要性を相談してから購入する

家族が確認する

お金が関わること、制度の申請手続き、職場とのやりとりなど、重要なものは家族が確認する

本人が責任をとる

なにごとも、最終的に判断し、責任をとるのは本人。それが成立するようなサポート環境をつくる

難しいものは同行する

不動産契約、近隣住民との相談など、本人ひとりではトラブルになりやすいことは家族が同行・代行するのもよい

地域・職場は

お金の使い方や、手続きの仕方について、気になる点があれば、本人や家族に相談する。家族のいないときに問題が起きやすいので、地域社会や職場がよく見守り、家族と連携をとってくれれば安心できる。

家族は

本人から権利や責任をとりあげない。大きなトラブルを防ぐことは大切だが、そのために本人の行動をがんじがらめにしばりつけてはいけない。本人の理解力にもよるが、基本的には本人を主役に。

本人は

高額商品の購入や各種契約を、即断即決でおこなうことはさける。先の見通しを立てるのが苦手で、瞬間的な判断をしがちだと自覚し、家族にひと言相談するというステップをふむように習慣づける。

一定のパターンができると安定しやすい

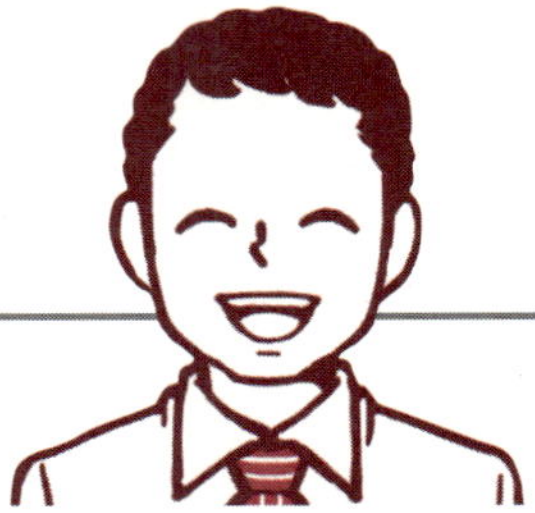

支援できたケース

三〇代男性。就労支援を受けて仕事につき、順調に働いていた人です。平日は出勤して仕事をこなし、帰宅するというルーチンで安定して生活できましたが、休日にやることがなく混乱しました。

本人は休日出勤を望みましたが、休日は管理者がいないため、仕事がうまく進みません。その問題で同僚との人間関係が悪化してしまいました。家族とともに支援機関に相談しました。

休日のシナリオとして、地域の将棋教室に通うことと、ボランティア活動をはじめました。やることがみつかると、休日の混乱がおさまり、休日出勤もやめました。

目新しさは必要ない

「生活には変化が必要」「旅行すると刺激を受ける」などといわれることがあります。目新しさが生活を充実させるという意見です。

それもひとつの考え方ですが、アスペルガー症候群の人には、あまり当てはまりません。

アスペルガー症候群の人は、一定のパターンで進み、未知の出来事が少ない生活のほうが、気持ちが安らぎます。想像力を働かせなくてすむからです。

いつもどおりのくり返しがよい

アスペルガー症候群の人は、生活のシナリオを書くようにして暮らしています。一定のシナリオをもち、それを強く固定したがる傾向があります。

いつもどおりのくり返しが、本人にとってはいちばんわかりやすいシナリオです。力を発揮しやすい状況なのです。

それを理解したうえで、変更の可能性をあらかじめ想定しておくなど、シナリオに少しの柔軟性をもたせると、生活に非常によく適応できます。

生活のシナリオ

パターンを組む

朝起きてから夜寝るまでの行動をパターン化。勉強や仕事など、必要不可欠なこともパターンとして組みこむ

変更にも対応する

仕事の打ち合わせや友人との約束など、予定の変更が起きやすいことは、あらかじめ変更例もふくめて把握する

予測しやすくなる

基本パターンと、その変更例・応用例を把握しておくことで、生活の流れが予測しやすくなる

生活のシナリオをつくる

アスペルガー症候群の人は、自分の知っているパターンにそって生活が進んでいると、安心できます。あらかじめシナリオを書くように暮らすのがよいのです。

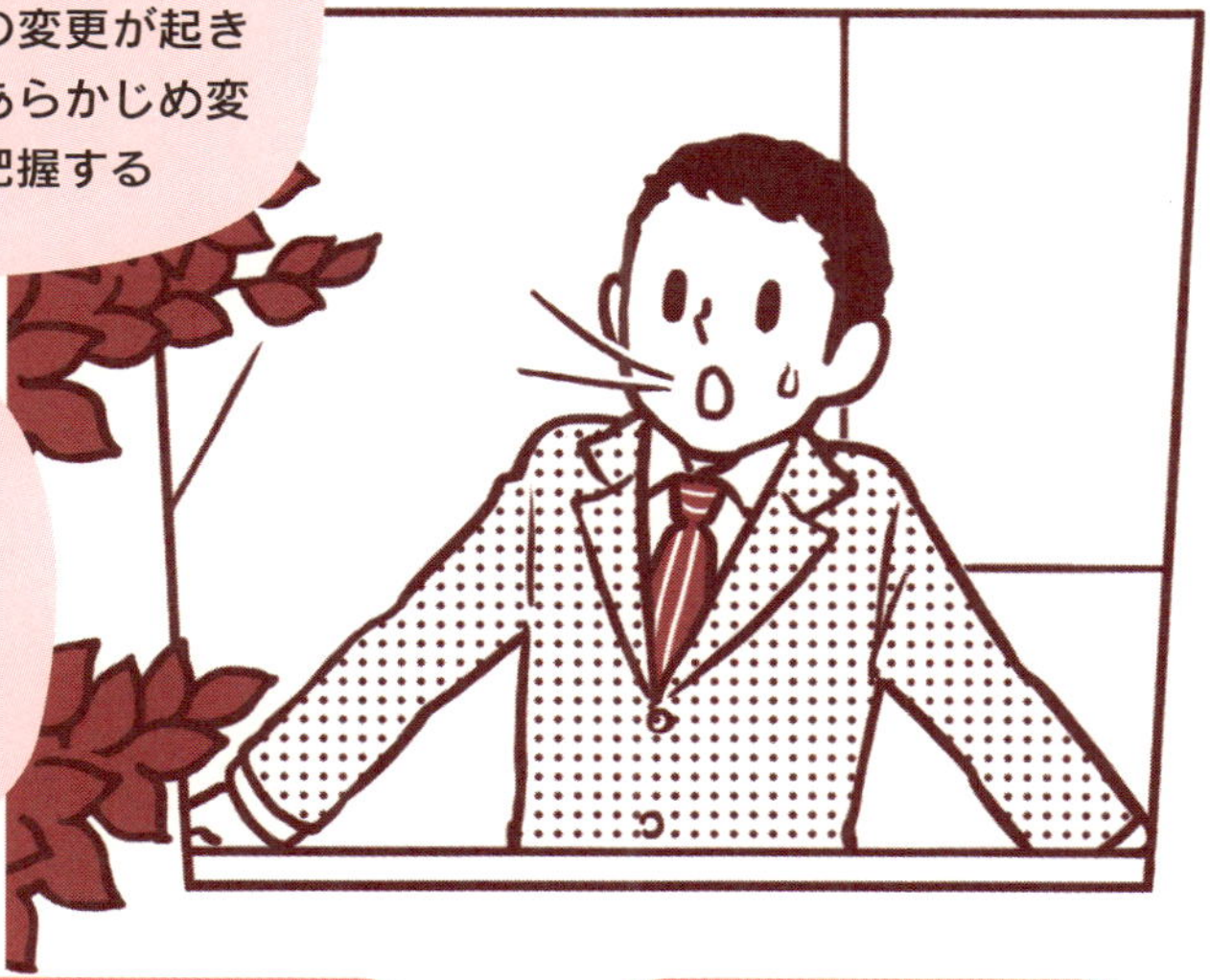
打ち合わせが急にキャンセルになったら、深呼吸して気持ちを落ち着かせ、変更の場合のパターンで生活を続ける

地域・職場は

予定が変更になるときは早めに予告する。急な変更の場合は、気持ちがすぐには切り替わらないことを理解する。少し時間をもうけるか、変更後の予定に参加しなくてもよいという対応をとれれば理想的。

家族は

本人が頭に思い描いているシナリオを、できるかぎり理解する。本人が家を出る前にしたいことが多い場合には、それが終わるまで待つなど、本人が一定のパターンを保てるように協力する。

本人は

シナリオに少し柔軟性をもたせる。家族や友人と相談して、いつも変わらずにできること、ときおり変更になることを分けて考えるようにする。予定が変更になるパターンもあらかじめ用意する。

支援 療育編

支援センターなどのデイケアを利用する

支援できたケース

二〇代男性。大学在学中から家庭にひきこもりがちに。うつ病を考え、医療機関に通ううちに、発達障害がわかりました。

状況を改善するため、支援機関の実施しているデイケアに参加。支援者がいるなかで、グループ討論や、集団でのスポーツを体験しました。デイケアを通じて、自分の特性を理解し、じょじょに自尊心が回復しました。

その後、就労支援機関にも相談。支援を受けながら就職し、いまも働き続けています。

デイケアとは日帰りの活動のこと

デイケアは、文字どおり、一日のケアです。医療機関や支援機関などに日帰りで通い、レクリエーション活動などをおこなうことを、デイケアといいます。

実施機関のスタッフが見守るなかで、グループ活動などをおこないます。対人関係のもち方を見直したり、体を動かしたりすることが、心身の回復につながると考えられています。

とくに、仕事で失敗したり、対人関係の悩みを抱えて、ひきこもりがちになってしまったときに、その改善のきっかけとして利用できます。

発達障害があり、社会生活に適応できず、悩んでいる人にとっては、生活を立て直すための活動拠点として、活用できます。

支援センターや医療機関が実施

デイケアは、発達障害者支援センターや医療機関、支援団体などが実施しています。

うつ病や不安障害など心の病気にかかっている人のためのデイケアのほうが多く、発達障害専門のデイケアはまだ少数です。

デイケアへの参加を考えている人は、受診している医療機関や相談先の機関に聞いてみましょう。

定期的にジョギングや卓球などのスポーツをすることは、体力づくりにつながる

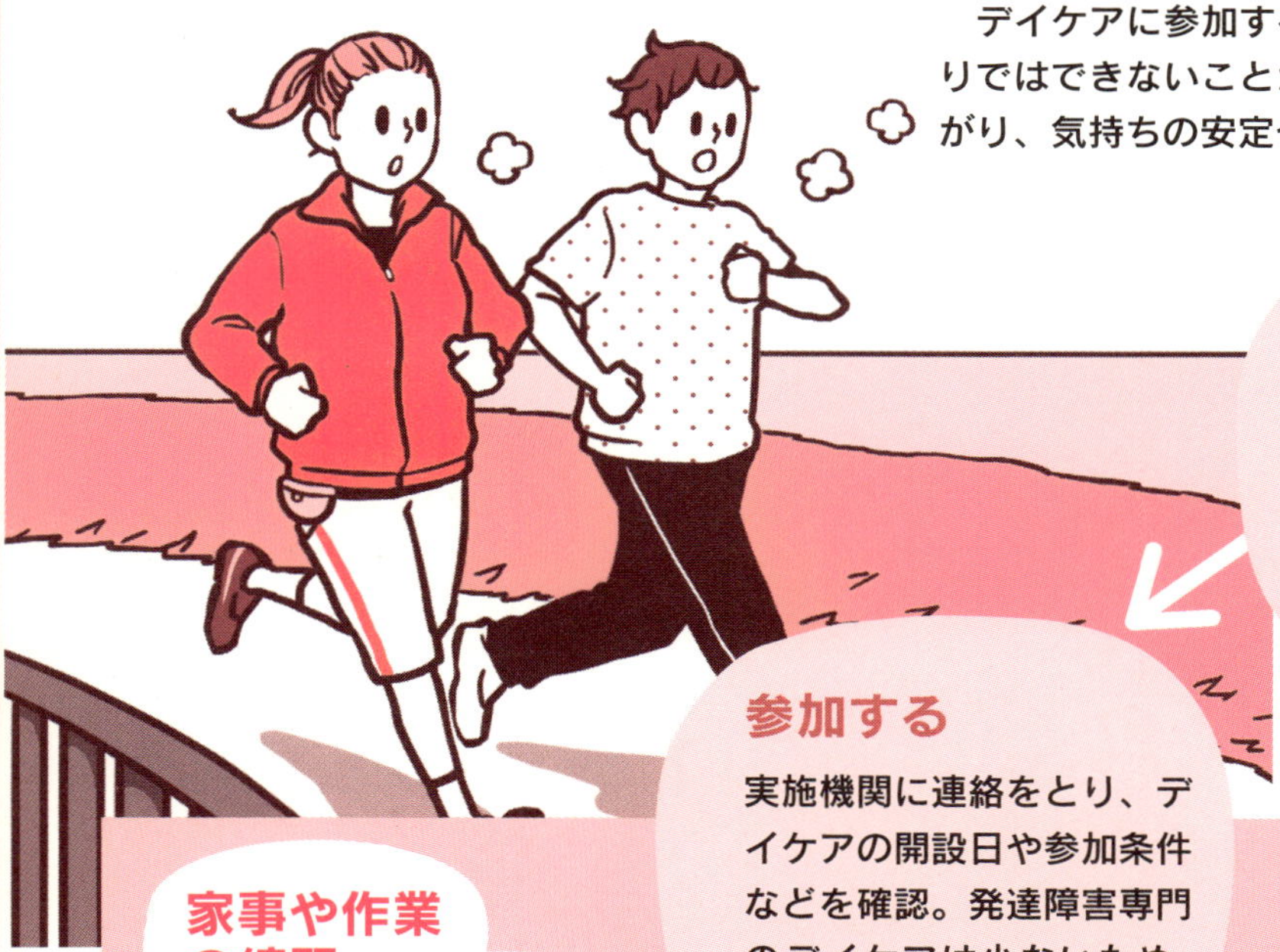

生活の幅を広げる

デイケアに参加すると、一定の習慣ができ、ひとりではできないことが体験できます。生活の幅が広がり、気持ちの安定や能力の向上につながります。

デイケアを探す

近隣の機関でデイケアを実施しているところを探す。医療機関や支援センター、役所の福祉窓口でたずねるとよい

参加する

実施機関に連絡をとり、デイケアの開設日や参加条件などを確認。発達障害専門のデイケアは少ないため、詳細の確認が不可欠

家事や作業の練習

テーブルゲーム

スポーツ

グループ活動

地域・職場は

学校や職場から帰る途中にデイケアを利用する人がいる。本人や家族から申し出があった場合には、その希望を尊重する。デイケアでの活動に、それ以上に関わる必要はない。とくに問題がなければ見守る。

家族は

デイケアの情報収集を協力する。参加条件の確認や説明もサポートするとよい。本人がひきこもりがちでなにもしたがらない場合に、デイケア情報を提供すると習慣を変えるきっかけに。強要はしない。

本人は

デイケアの情報を調べ、希望に合うところを探す。交流できるメリットに対して、集団行動のわずらわしさというデメリットもあることを理解したうえで参加する。参加のルールを確認し、必ず守る。

支援にとりくむ商店街や一般企業が増えてきた

岩手県では商店街の全体が理解者に

岩手県一関市には「えぇ町つくり隊」という団体をつくり、商店街をあげて、発達障害支援にとりくんでいる人たちがいます。

個々の力で理解を広げるのではなく、団体として発達障害を周知しています。商店街の人たちに特性を説明したことで、発達障害の子が買い物をしやすくなりました。

商店主が子どもに積極的に話しかけ、買い物をサポートすることが、日常化しています。商店街にとっても、常連客が増えるというメリットがあります。

大阪府では特性をいかす企業が誕生

大阪府の株式会社「インサイト」は、デンマークの「スペシャリスタナ」と同じように、発達障害の人の特性を仕事にいかしています。

スペシャリスタナのように、最初から自閉症スペクトラムに特化した対応をしているわけではありませんが、現在は発達障害の人の就労を積極的に支援しています。

発達障害の人を雇用し、ソフトウェア開発などの適性のある作業を担当させています。また、地域の仕事を調査し、そのなかで発達障害特性に合うものを選んで、情報提供しています。

地域社会の理解が大きな力に

商店街や地域の企業が発達障害を理解することは、アスペルガー症候群の人の生活にとって、大きな支えとなります。

地域で困ったときに支援を受けやすいということは、当事者の心に大きな安心感をもたらします。

えぇ町つくり隊やインサイトがおこなっている地域社会との情報交換は、これからの支援の形をみせてくれています。

巻末資料

アスペルガー症候群をより正確に、
具体的に理解するために役立つ、本や映画を紹介します。
本書を読んで、発達障害当事者の気持ちや、
TEACCH の詳細、就労支援の実態などを
よりくわしく知りたいと思ったら、ぜひ関連の本を読んでください。
すぐれた本が数多く出版されています。
関連情報を手に入れて、特性をより深く理解してください。

アスペルガー症候群のことがよくわかる

ブックガイド

アスペルガー症候群がわかる本

トニー・アトウッド著、冨田真紀／内山登紀夫／鈴木正子訳
『ガイドブック　アスペルガー症候群　親と専門家のために』（東京書籍）

内山登紀夫／水野薫／吉田友子編『高機能自閉症・アスペルガー症候群入門
正しい理解と対応のために』（中央法規出版）

クリストファー・ギルバーグ著、田中康雄監修、森田由美訳『アスペルガー症候群がわかる本』（明石書店）

佐々木正美著『アスペルガー症候群　—高機能自閉症—』（子育て協会）

杉山登志郎編著『アスペルガー症候群と高機能自閉症の理解とサポート
◆よりよいソーシャルスキルを身につけるために』（学習研究社）

ゲーリー・メジボフ／ビクトリア・シェア／リン・アダムス著、服巻繁／梅永雄二／服巻智子訳
『アスペルガー症候群と高機能自閉症　その基本的理解のために』
（エンパワメント研究所）

吉田友子著『高機能自閉症・アスペルガー症候群
「その子らしさ」を生かす子育て』（中央法規出版）

国内外の専門家による、アスペルガー症候群の解説書。いずれも、特性や療育についての基礎知識を得ることができる。

杉山登志郎編著『アスペルガー症候群と高機能自閉症
—青年期の社会性のために』（学習研究社）

辻井正次／杉山登志郎／望月葉子監修
『アスペルガー症候群　大人の生活完全ガイド』（保健同人社）

パトリシア・ハウリン著、久保紘章／谷口政隆／鈴木正子監訳『自閉症
——成人期にむけての準備　能力の高い自閉症の人を中心に』（ぶどう社）

アスペルガー症候群支援のうち、思春期以降の対応についてまとめたもの。事例をあげながら解説してあるため、実感的に理解できる。

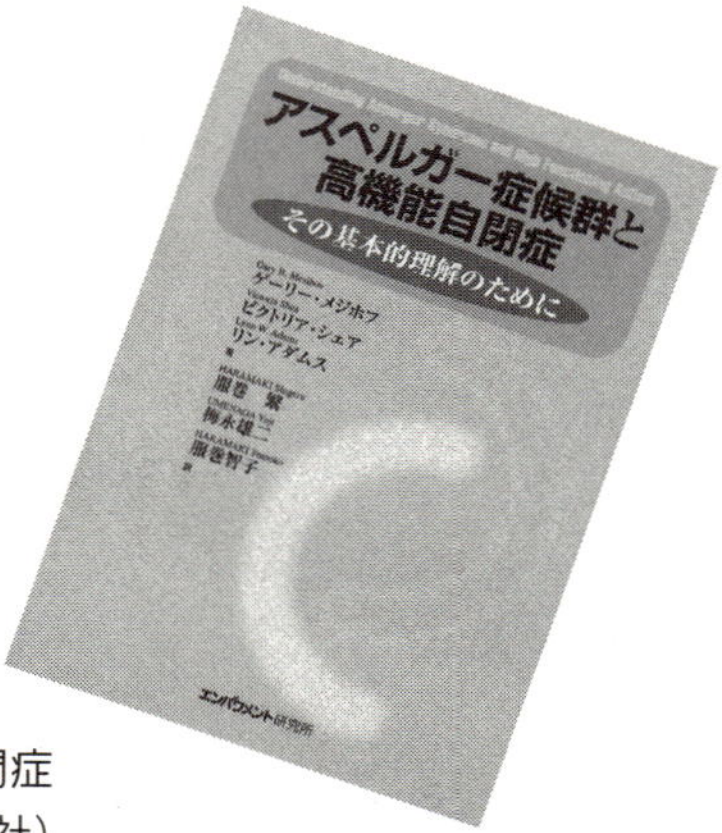

ゲーリー・メジボフほか著『アスペルガー症候群と高機能自閉症』（※）

※ 2011 年 10 月現在、品切れ中。11 年末頃、電子書籍化の予定

ローナ・ウィング著
『自閉症スペクトル』

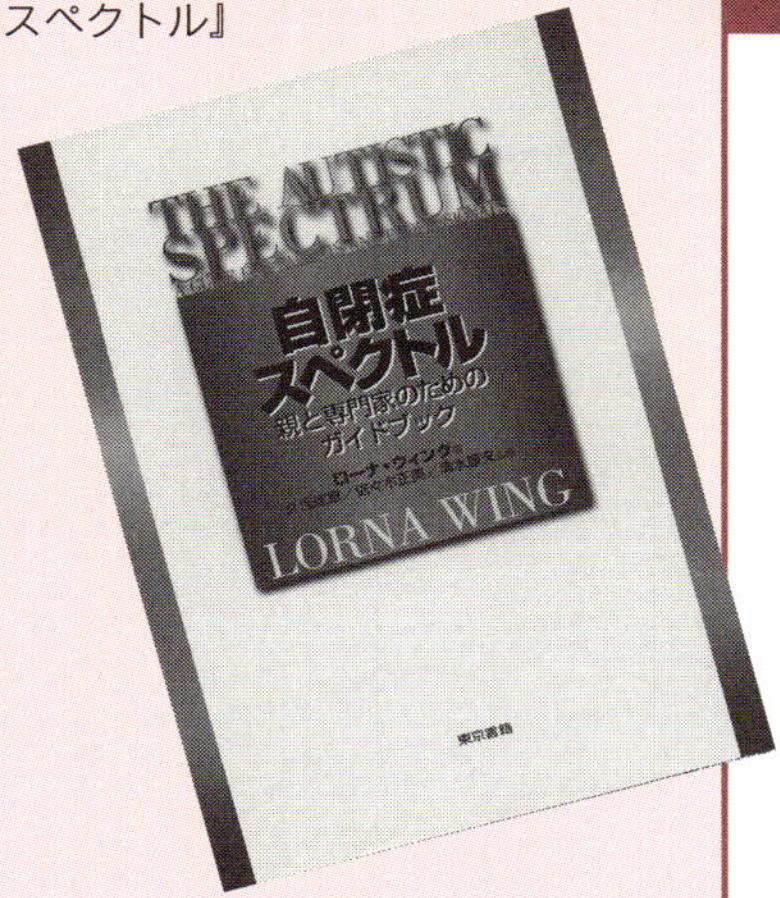

自閉症スペクトラムがわかる本

ローナ・ウィング著、久保紘章／佐々木正美／清水康夫監訳『自閉症スペクトル　―親と専門家のためのガイドブック』（東京書籍）

戸部けいこ著『光とともに…　―自閉症児を抱えて―』
１巻～15巻（秋田書店）

サイモン・バロン＝コーエン著、
水野薫／鳥居深雪／岡田智訳
『自閉症スペクトラム入門　脳・心理から教育・
治療までの最新知識』（中央法規出版）

ウタ・フリス編著、冨田真紀訳
『自閉症とアスペルガー症候群』（東京書籍）

就労支援がわかる本

石井京子著『発達障害の人の就活ノート』（弘文堂）

梅永雄二編著『仕事がしたい！　発達障害がある人の就労相談』（明石書店）

テンプル・グランディン／ケイト・ダフィー著、梅永雄二監修、柳沢圭子訳
『アスペルガー症候群・高機能自閉症の人のハローワーク』（明石書店）

スペクトラムはウィングが提唱した

「スペクトラム」とは、連続体という意味です。

自閉症スペクトラムという概念は、自閉症の人とアスペルガー症候群の人との間には、明確な境界線があるわけではないことを示しています。

両者には、特性の程度の違いがあるだけで、本質的にはひとつの連続体のなかにいるのだと考えます。高機能自閉症や特定不能の広汎性発達障害も、同じグループの仲間として、あえて区別しません。

イギリスの児童精神科医・ローナ・ウィングがこの概念を提唱し、国際的な共通理解となっています。

児童精神科医、
ローナ・ウィング

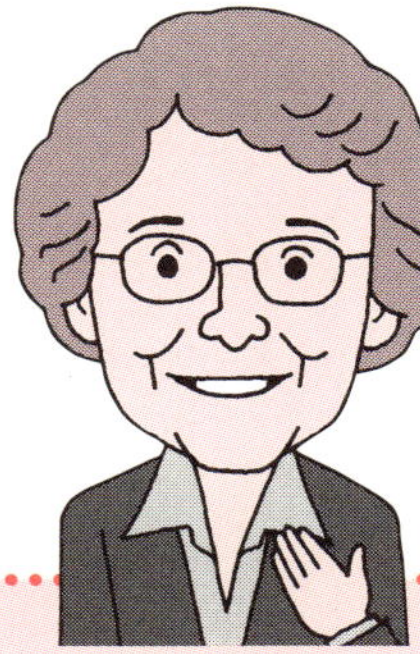

発達障害がわかる本

杉山登志郎著『発達障害の子どもたち』（講談社現代新書）

杉山登志郎著『発達障害のいま』（講談社現代新書）

発達障害全般を一般向けにわかりやすく解説したもの。「子どもたち」は 2007 年発行で、基礎知識が中心。「いま」は 2011 年発行、最新情報がまとめられている。

阿部利彦著『発達障がいを持つ子の「いいところ」応援計画』（ぶどう社）

太田正己／小谷裕実編著『大学・高校の LD・AD/HD・高機能自閉症の支援のためのヒント集』（黎明書房）

小栗正幸著『発達障害児の思春期と二次障害予防のシナリオ』（ぎょうせい）

小貫悟＋東京 YMCA ASCA クラス著
『LD・ADHD・高機能自閉症へのライフスキルトレーニング』（日本文化科学社）

齊藤万比古編著『発達障害が引き起こす二次障害へのケアとサポート』（学研教育出版）

独立行政法人国立特別支援教育総合研究所編著
『発達障害のある学生支援ケースブック　—支援の実際とポイント—』（ジアース教育新社）

田中康雄著『軽度発達障害のある子のライフサイクルに合わせた理解と対応』（学習研究社）

田中康雄著『軽度発達障害　繋がりあって生きる』（金剛出版）

鳥居深雪編著『思春期から自立期の特別支援教育
——「人間理解」のためのヒント集—』（明治図書出版）

橋本和明編著『発達障害と思春期・青年期　生きにくさへの理解と支援』
（明石書店）

杉山登志郎著
『発達障害の
子どもたち』

発達障害全般についてまとめたもの。年代を限定した解説書や、二次障害予防に特化したものなどがある。

発達障害から発達凸凹へ

発達障害の障害観を見直すひとつの考え方として、精神科医の杉山登志郎は「発達凸凹」という呼称を使っています。

発達障害の人には最初から障害があるわけではなく、発達に凸凹があるだけだという考え方です。凸凹しているだけなら問題はなく、それが生活上の困難につながり、発達障害にならないよう、対応していこうと提唱しています。

杉山医師は、トラウマが発達凸凹の人に大きな影響を与えることにも注目しています。誤解され、被害的な体験をした人は、凸凹が障害につながりやすいことを報告しています。

精神科医・
杉山登志郎

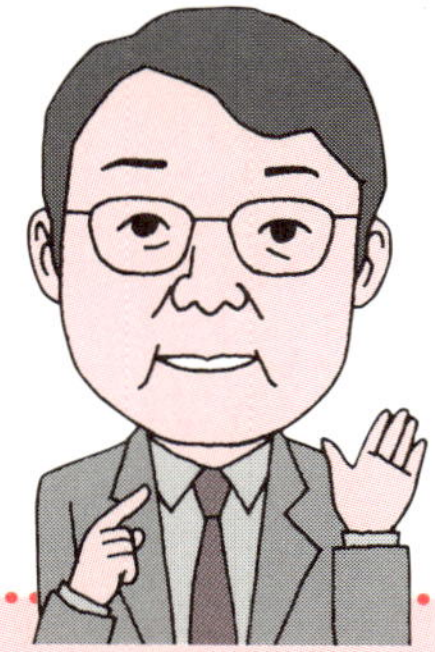

発達障害当事者の本

綾屋紗月＋熊谷晋一郎著
『発達障害当事者研究　ゆっくりていねいにつながりたい』（医学書院）

泉流星著
『エイリアンの地球ライフ　おとなの高機能自閉症／アスペルガー症候群』（新潮社）

ドナ・ウィリアムズ著、河野万理子訳『自閉症だったわたしへ』（新潮社）

梅永雄二編著『こんなサポートがあれば！　1　LD、ADHD、アスペルガー症候群、高機能自閉症の人たち自身の声』『同 2』（エンパワメント研究所）

テンプル・グランディン＆マーガレット M. スカリアノ著、
カニングハム久子訳『我、自閉症に生まれて』（学習研究社）

高森明／木下千紗子／南雲明彦／高橋今日子／片岡麻実／橙山緑／鈴木大知／アハメッド敦子著
『私たち、発達障害と生きてます　出会い、そして再生へ』（ぶどう社）

高山恵子編著、NPO 法人えじそんくらぶ著『おっちょこちょいにつけるクスリ　ADHD など発達障害のある子の本当の支援』（ぶどう社）

カトリン・ベントリー著、室﨑育美訳
『一緒にいてもひとり　――アスペルガーの結婚がうまくいくために』（東京書籍）

リアン・ホリデー・ウィリー著、ニキ・リンコ翻訳『アスペルガー的人生』（東京書籍）

ケネス・ホール著、野坂悦子訳
『ぼくのアスペルガー症候群　もっと知ってよぼくらのことを』（東京書籍）

当事者本人の手記や、当事者が経験をもとに支援をまとめたもの、当事者の言葉を書きとめたものなど。本人の気持ちがよくわかる。

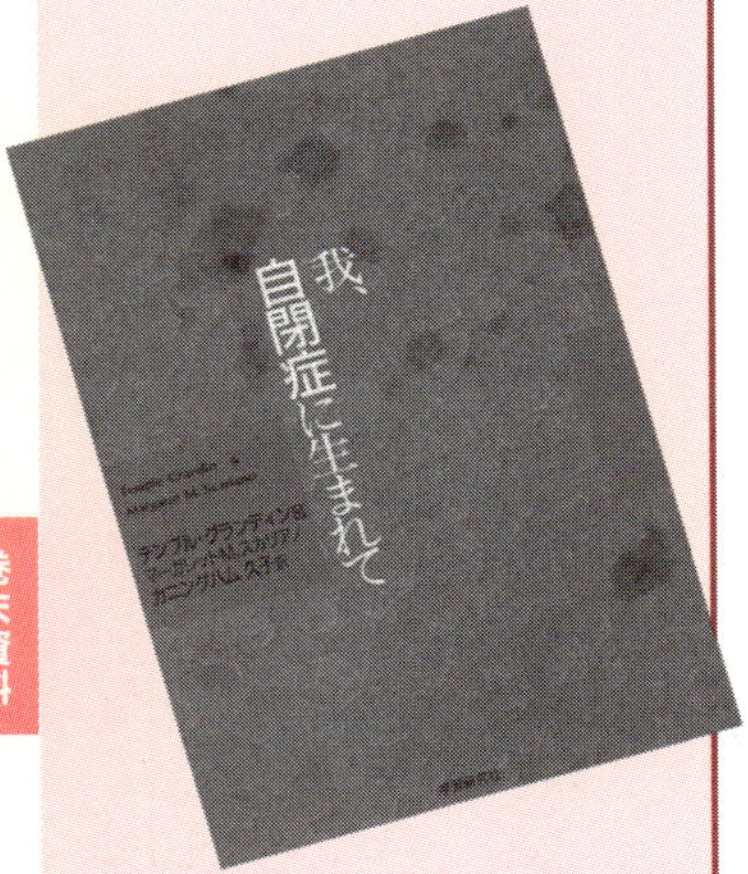

テンプル・グランディンほか著
『我、自閉症に生まれて』

代表的な当事者グランディン

アスペルガー症候群・高機能自閉症の当事者による手記が、何冊も出版されています。

考え方や感じ方の特徴が、当事者にしか表現できないような形で、まとめられています。発達障害を理解するうえで、非常に参考になります。

代表的な当事者のひとりが、動物行動学者のテンプル・グランディンです。高機能自閉症と診断されていて、当事者として講演活動をしています。

グランディンは、特性をいかして、動物行動学の分野ですぐれた業績を残しています。特性をどのようにいかしたか、手記にくわしく書いています。

動物行動学者
グランディン

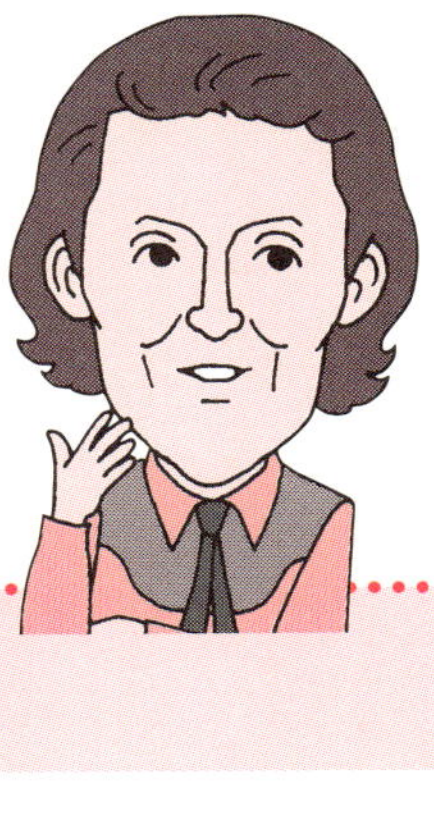

ライフサイクル・モデルがわかる本

E・H・エリクソン著、西平直／中島由恵訳『アイデンティティとライフサイクル』（誠信書房）

佐々木正美著『生き方の道標　エリクソンとの散歩』（子育て協会）

西平直著『エリクソンの人間学』（東京大学出版会）

エリクソンのライフサイクル・モデルを解説したもの。エリクソンの自著は専門家向け。まずは解説書を読むとわかりやすい。

TEACCHがわかる本

佐々木正美著『自閉症児のためのTEACCHハンドブック』（学習研究社）

佐々木正美／宮原一郎著
『自閉症児のための絵で見る構造化』『同パート2』（学習研究社）

佐々木正美編集『自閉症のTEACCH実践』『同②』『同③』（岩崎学術出版社）

内山登紀夫著『本当のTEACCH　自分が自分であるために』（学習研究社）

梅永雄二著『自閉症の人の自立をめざして　～ノースカロライナにおけるTEACCHプログラムに学ぶ』（北樹出版）

小林信篤編著、佐々木正美監修
『TEACCHプログラムによる日本の自閉症療育』（学習研究社）

服巻繁訳、ノースカロライナ大学医学部精神科TEACCH部編『見える形でわかりやすく　TEACCHにおける視覚的構造化と自立課題』（エンパワメント研究所）

藤岡宏著『自閉症の特性理解と支援　TEACCHに学びながら』（ぶどう社）

ゲーリー・メジボフ／ビクトリア・シェア／エリック・ショプラー編著、
服巻智子／服巻繁訳『TEACCHとは何か　自閉症スペクトラム障害の人へのトータルアプローチ』（エンパワメント研究所）

アメリカ・ノースカロライナ州でのTEACCH実践と、それを日本に持ち帰り、実践してきたことの記録。

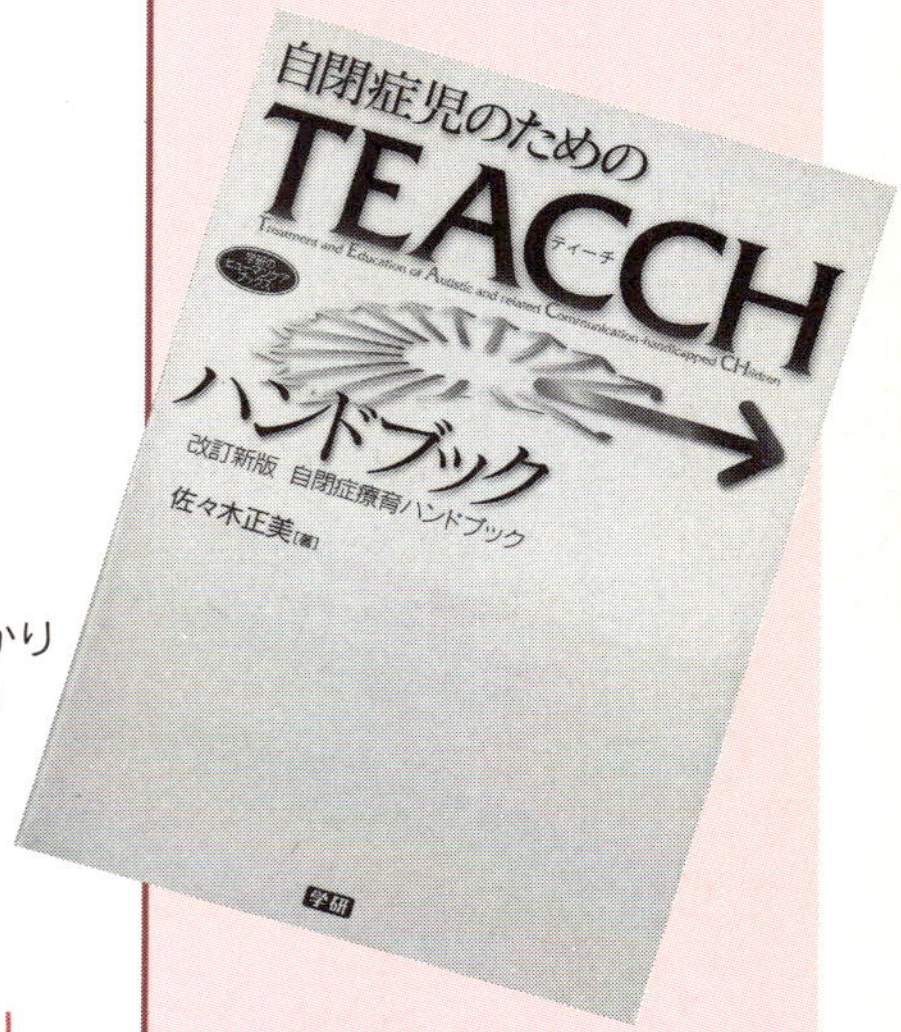

佐々木正美著
『自閉症児のための
TEACCHハンドブック』

そのほか、アスペルガー症候群と関連する本

キャロル・グレイ著、門眞一郎訳『コミック会話　自閉症など発達障害のある子どものためのコミュニケーション支援法』（明石書店）

キャロル・グレイ編著、服巻智子監訳、大阪自閉症研究会編訳
『ソーシャル・ストーリー・ブック入門・文例集［改訂版］』（クリエイツかもがわ）

アンディ・ボンディ／ロリ・フロスト著、園山繁樹／竹内康二訳
『自閉症児と絵カードでコミュニケーション　PECSとAAC』（二瓶社）

ソーシャルストーリーズ、コミック会話、PECSをもっと知りたい人向けに。

健康ライブラリー／こころライブラリー　イラスト版シリーズ

佐々木正美監修『アスペルガー症候群・高機能自閉症のすべてがわかる本』（講談社）

佐々木正美監修『自閉症のすべてがわかる本』（講談社）

佐々木正美監修『アスペルガー症候群・高機能自閉症の子どもを育てる本　学校編』（講談社）

佐々木正美監修『家庭編　アスペルガー症候群・高機能自閉症の子どもを育てる本』（講談社）

佐々木正美監修『思春期のアスペルガー症候群』（講談社）

佐々木正美・梅永雄二監修『大人のアスペルガー症候群』（講談社）

佐々木正美・梅永雄二監修『アスペルガー症候群　就労支援編』（講談社）

アスペルガー症候群や自閉症について解説したシリーズ。学校・家庭それぞれでの対応をまとめたものや、年代ごとの支援策をまとめたものがある。

佐々木正美・梅永雄二監修『高校生の発達障害』（講談社）

佐々木正美・梅永雄二監修『大学生の発達障害』（講談社）

発達障害全般について、高校・大学での対応をまとめたもの。アスペルガー症候群への対応もわかる。

市川宏伸監修『AD/HD（注意欠陥／多動性障害）のすべてがわかる本』（講談社）

上野一彦監修『LD（学習障害）のすべてがわかる本』（講談社）

星加明德監修『チックとトゥレット症候群がよくわかる本』（講談社）

小栗正幸監修『行為障害と非行のことがわかる本』（講談社）

田中康雄監修『大人の AD/HD［注意欠如／多動（性）障害］』（講談社）

アスペルガー症候群と併存しやすいことを解説したもの。
とくに AD/HD と LD は関連が深いので、知っておきたい。

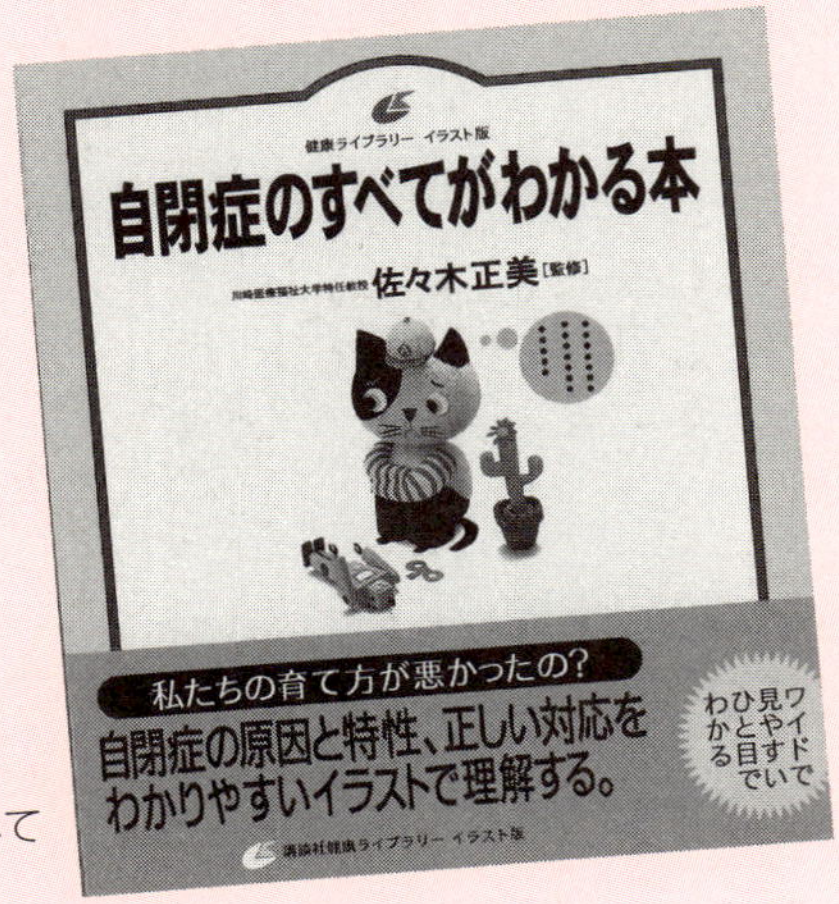

『自閉症のすべてがわかる本』

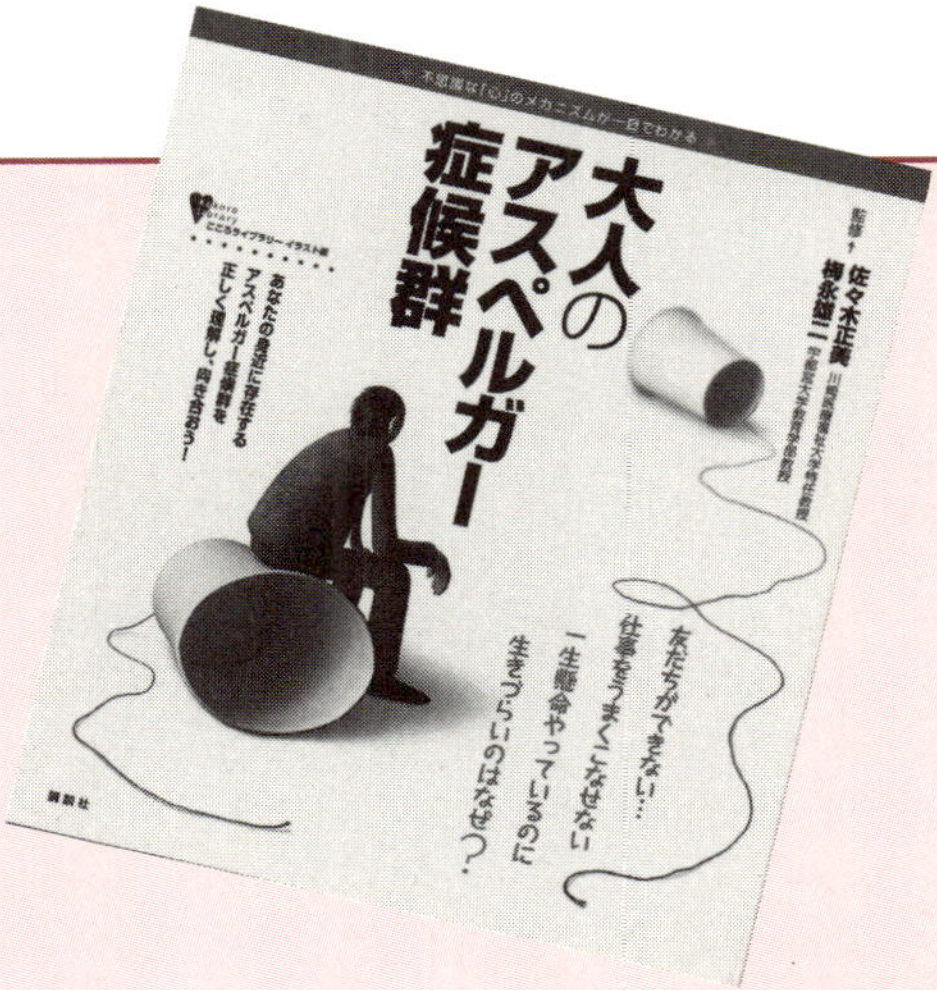

『大人のアスペルガー症候群』

巻末資料

発達障害のことがよくわかる
映画ガイド

洋画

『ギルバート・グレイプ』

過食症の母親や知的障害を伴う自閉症の弟たちと同居している男性が、弟の世話を重荷に感じながらも、少女との出会いを通じて、家族関係を見つめ直していく。自閉症の弟をレオナルド・ディカプリオが演じている。DVD が発売中。

『恋する宇宙』

アスペルガー症候群の成人男性を描いたもの。男性は人付き合いが苦手で、目の前で人が困っていても、手伝おうとしないなど、社会性の乏しさがある。勤務先でうまくいかず、興味のある天文学の仕事につこうと奮闘する。DVD が発売中。

『フォレスト・ガンプ／一期一会』

率直な態度が印象的な、フォレスト・ガンプという男性の人生を描いたもの。ガンプには知的障害があり、成人だが、報道陣の前でトイレに行きたがるなど、空気を読まない発言をする。自閉症スペクトラムとも言われている。DVD が発売中。

『モーツァルトとクジラ』

アスペルガー症候群の青年が、同じアスペルガー症候群の診断をもつ女性と恋愛関係になる話を描いたもの。数学への強い興味があり、天才的な才能があるいっぽうで、コミュニケーションの苦手な青年が描かれている。DVD が発売中。

『レインマン』

自閉症の兄と、定型発達の弟の交流を描いた映画。大ヒットし、自閉症についての理解を広げる大きなきっかけとなった。自閉症の兄は、サヴァン症候群の当事者をモデルに人物造型されていて、記憶力がすぐれた人物として描かれている。DVD が発売中。

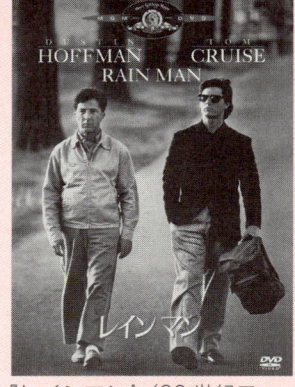

『レインマン』（20 世紀フォックス　ホームエンターテイメント　ジャパン）

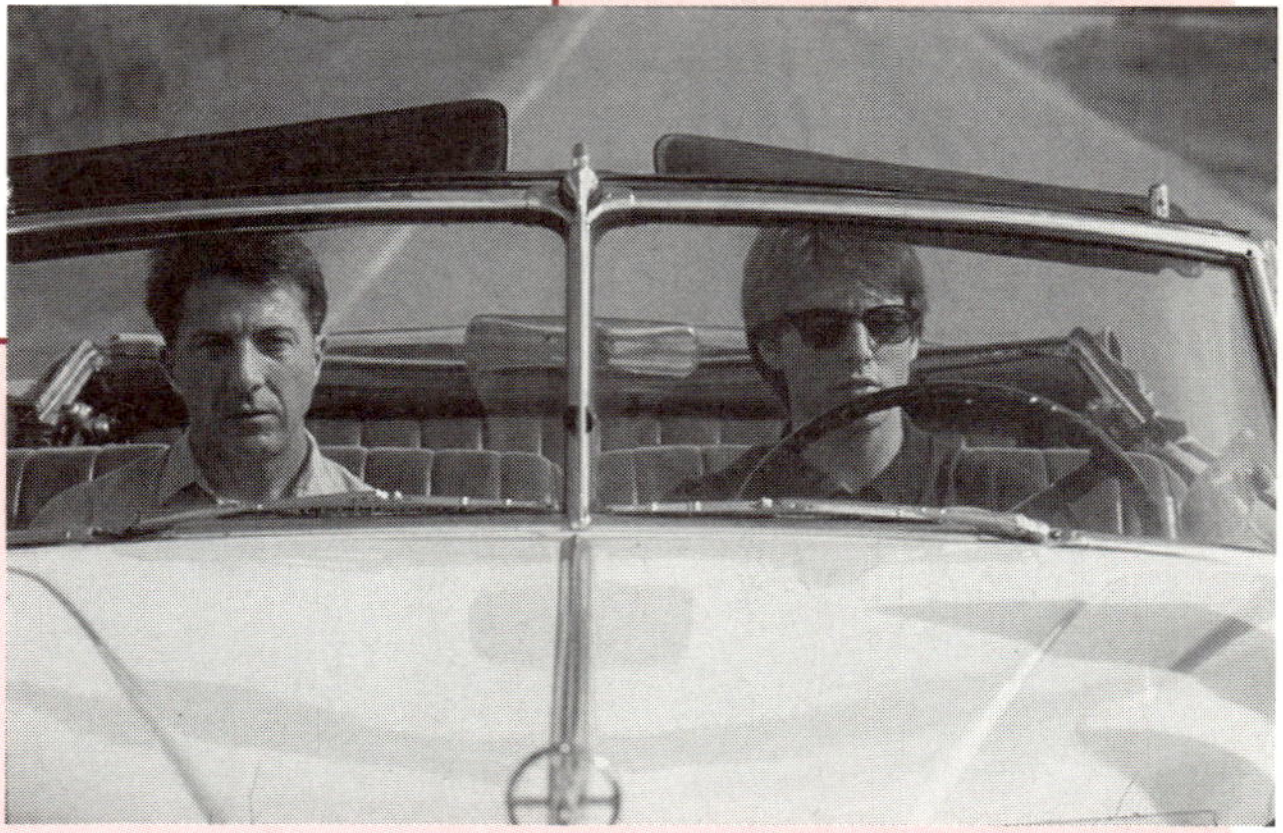

ダスティン・ホフマン（左）が、実在の人物をモデルにして自閉症スペクトラムの人を演じた

『ぼくはうみがみたくなりました』
（日本コロムビア）

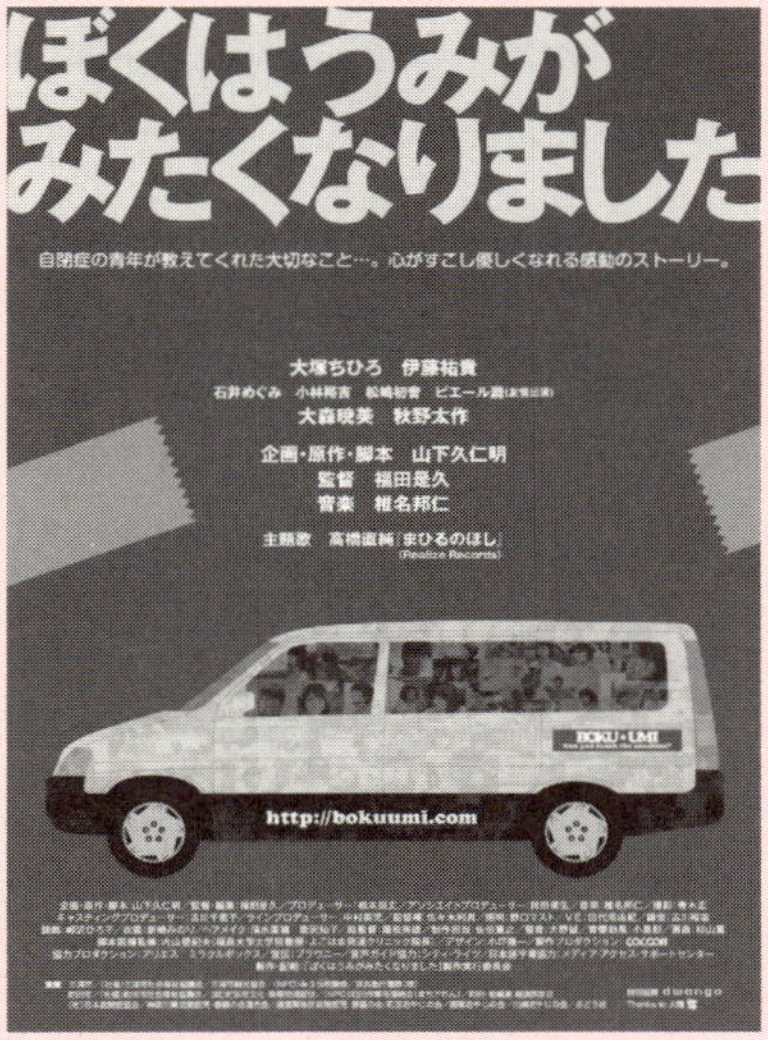

©2009「ぼくはうみがみたくなりました」
製作実行委員会

『光とともに…　～自閉症児を抱えて～
DVD-BOX』（バップ）　発売中
¥19,110（税込）

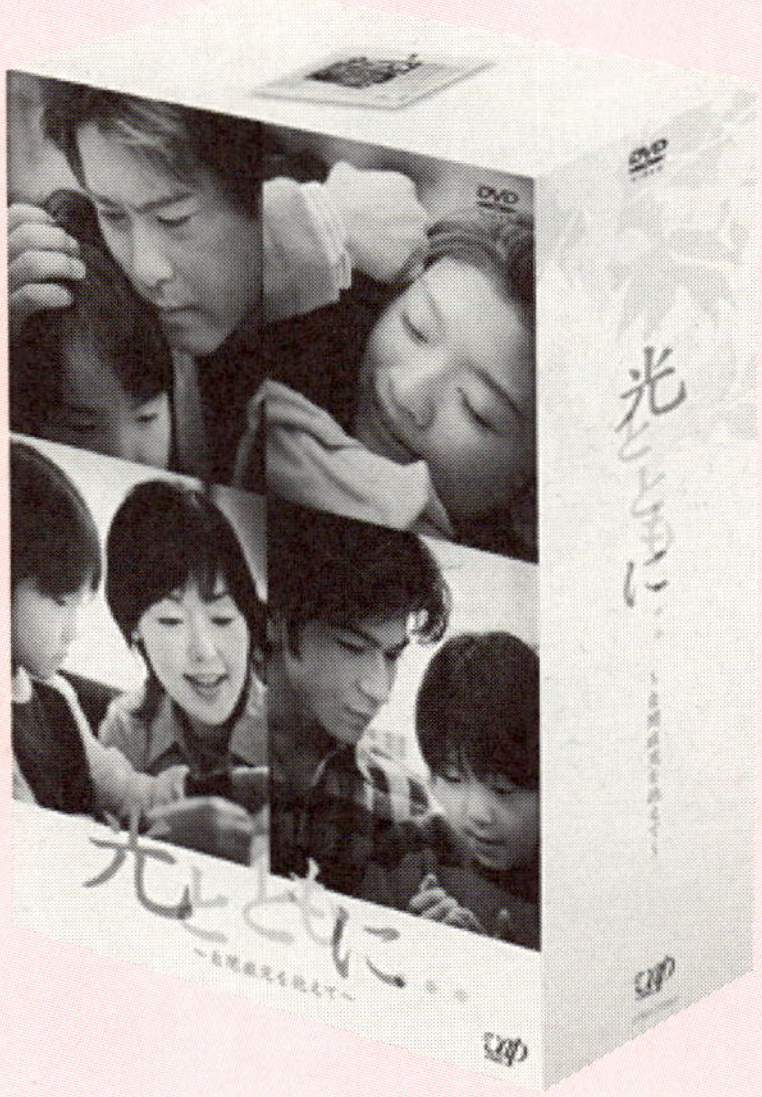

邦画

『音符と昆布』

発達障害と診断されていないものの、感覚面にかたよりのある妹と、アスペルガー症候群の姉の物語。姉は写真を集めて、それを音符だと言い張るなど、独特の行動が目立つ。妹は姉の自由気ままな言動に振り回され、反発するが、ある日、姉がアスペルガー症候群だということを知る。DVD が発売中。

『ぼくはうみがみたくなりました』

自閉症児の父親・山下久仁明原作の小説を映画化したもの。自閉症の少年が看護学生とともに海へとドライブすることからはじまる物語。DVD が発売されているほか、原作本もぶどう社から発売中。

『星の国から孫ふたり』

自閉症の孫の面倒をみることになる祖母の話。祖母のもとに、久しぶりに帰ってきた娘が、コミュニケーションの苦手な孫を連れていた。孫の行動は、まるで違う星からきた人間のように不思議なものだった。やがて生まれるもうひとりの孫も、同様の特徴をもっていた。DVD が発売中。

ドラマ

『アイムヒア　僕はここにいる』

大阪府教育委員会製作による、啓発用ドラマ。子どもの頃から不注意のあった男性が、就職した職場でミスをくり返して、厳しい状況に追いこまれる。男性は医療機関をおとずれ、広汎性発達障害と診断を受ける。特性を理解した男性は、支援機関を利用しながら、自分に合った仕事を探しはじめる。DVD が発売中。

『光とともに…　～自閉症児を抱えて』

戸部けいこによる同名のマンガを映像化したもの。テレビドラマとして放映され、自閉症児の特性や療育の普及に大きく影響した。原作マンガを描いた戸部は自閉症児を精力的に取材し、作品で特性を見事に表現した。DVD が発売中。

『マラソン』

韓国でフルマラソンを完走した自閉症児の実話を映像化したもの。韓国版が製作され、のちに日本語版がつくられた。テレビドラマとして放映され、反響を呼び、商品化された。DVD が発売中。

索引

あ

か

さ

■監修者プロフィール

総監修　佐々木正美（ささき・まさみ）

1935年、群馬県生まれ。川崎医療福祉大学特任教授、ノースカロライナ大学医学部精神科非常勤教授。新潟大学医学部を卒業後、東京大学、ブリティッシュ・コロンビア大学、小児療育相談センターなどをへて、現職。専門は児童青年精神医学。監修書に『健康ライブラリーイラスト版　アスペルガー症候群のすべてがわかる本』（講談社）など。

監修　梅永雄二（うめなが・ゆうじ）

1955年、福岡県生まれ。宇都宮大学教育学部特別支援教育専攻教授、教育学博士、臨床心理士。慶応大学文学部を卒業後、筑波大学、障害者職業総合センター、ノースカロライナ大学医学部TEACCH部留学などをへて、現職。専門は発達障害者の就労支援。編著書に『青年期自閉症へのサポート』（岩崎学術出版社）など。

健康ライブラリー

完全《かんぜん》図解《ずかい》
アスペルガー症候群《しょうこうぐん》

2011年11月30日　第1刷発行

総監修	佐々木正美（ささき・まさみ）
監修	梅永雄二（うめなが・ゆうじ）
発行者	鈴木哲
発行所	株式会社 講談社 東京都文京区音羽2丁目-12-21 郵便番号　112-8001 電話番号　出版部　03-5395-3560 販売部　03-5395-3622 業務部　03-5395-3615
印刷所	凸版印刷株式会社
製本所	株式会社若林製本工場

N.D.C.493　258p　21cm

ISBN978-4-06-259671-8

●**編集協力**
オフィス201

●**カバーデザイン**
小林はるひ
（スプリング・スプリング）

●**カバーイラスト**
長谷川貴子

●**本文デザイン**
南雲デザイン

●**本文イラスト**
イナアキコ
千田和幸
奈和浩子
橋本千鶴
松本剛
丸山裕子
めやお

●**取材協力**
成澤岐代子（株式会社良品計画）